# 中老年养生宝典

王竹星◎主编



天津出版传媒集团
天津科学技术出版社

**图书在版编目(CIP)数据**

中老年养生宝典/王竹星主编.—天津:天津科学技术出版社，2008.12（2025.6重印）

ISBN 978-7-5308-4773-2

Ⅰ.中…　Ⅱ.王…　Ⅲ.①中老年—保健—基本知识②老年人—保健—基本知识　Ⅳ.R161

中国版本图书馆CIP数据核字(2008)第138835号

---

责任编辑：张建锋

责任印制：赵宇伦

---

出版：天津出版传媒集团 / 天津科学技术出版社

地址：天津市西康路35号

邮编：300051

电话：（022）23332402

网址：www.tjkjcbs.com.cn

发行：新华书店经销

印刷：河北松源印刷有限公司

---

开本 710×1000　1/16　印张 20　字数 250 000

2025年6月第1版第3次印刷

定价：38.00元

# 前 言

人最宝贵的就是生命，因为生命对于每个人只有一次。

现今,人们的寿命已普遍延长,出现了不少百岁老人,探索寿星的奥秘,使养生成为人类最关注的问题,尤其是中老年人。

在漫长的岁月里，人类与大自然进行着各种斗争,为了保护生命、繁衍后代,在劳动与生活中,逐渐认识了生命活动的一些规律,学会了自我保健的一些方法,并相互传授。在古代,我们的祖先把这种保健延年的活动称为养生。总之,养生即保养生命之意。

近几年来,人们对健康理念有了更新的认识。健康,不仅指身体无疾,也包括心理的健康、生活方式的健康,以及与他人合谐快乐地相处。而以上健康的标准,正是中华养生保健的范围,这也是养生保健近年来受到青睐的原因。与年轻人相比,中老年的身体器官开始出现变化,生理上逐渐开始衰老,而由于生理上的变化进一步影响心理上的变化;同时,中年人又处于社会与家庭的特殊时期,他们既是家庭中的顶梁柱,又扮演着社会中的重要角色并承担着责任。所以,中老年人在身体衰退期和心理高压期等多种因素下,往往易患各种疾病。

本书内容涵盖了中老年生理与心理特征、更年期养生保健、四季养生保健、饮食养生与宜忌、日常生活保健、性生活保健及常见病防治与运动锻炼等内容，介绍了中老年人日常生活中大部分养生与保健方法。内容丰富，涉及面广，贴近现代生活，文字通俗易懂。希望能成为中老年人养生摄生，保养身体的良师益友。限于编者的水平，不妥之处在所难免，欢迎批评指正。

王竹星

# 目 录

## 第一章 轻松话养生

## 第八章　文娱养生

——文化娱乐，健康的“调节阀”

# 第九章 节气养生

## ——季节变化，身体健康的闹钟

## 第十章 睡眠养生

——休息好，身体好



## 第十一章 体质养生

——健康是长寿的“本钱”

## 第十二章 食疗养生

——食养食疗,健康的养料

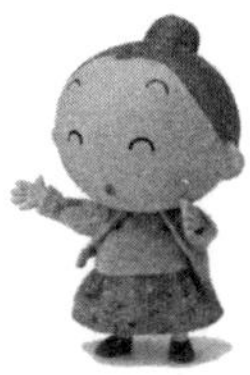

# 第十四章 防病养生

## ——未“病”绸缪，颐养天年

### 第一节 五官防治



### 第二节 心脑防治



### 第三节 骨病防治



### 第四节 呼吸、消化系统



### 第五节 疾病防治

## 第十五章　运动养生

### ——流水不腐，户枢不蠹



## 第十六章　推拿养生

### ——舒筋活血，神清体健

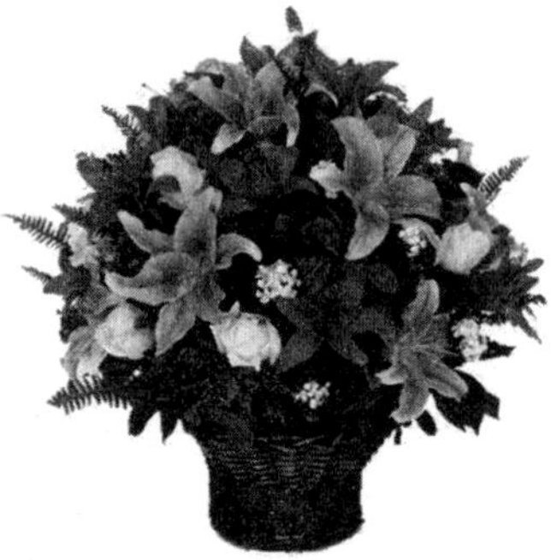

# 第一章 轻松话养生

## 第一节 养生含义

### 什么是养生

养生一词最早见于《庄子》内篇。养生，又称摄生、道生、养性、卫生、保生、寿世等。所谓生，就是生命、生存、生长的意思；所谓养，即保养、调养、补养的意思。总之，养生就是根据生命的发展规律，达到保养生命、健康精神、增进智慧、延长寿命目的的科学理论和方法。因为身体是我们生活的根本，健康的身体是我们有一个健康人生的基础。健康也是长寿的先决条件，而每个人的健康状况在很大程度上又依赖于他所生活的环境。

环境包括地理环境、气候环境、社会环境和每个人居住的小环境。在环境中，有许多因素每时每刻地作用于人的机体。这些因素，可概括为物理的、化学的和生物学的，不仅错综复杂，且处于经常不断的变化之中，人体借助机体内在调节和控制机制，与各种环境因素保持着相对平衡，表现出机体对环境的适应能力，但是人们的这种适应能力是有限的，当有害的环境长期作用于人体，或者长期超过一定限度，就会危害健康，引发疾病，甚至造成死亡。

因此，人要健康长寿，就要重视环境对人的影响，明白环境与人的关系。环境是一个极其复杂的自然综合体，一切生物都要适应环境而生存，人类不但要适应环境，还要利用、支配和改造环境。这样人才有可能“尽终其天年，度百岁乃去”。

## 源远流长的养生文化

养生之道，在我国源远而流长。我国现存比较成熟的文字系统，最早的应推公元前14世纪殷商时代的甲骨文了，在甲骨文上，已有一些生理（如女子乳房胀为“母”字，产妇临产先出水后儿头先露的“流”字等）和疾病（如牙上生洞的“龋”字）的记载，也有一些关于个人卫生方面的记载，如有表示洗脸的“沐”字，表示洗澡的“浴”字，有关于集体卫生（如大扫除称寇帚）的记载。据此可知，当时已经有了防病保健的思想萌芽。据《周礼·天官志》记载，当时宫廷中已有专门的营养医生，指导“六饮、六膳、白馐、白酱”等多方面的饮食问题，同时还结合时令，指导安排四季的饮食，管理配膳，提出饮食之宜忌等，可见古代对于食养、食疗极为重视。

从春秋战国到秦汉这段历史时期，儒家学派的鼻祖孔子，就是我国古代的养生大师，如孔子除提出“君子有三戒，少之时，血气未定，戒之在色；及其壮也，血气方刚，戒之在斗；及其老也，血气既衰，戒之在得”外，同时还提出了“仁者寿”的养生理论。另外，孔子对于饮食卫生还提出了某些宜忌问题。除孔子外，孟子亦提出了许多正确的养生思想，如他非常强调精神调摄，指出：“养心莫善于寡欲”。

此外，道家也有关于养生的系统学说。道家，指春秋战国时的“黄老”或“老庄”学派，至汉始称道家。“虚”为道家养生之第一大要，老子言“虚其心”，庄子言“虚无”，宋子言“虚其欲”。道家一派，一方面崇尚自然，提倡所谓“返璞归真”“清静无为”的处世哲学，一方面又提倡养生，希望能够“长生久视”“寿敝天地”。所有这些思想，促进了他们对生命来源的探索和卫生保健的讲求。

另一位养生大家是管子。管子认为“精”是生命的物质基础，故主张存精以养生。华佗是东汉末年著名的医家，也是杰出的养生家，他继承《庄子》吐故纳新、熊经鸟申”的法则，在实践中创立了动形养生的五禽戏法，这种仿照虎、鹿、熊、猿、鸟五种动物动作姿态的锻炼方法，不仅简便易行，而且对后世保健起了积极的促进作用。医圣张仲景亦非常重视养生，他曾批评那些不注意养生的人说：“怪当今之士，曾不留神医药，精究方术，上以疗君亲之疾，下以救贫贱之厄，中以保身长全以养其生。”他还特别强调饮食与养生的关系。

晋、南北朝、隋、唐、五代这段历史时期，葛洪是我国历史上著名的养生学家。他首先从预防为主的思想出发，提出“养生以不伤为本”，认为良好的生活习惯有利于长寿。陶弘景撰写了一部《养性延命录》，为现存最早的一部养生学专著。唐代名医孙思邈集前代医、道、佛、儒各家养生之说，加上自己数十年丰富的实践经验，著成养生专论。其主要著作《千金要方》与《千金翼方》，几乎概括了过去与当时的主要养生论述，同时还引进了国外的养生资料，因而成为研究宋代以前有关养生方面的重要著作。

宋元明清这段历史时期，在北宋末年，官方出版了《圣济总录》，该书前数卷大量论述了当时流行的“运气”学说，而且对养生保健的一些方法作了相当详尽的介绍。此外，宋庭编纂的方剂专书《太平圣惠方》里亦有许多摄生保健的内容，并且尤其注重药物与食物相结合的方法，记述了各种药酒、药粥等。养生学除在上述领域得到很大发展外，尤其可喜的是，老年医学在这个时期有了很大的充实和发展。两宋、金元时期，中医学出现了流派争鸣，产生了著名的金元四大家——刘完素、张从正、李杲、朱震亨，他们分别采用泻火、攻邪、补土、滋阴等法防治疾病，这给中医老年病的防治开创了新的领域。后来，明代出现另一本老年医学专著《遵生八笺》，其中四时调摄所用的药物，主张饮食调养，重视精神养生，提倡顺时养老，注意医药扶持和强调起居护理。这个时期老年医学得到大力发展，其标志之一是元代饮膳太医忽思慧的《饮膳正要》问世。此书为我国古代营养学专著之一，是保存到现在比较完整的营养专著。

近代养生学的发展受挫，直到新中国成立后，养生保健才得到不断发展，在老年医学教育方面，我国一些医学院校先后开设了老年医学必修课和选修课。在老年保健的科研方面，我国各地医疗机构都在探索衰老与长寿的奥秘，进行流行病学调查及老年病学基础研究和临床研究，各方面的工作都不断取得新进展，提出了各种各样的衰老学说和延年益寿的方法，从不同的角度和深度反映了衰老本质的部分真理。

## 养生是个系统工程

有一个著名的典故，叫庖丁解牛。庖丁是一名厨师，他的宰牛刀用了１９年，还同新磨砺的刀一样锋利，之所以会这样，主要是用刀得当，保护了刀刃。文惠君知道了这些情况，感慨地说：吾闻庖丁之言，得养生焉。这里讲的养生，是指保养刀刃。但它说明了一个道理——刀刃保养得当可以使用长久，身体保养得当不也可以长寿吗?

养生是一项系统性活动，需要从多方面入手，不能单打一，而要选择适合本人特点的养生方法。尽管方法很多，但归纳起来，主要有5个方面：即调控养生、文化养生、运动养生、饮食养生和药物养生。

调控养生指通过对心理平衡的调节和生活起居的周密安排，达到健康长寿的目的。调节心理平衡就是增强心理免疫力。大量事实证明，人在面对疾病时，心理防线一旦崩溃，则会成为疾病的牺牲品。英国皇家学院的研究人员对475例癌症手术后的患者进行观察，发现其中注意精神调节，相信自己能战胜病魔的人，其生存期远远超过那些精神颓废甚至绝望的人。

文化养生指通过各种文化修养，提高思想境界，保持良好心态而实现健康长寿的一种养生方法。养生运动是中华民族文化的一个重要组成部分。比如道家文化主张修道德养生；佛家文化主张修功德养生；儒家文化主张修品行养生。对于这些文化传统，我们要取其精华，摒弃糟粕。只有胸襟开阔畅达情志，热爱生活，才是益寿延年的重要法宝。

运动养生是古今中外公认的抗衰老的灵丹妙药。唐代著名医学家孙思邈说：流水不腐，户枢不蠹，以其运动故也。养生学强调适度运动对人体有益，是因为离开了运动，人体的气机便会壅滞，疾病常由壅滞而产生。这里必须指出的是：运动要适度，一是运动方式要因人而异，二是运动强度要适量。

饮食养生指通过饮食达到养生的目的。饮食养生包括合理膳食和饮食治疗。膳食是为了摄取营养，保持营养充分与均衡才是膳食的根本要求。不能只满足于吃得好，吃得饱，更重要的是要吃得营养得当，既不能营养不足，又不能营养过剩。饮食疗法是依照人的病情需要而配制的特殊饮食，达到治疗疾病的目的。

药物养生指使用各种药物而实现养生目的，在老年保健中占有重要地位。药物有以下功能：

1 可以延长细胞寿命；

2 可以调节免疫功能；

3 可以改善机体代谢、调节内环境的平衡；

4 可以改善内脏功能；

5 具有抗感染作用。

因此，我们要在医生指导下，精心实践药物养生。

# 第二节 养生原则

## 养生原则有哪些

所谓养生原则，就是在养生活动中必须掌握和遵循的一些基本法则。主要的养生原则有：调阴阳、和脏腑、通经络、葆阴精、重养神、顺天时、调气机。

### 调阴阳

中医学有多种辨证方法，如病因辨证、经络辨证、气血津液辨证、八纲辨证、脏腑辨证、六经辨证、三焦辨证等，但无论哪种辨证方法，都要用阴阳加以概括和分析。临床最常用的八纲辨证是各种辨证方法的总纲，而阴阳又是八纲之总纲，以统领表里、寒热、虚实，即表、热、实属阳，里、寒、虚属阴。保持人体阴阳的协调平衡就成为一个重要的养生法则，无论精神、饮食、起居、运动的调摄，还是自我保健或药物的使用，都离不开阴阳协调平衡、以平为期的宗旨。

### 和脏腑

和，调和、协调之意；和脏腑，是指使人体五脏六腑功能相对稳定和协调。由于人体复杂的生命活动是以五脏为主体，是脏腑功能的综合反映，所以，养生首先要协调脏腑的生理功能，使其成为一个有机整体。这是另一条重要的养生原则。

保持人体脏腑功能健全的方法很多，但主要有以下三条。

#### 保持五脏与外界环境相适应

人类生活于自然界中，其生理、病理无不受自然环境的影响，但人类不仅能被动地适应自然，更能主动地改造自然，从而提高健康水平，减少疾病的发生。保持五脏功能正常，必须要使内在的脏气活动与外在环境取得统一协调，而适应外在环境的具体方法是“春夏养阳，秋冬养阴”。

### 要使五脏藏，要使六腑泻

人体的五脏六腑只有藏、泻得宜，机体才有充足的营养来源，以保证生命活动的正常进行。

### 要及时运用中医五行学说的生克乘侮的规律纠正脏腑的偏盛偏衰

五行学说，将人体的内脏分别归属于五行，以五行的特性来说明五脏的生理活动特点，如肝喜条达、有疏泄的功能，木有生发的特性，故以肝属“木”；心火有温煦的作用，故以心属“火”；脾为生化之源，土有生化万物的特性，故以脾属“土”；肺气主肃降，金有清肃、收敛的特性，故以肺属“金”；肾有主水、藏精的功能，水有润下的特性，故以肾属“水”，由于五行学说主要以五行相生（木生火、火生土、土生金、金生水、水生木）、相克（木克土、土克水、水克火、火克金、金克木）来说明事物之间的相互关系。总之，在养生中要经常注意维持五脏之间的功能正常，若发生了偏盛偏衰，要及时注意加以纠正。

## 通经络

所谓通经络，就是指要使人体的经脉之气畅通无阻，若经络不通，则气血不和，百病丛生。如《灵枢·经脉篇》里说：“经脉者，所以能决生死，处百病，调虚实，不可不通。”这里的不可不通，即再三强调人体之经脉必须畅通，原因是经脉“能决生死，处百病，调虚实”。

保持经络的畅通是非常必要的，这是一条重要的养生原则，要时时刻刻使自己的经络之气畅通，具体地说，以下方法有畅通经脉的作用。

1. 运动。

因为“动形以达郁”“动则不衰”“流水不腐，户枢不蠹”，只有动，气血才能周流全身。

2. 要常吃一些能够理气活血的药物和食物。
3. 要心情愉快。

因为“愁忧者，气闭塞而不行”。不管发生了什么不愉快的事情，也要想得开，人们常说的“气死周瑜”不是最能说明问题的例子吗？

## 维持生命的物质基础

神是生命活动的主宰，神泛指一切生命活动，包括思维、意识、情绪、感知、运动等，即神、魂、魄、意、志五种神志的综合反应，同时也指人的精神活动。神是以精血为物质基础，它是血气阴阳对立的两个方面共同作用的产物，并由心所主宰。

精、血、津液是生命的物质基础。这是因为精、血、津液是构成人体及促进人体生长发育的基本物质。精气神三者，古代养生家誉为人身"三宝"，是养生的关键。但在这三者中，精能化气生神，故精又是气神产生的基础。在维持人体生命活动中，血亦是一种重要物质，另外，血亦是神的物质基础；血脉充盈才能神志清晰、精力充沛。若血虚或血热，均可导致神志方面的病变，如心肝血虚，可见失眠、多梦等症，血热重者则有神昏谵语之患。

维持人体生命活动同样不能缺少津液，所谓津液，是体内各种正常液体的总称，其清而稀者为津，浊而稠者为液。津液包括唾液、胃液、肠液、关节腔内的液体及泪、涕、汗、尿液等等。

津液对于人体亦很重要，它可散布于体表能温润肌肤，内注于身体则灌溉脏腑，输送于空窍可润泽目、耳、口、鼻，流注于关节以滑利关节，渗透于骨髓能补益脑髓等。若津液大量丧失，会引起关节屈伸不利，头昏耳鸣，目视干涩，肠燥便秘，口干舌燥，皮肤干燥等症。

由上可知，精、血、津液是人体生命活动的物质基础，若其不足，将会严重影响人体的生命健康。

气是生命活动的根本和动力。人生命活动的维持，必须依靠于气。原因是气是构成物质世界的最基本元素，宇宙中的一切事物都是由于气的运动变化而产生的。气本是指流动着的细微物质，就人体而言，如呼吸之气、水谷之气等。由于这种气富有生命力，人体各种脏腑组织的活动能力，也就是气的生命力的表现，所以也有人将气直接理解为功能，如五脏之气、六腑之气、经脉之气等。

气对于生命有保卫肌表，抗御外邪，温煦人体，维持体温，激发推动，运行体液，固摄体液，不使溢泄的在作用。

心肝脾肺肾五脏是人体生命活动的中心。现代医学认为，肾虚与内分泌失调、免疫功能降低、遗传装置的改变都有极其密切的关系。而现代研究表明上述三种情况都是导致衰老的重要原因。再看生命与脾胃。中医学认为，脾胃是人体最重要的器官之一，因为它为仓廪之官、水谷之海、后天之本、气血生化之源。人体的生长发育、维持生命的一切物质，都要靠脾胃供给；若脾胃虚衰，功能异常，供给减少或过多，人体的生长发育、生命活动就会受到影响。现代科学认为，蛋白质是生命的物质基础。人体的蛋白质虽由人体自身合成，但其原料来源全靠胃肠道的供给，即指胃的“受纳”与脾的“运化”功能，亦即中医所说的“胃气”的功能。不少国外学者也曾指出，蛋白质的变化是变老的原因之一。

生命活动必须依赖经络。这是因为人体之经络“内属于脏腑，外络于肢节”，既能运行气血，又能传递信息，是人体生命活动不可缺少的一个重要组成部分。经络是人体各组成部分之间的气血运行通路，人体气血，循环不休，周流不息，以营养全身各组织器官。由于经络能将营养物质输送到全身各处，从而保证了全身各组织器官的功能活动。经络不仅有运行气血营养物质的功能，而且还有传导信息的作用，所以经络也是人体各组成部分之间的信息传导网。经络凭借四通八达的信息传导网，可以把整体的信息传递到每一个局部去，从而使每一个局部成为整体的缩影。

由上可知，经络系统是中国医学基础理论的重要组成部分，是指导中国医学各学科的理论基础，人体一切生理和病理作用，都在经络系统的调节和控制下进行。一些著名科学家认为，经络系统实际上是人体的总控制系统，是保持人体健康、长寿的关键。如果人人都能认识到经络在控制人体、保证健康方面的重大作用，经常自觉地通过不同途径锻炼经络，则人类的健康水平将有一个很大的提高，其结果是，人类的寿命理所当然地达到百岁。

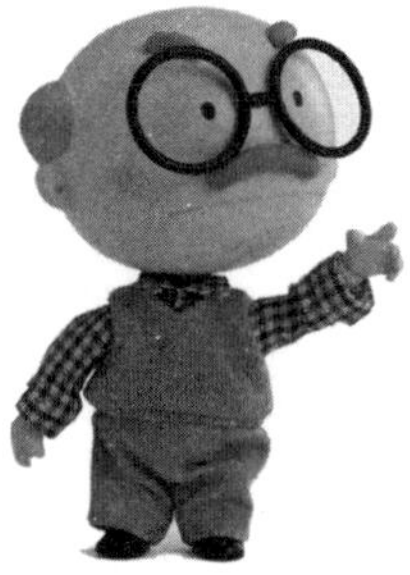

# 第二章 颐养天年与寿夭

## 第一节 生命与衰老

### 什么是衰老

衰老是生命发展的一个阶段，这个阶段一般是指50~60岁以后。国外将40~60岁称为渐衰期，60~74岁为近老年期，75~89岁为老年期，90岁以上就是长寿者。我国一般认为，50~65岁为老年初期或称初老阶段，65岁以上为老年阶段，80岁以上为高龄阶段。当然，由于人的体质情况和平均寿命不同，单凭年龄来划分衰老分期，是不够科学的，还应结合衰老的特征来划分衰老分期，这样才比较灵活、实际。

事实上人体的衰老是一个逐渐发生的过程，不但不同的人衰老开始的年龄各不相同，而且同一个人各个器官结构和功能退化的年龄也不一致。一个人按出生后个体生存时间来计算的年龄称为“时序年龄”或“年代年龄”“年历年龄”。其解剖结构和生理功能与一般人状况相当的年龄称为“生物学年龄”。生物学年龄又可再分为生理学年龄与解剖学年龄。部分人的时序年龄与生物学年龄之间存在的个体差异可以为5~10岁，甚至更大。也就是说，衰老可能提早，也可能推迟。起伏在时序年龄临界线上的生物学年龄存在着极为普遍的个体差异。

国际上对什么叫衰老，至今还没有统一的定义，其中一种比较通俗易懂而又比较切合实际的说法是：“衰老，是指机体各器官功能普遍的、逐渐地降低的过程”。亦有人认为，衰老是一种多环节的生物学过程，是机体在退化时期功能下降和紊乱的综合表现。如一个老年人与青年人相比，其最重要的差别就是各器官功能的普遍降低。举例说，如果将一个年龄20岁的青年的器官功能定为100%，那么，一个年龄70岁的老年人，其脑血流量约减少20%，心脏射血量约减少30%，肺活量约减少40%。可见，衰老不是一两个器官，而是包括全身几乎所有的器官，这也是和患病后器官功能降低所不同的情况。例如有人患肝炎时，他的肝功能会降低，但其他器官功能的损害并不明显。而人在衰老时，器官功能的降低却几乎涉及全身所有的器官。

衰老有两种不同的情况，一种是正常情况下出现的生理性衰老；另一种是疾病引起的病理性衰老。生理性衰老是生命过程的必然结局，病理性衰老则可结合防病加以控制。病理性衰老，有人称之为早衰。所谓早衰，是指生命在生长、发育的过程中，由于各种原因引起疾病，从外部侵袭引起形态和功能发生变化，提前出现身体脏器的退行性改变，生命在其途中发生夭折。

## 什么是自由基

英国Harman于1956年率先提出自由基与机体衰老和疾病有关。人类在吸收氧气、消耗热量或者分解葡萄糖时，会产生自由基（也叫活性氧或游离基）。自由基会时刻伺机寻找可结合分子并造成损害；或者转化为毒素渗透到细胞内部，甚至到达ＤＮＡ所在的部位并破坏。

### 自由基产生的危害有哪些？

1 免疫力、癌症和自由基。

简单地说，免疫力就是人体免疫系统对各种疾病的抵抗力。免疫系统由免疫器官（胸腺、脾脏）和免疫细胞（巨噬细胞、自然杀伤细胞、淋巴细胞）等组成。人体免疫能力分为细胞免疫和体液免疫两种。

由于各种自由基破坏了免疫细胞膜，加速免疫细胞死亡，从而降低了免疫功能。

2 糖尿病和自由基。

其一是细胞内的葡萄糖在线粒体内转变成能量的过程中会产生自由基，它使线粒体变质，结果葡萄糖不能被利用，也不产生能量，导致血液中葡萄糖增加并发生糖尿病。血液中增加的葡萄糖流到全身各处，引起蛋白质代谢紊乱并加速自由基的生成，这些自由基便攻击体内组织或内脏，发生糖尿病的各种合并症。其二是胰岛B细胞不断受自由基的攻击和损害，分泌胰岛素数量减少，出现糖尿病症状。

3 心脑血管病和自由基。

根据最新医学研究揭示，血液中大量带电的自由基造成了动脉内皮细胞的损伤后，动脉内膜逐渐出现粗糙面；过多胆固醇和β－脂蛋白沉积在上面并形成了动脉硬化及心脑血管病症。

4 亚健康和自由基。

亚健康为介于健康和疾病之间的第三状态或疾病前状态，表现为全身各种不适感如头晕、失眠、多梦，可是到医院检查，又查不出病来。这是体内产生了各种自由基，长期不能排出体外，引起多基因受损，导致全身器官功能减弱。

### 哪些情况导致自由基的产生

**加工食品：**部分食品添加剂在肝脏解毒过程中产生自由基攻击肝脏，包括残留农药、酒精等。

**吸烟：**香烟除了含有焦油、尼古丁等有害物质外，还含有自由基——过氧化氢。

**精神压力：**过度兴奋时或过度紧张时，体内会分泌某种激素（去甲肾上腺素、肾上腺腺素），这类激素在分解过程中就会产生自由基。

**紫外线照射：**自由基不单在体内产生，紫外线照射在皮肤表面时也产生自由基，引起皮肤癌。

## 造成人生命衰老的原因

对衰老原因的认识，是衰老理论的核心，是探索延年益寿之道的基础。我们认为：

1 疾病因素。

此指疾病可加速衰老，促进早亡，缩短寿命。原因是患病后，可加重阴阳平衡失调，加重气血精神脏腑的亏损，甚至导致气散精竭神去，阴阳离决而死亡。

2 七情太过。

长期的精神刺激或突然受到剧烈的精神创伤，超过人体生理活动所能调节的范围，就会引起体内阴阳气血失调、脏腑经络的功能紊乱，从而导致疾病的发生，促进衰老的来临。

3 遗传因素。

大量事实证明，人类及动物的衰老和遗传有密切关系。因遗传特点不同，衰老速度也不一样。

4 这是因为经久不眠，必然导致衰竭。

不要说长时不眠，就是长期睡眠不足，对健康也有很大损害。其损害首先表现在神经系统过度疲劳，以至可能发生神经衰弱、体力和脑力劳动效率降低、精力不足、记忆力减退、头晕脑胀、眼花耳鸣、全身乏力等症状，轻者可以恢复，严重者还影响心血管系统、呼吸系统、消化系统的功能，进而导致器质性病变或早衰。

5 这里所说的环境，既包括自然环境，又包括社会环境。

前者如大气、日光、水分、地质、森林、植被、天文、气象、电离辐射等等；后者如社会的经济和政治结构，劳动条件、家庭、文化、教育等等。这些环境因素不仅错综复杂，而且处于不断的变化之中，人体借助机体内在调节和控制机制，与各种环境因素保持着相对平衡，表现出对环境的适应能力。但是这种适应能力是有限的，当有害的环境因素长期作用于人体，或者超过一定限度，就会危害健康，引起疾病，促进早衰。

6 缺乏运动。

中国医学亦认为“动则不衰”，一语道破了生命的奥秘，事实证明，运动可以提高身体新陈代谢，使各器官充满活力，尤其是对心血管系统，更是极为有益，从而推迟各器官的衰老改变。非常明显，这在说明一个道理：动则身健，不动则体衰。

7 饮食不节。

近年来发现的一些长寿老人，除其他原因外，普遍都有控制饮食的习惯。可见，限食能延缓衰老、实现长寿。为什么适当限食能延缓衰老呢?美国免疫学家奥福尔指出：限食可使机体免疫力在老龄时仍保持旺盛，使免疫中枢器官——胸腺的定时紊乱得以推迟，从而延缓衰老过程。

8 劳伤过度。

劳伤，是指过度劳累引起疾病。

9 房劳过度。

房劳过度之所以引起早衰，是因为交接多则伤筋，施泻多则伤精。而肝主筋，肾主藏精，性生活不节就会损伤肝肾，在中医的抗衰老理论中，保精护肾是一项非常重要的基本措施。这是因为精不仅是繁衍人类的生命之源，而且亦是人体生命活动的最重要的物质基础。精和肾的充坚与否，是决定人体是否健康长寿的重要因素，一旦精亏肾衰，就会引起全身各个器官的功能活动减退或障碍，导致疾病和衰老的发生。因此，古人反复强调“善养生者，必宝其精”，而要宝其精的关键之一，是要节制性生活，特别是老年人，更应注意这个问题。

10 吸烟嗜酒。

吸烟能引起早衰，同样嗜酒过度亦可导致衰老。酒的有效成分是酒精，酒精是有害物质，过量饮酒可引起急、慢性酒精中毒，对人体损害极大。

## 衰老的机理变化

**一、身体表面发生改变。**常见者为皮肤、毛发的改变，随着年龄的增长，进而是容颜、牙齿及形体的改变。机体表面的这些形态变化，主要是由组织、器官退行性改变所引起的，如细胞减少、萎缩、变性、组织弹性降低等。

**二、身体器脏改变。**

1 呼吸改变。

随着衰老的不断进展，肺活量逐年呈直线下降。

2 循环系统的变化。

随着年龄的增长，全身的血管特别是动脉，都会逐渐硬化。硬化的原因是血管壁内的弹性纤维逐渐变直，出现分叉和断裂，同时钙的含量增加，弹性组织内钙盐沉着。弹性纤维作用减弱，动脉也就失去了弹性。心脏到老年期呈褐色萎缩，大小及重量减轻，各瓣膜出现增厚变硬。心率一般都减慢，其原因是窦房结的自律性下降，结果使心脏每分钟输出量减少。65岁的老年人与25岁的青年人相比，其心搏出量约减少40%，心脏的潜在力量70岁时只相当于40岁时的50%。

3 消化系统的变化。

衰老时，平滑肌纤维及腺体萎缩，胃黏膜变薄，各种消化酶分泌减少，消化力减弱，结肠及胃扩张，故易出现消化不良、便秘及内脏下垂等现象。此外，牙齿及牙齿组织会出现明显的磨损和老化改变，但牙釉质的硬度不发生改变。衰老时，味蕾减少，老年人的味觉发生变化。因此，老人饮食，口味可能要重些。此外，衰老可导致肝细胞萎缩，纤维组织增生，肝脏的解毒功能下降，合成和储备的蛋白质也减少；胆囊壁、胆管壁变厚，胆囊变小，弹性降低，胆汁浓缩并含有大量胆固醇和胆红素，容易沉积形成结石。

4 泌尿系统的变化。

泌尿系统主要包括肾、输尿管、膀胱和尿道。衰老时，肾脏最重要的改变就是肾小球数量逐渐减少。老年人的肾脏清除废物和重吸收的功能有所降低，尿里常可见到微量蛋白质、红细胞，有时还会出现尿糖、尿比重偏低等情况。老年人的肾脏储备力差，在紧急情况下，会发生肾功能不全。

此外，由于膀胱黏膜萎缩而常发生膀胱炎；由于激素影响，前列腺肥大常导致尿潴留；体内肾上腺皮质激素（ACTH）总量上升，终至胰岛素不足，因此，糖尿病发生率高。

5 生殖系统的变化。

对于男子来说，产生精子的精曲小管周围的基底膜与固有膜的胶原纤维增生，使精血小管的纤维化逐渐加重，从而使精子的产生逐渐减少，直至最后丧失生精能力。此外，产生男性激素（睾丸酮）的间质细胞的数量逐渐减少，使睾丸酮的分泌量逐渐减少；而睾丸酮的减少可导致性功能的降低。

对于女性来说，其生殖系统的变化比男性明显，首先是卵巢停止排卵、绝经。一般绝经期为47岁左右，这时卵巢仍分泌雌性激素，但逐渐下降。由于阴道萎缩，腺体分泌减少，性生活也受影响。据有些学者的调查报告分析，女性在绝经后丧失性兴趣的百分比，60~65岁为61%，60~71岁为73%。

6 内分泌系统的变化。

衰老时，甲状腺组织萎缩，特别是甲状腺功能低下者，可促进向衰老变化；肾上腺雄激素分泌减少一半，甚至完全消失；甲状旁腺功能下降，激素分泌减少，对低血钙的分泌反应也下降；雄激素分泌减少，不能对抗甲状旁腺激素的作用，致使钙从骨中流失。此外，衰老时，血中垂体加压素含量有所升高，而加压素有升高血压的作用。生长激素的分泌量也随年龄的增加而逐渐减少。

7 免疫系统的变化。

表现为免疫能力随年龄而下降，对外来抗原的反应减弱，但自身免疫反应增强，自身抗体增加。具体表现在：胸腺在性成熟后逐渐萎缩；T细胞数的减少；B细胞制造抗体能力的下降等。

8 运动系统的变化。

此系统包括骨、关节和肌肉，随着年龄的增长，它们都要发生变化。首先是肌肉的改变，表现在肌细胞内水分减少，细胞间液体增多，肌肉萎缩，失去弹性，肌群体积减小；或者由于肌肉组织间纤维组织增生，使肌肉成为假性肥大，肌腱韧带萎缩而变僵硬。其次是骨骼的改变，骨骼中有机物减少或消失，在长骨端及骨盆，骨变成海绵样状态，或发生骨质疏松症，以致骨骼变脆。最后是关节的改变，关节软骨纤维化、磨损及骨化；肋软骨钙化，变脆易断；滑囊变僵硬致使关节也僵硬；有时软骨可完全消失，致使老年人活动时仅以其关节两端骨面直接接触。一般地说，关节组织的老化改变，在28岁后即可表现出来，特别是支持体重的关节，变化比较明显。

9 神经系统的变化。

神经系统主要包括大脑，脊髓及发自这两个部位的神经细胞同分布至全身各处的神经。衰老时，神经细胞数随着年龄的增加而逐渐减少；而神经细胞内的脂褐素则随着年龄的增加而增加。与此同时，大脑的重量也随着年龄的增加而逐渐减少；硬脑膜变厚，硬脑膜下的蛛网膜逐渐胶原纤维化和钙化。

## 男性衰老的十大标志

妇女进入更年期一般都会出现停经等明显的生理变化。而男性没有明显的标志，专家认为，一些生理变化可作为男性衰老的标志。

**视力**：眼球晶状体随年龄增长不断变厚，男子50岁以后会逐渐出现视力明显衰退和聚焦不准。

**头发**：随着年龄的增加，男性头皮上毛囊的数量日益减少，头发越来越稀，头发的生长速度也越来越慢，歇顶的男性越来越多。

**心脏功能**：男子20岁以后心脏在剧烈运动时的调节能力越来越低。30岁时减少至140次，以后每增加10岁，心脏每分钟最快跳动次数减少10次。

**听力**：鼓膜变厚，耳道萎缩变窄，对音调的辨别能力尤其是高频声音的辨别越来越困难。这种状况在60岁后变得日益明显。

**供氧及耐力**：一个70岁男子的体力只及20岁男子的一半。

**肺功能**：胸腔骨骼越来越僵硬，控制呼吸的肌肉负担越来越重。

**脂肪**：男子在25~75岁之间，体内脂肪组织的比例增加将近1倍左右，且增加的脂肪大多堆积在肌肉和器官组织里。

**性生活频率**：性冲动次数减少不可避免。据统计，25岁左右平均每年可达104次性高潮，50岁为52次，70岁时为22次左右。

**阴茎勃起角度**：30~50岁间勃起角度比年轻时略低，50~70岁间则明显降低，心血管病是主要原因。

**肌肉与骨骼**：发达的肌肉逐渐萎缩软弱，骨骼发生退行性变化。

## 第二节　天年与长寿

### 什么是天年

所谓天年，就是天赋的年寿，即天然寿命，一个人应该活到的岁数。究竟人的寿命有多长?这是一个非常复杂的问题。所谓寿命，是指从出生经过发育、成长、成熟、老化以至死亡前机体生存的时间，通常以年龄作为衡量寿命长短的尺度。寿命的长短是受多种因素影响的，如它与先天禀赋的强弱，后天的给养、居住条件、社会制度、经济状况、医疗卫生条件、环境、气候、体力劳动、个人卫生等多种因素有关。人自出生后，带着先天的遗传因素，经历社会因素的洗礼，生物因素的干扰，特殊意外情况的遭遇，从而使寿命不尽相同。

人的生命是有一定限度的。所谓限度，是指自然寿命可以活到的年龄，中医学称之为“天年”。那么，究竟人应该活到的岁数是多少呢?《黄帝内经》认为是100岁，如《素问·上古天真论》里说：“尽终其天年，度百岁乃去”。《礼记》称百岁为“期颐”。《尚书》又提出“一曰寿，百二十岁也”，即活到120岁，才能叫活到了应该活到的岁数。大哲学家王充提出：“百岁之寿，盖人年之正数也。犹物至秋而死，物命之正期也。”晋代著名养生家嵇康认为，“上寿”可达百二十，“古今所同”。据上所述，中国医学认为人的寿命应该是100~120岁。但社会的现实告诉我们，绝大多数的人达不到自然寿命，其原因有些至今还没有被人们认识。古人所说的“人生七十古来稀”，今天看来，显然已经过时了。大量的统计资料证明，现代人的平均寿命已大大超过古代人。

## 现代科学怎样认识“天年”

长期以来，根据科学家们的细致观察，发现各种动物都有一个比较固定的寿命期限，也就是各有不同的自然寿命。这个寿命与各种动物的生长期或成熟期的长短有一定关系。例如在哺乳动物中，狗的寿命是10~15年，其生长期为2年；猫的寿命是8~10年，其生长期为1.5年；牛的寿命是20~30年，其生长期为4年；马的寿命是30~40年，其生长期为5年；骆驼的寿命是40年，其生长期为8年。科学家们经过了大量的研究统计，发现一般自然寿命为生长期的5~7倍。若按这个规律去计算，人的生长期为20~25年，其自然寿命则应为100~170岁。持上述观点的人以古希腊的亚里士多德为代表，他提出：“动物凡生长期长的，寿命也长。”科学家巴风在此基础上提出一种“寿命系数”，即哺乳类动物的寿命应当为其生长期的5~7倍。以上所说是第一种计算寿命的方法。

第二种观点是美国学者海尔弗利在1961年提出来的。他根据实验研究发现动物胚胎细胞在成长过程中，其分裂的次数是有规律的，到一定阶段就出现衰老和死亡，这与细胞分裂的次数和周期有关，二者相乘即为其自然寿命。海尔弗利的具体实验情况是这样的：他将胎儿的细胞放在培养液中一次又一次地分裂，一代又一代地繁殖，但当细胞分裂到50代时，细胞就全部衰老死亡。他又在大量实验资料的基础上，提出根据细胞分裂的次数来推算人的寿命，而分裂的周期大约是2.4年，照此计算：人的寿命应为120岁。鸡的细胞分裂次数是25次，平均每次分裂的周期为一年零两个月，其寿命为30年。小鼠细胞的分裂次数是12次，分裂周期为3个月，其寿命为3年。

还有一种观点，是根据哺乳动物的性成熟期推算寿命。根据生物学的规律，最高寿命相当于性成熟期的8~10倍，而人类的性成熟期是13~15岁，据此推测人类的自然寿命应该是110~150岁。

以上三种推算方法不尽相同，但是无论哪种推算方法，其结果都表明，人的寿命应该在百年之上。事实上，古今中外长寿老人活到百岁的不乏记载，甚至活到150岁以上的也不罕见。我国唐代医学家甄权、孙思邈和王冰都活到百岁开外，而且还能读书行医。近代的不少资料都已说明，人类的平均寿命正逐渐向天年靠拢，以前讲“人生七十古来稀”，而现在则有“八十不为老，七十不算稀，六十正当年，五十小弟弟”的说法。

## 人类长寿之谜

因为生命只有一次，所以人们渴望长寿。对于人来说，长寿是最重要的一个课题，因为人的生命实在是太短暂了，即使是能够活到天年，也只是历史的一刹那。

有实验发现，超过百岁的高龄老人体内某种特定的免疫细胞能力比一般人强，可以有效抵抗外来的感染，这项研究无疑是发现了长寿的重要秘密之一。

迄今为止，很少有研究针对百岁以上老人的免疫系统，但是最近，日本新浦大学医学部的安保彻教授及助理渡部久实等人，选择了人寿者最多的冲绳县，并与琉球大学合作研究。方法是分别提取出18位40~60岁，以及34位100~106岁两组实验者血液中所含的巨噬细胞（白细胞的一种），并将异物注入，观察其吞噬异物的情形。

结果发现，40~60岁一组的巨噬细胞中，平均有50%会将异物吞噬；而100~106岁一组中所抽取的巨噬细胞，有80%会将异物吞噬。

这项结果与原来的见解即免疫系统的细胞机能会随着年龄的增加而下降刚好相反，因此研究小组认为百岁老人之所以长寿，有可能是因为体内免疫细胞的机能比一般人强，且能维持抵抗外来感染的能力，因此才能保持健康与长寿。

## 人的寿命与哪些因素有关

人的自然寿命是根据生物学的规律推算出来的，人的个体寿命很少有达到自然寿命的，而一般人的个体寿命又千差万别，各不一样。那么，人的寿命究竟与哪些因素有关呢？

多数学者重视遗传、性别、性格，以及疾病、生活环境、生活方式（诸如饮食、营养、运动、爱好）等因素的影响。越来越多的统计资料证明，长寿者往往有一个长寿家族谱系，在我国广西巴马县的51名长寿老人中，有些人的亲属都是长寿者。所以，很多学者认为，自然寿命是种族的特性，人的寿命主要是遗传因素决定的，人类的种族特性、遗传密码可以决定人类的衰老，从而和寿命密切相关。翻阅很多人口寿命统计资料，几乎一致地显示，女性比男性寿命长。

人的寿命因为性别的差异而有明显的不同，世界上很多学者对这个问题总是很感兴趣。美国学者曾用遗传学的观点，说明女性生理学的免疫优势。男性的性染色体由一条X染色体和一条Y染色体组成，女性由两条X染色体组成，人体免疫功能基因就存在于X染色体内，因此，女性具有的免疫功能是男性的两倍，所以抗病能力强，加之男性的基础代谢高于女性，这些都是女性寿命长的重要因素。还有很多学者认为，人类的社会因素对男性的寿命影响也比较大，女性操劳家务者占绝大多数，男性从事的职业劳动强度大；男性的生活方式及嗜好（烟、酒等）也与女性有显著的差异；对寿命影响大的肿瘤（如肺癌、肝癌等）、心脑血管疾病等，男性较多。由此可见，女性的寿命高于男性是不足为怪的。

很多老年病学者对长寿老人进行调查时，几乎都提出这样的问题，除长寿者的性格有特殊之外，他们大都性格开朗、心胸开阔、精神愉快、性情文静、情绪乐观。性格是人类特有的心理素质，制约着人的一切心理活动。

曾有学者将人的性格分为a型和b型，a型性格的人爽快利落，工作节奏快，效率高，但容易急躁冒进，这种性格的人，患冠心病者较多，然而患癌症者较少;b型性格的人,温和平静,工作慢条斯理,爱苦思冥想,这类性格特征的人,容易遭受精神创伤,常有情绪压抑、悲观、消极、多疑等异常心理。这种分类方法注意到先天的因素,而后天生活环境的训练、生活经验的积累等,对性格的发展与改造也有着非常重要的作用。即使老年人,如果能提高自己对社会环境的适应能力,性格类型也是可以改变的。当然,也有一部分人的性格类型很难改变。不同的性格对寿命的影响仍然是个谜,有待专家们进一步研究。

疾病在人的一生中是难免的（有些疾病还可以使人体产生终身免疫能力,例如,患过腮腺炎、麻疹的人,一生中一般不会第二次患该病),而且,患有慢性病的人成为长寿者也是不乏其人的。

## 长寿与低氧环境

据《文汇报》报道:世界上几个著名的长寿之乡几乎都在山区。新近的研究表明,高山上的低氧环境是促使人长寿的重要因素之一。

研究者认为,活性氧具有促进人体老化的作用。氧是维持生命的元素,从呼吸中摄入的氧有98%用于生产生命所必需的能量,余下的2%却转变为化学性质极为活跃的氧自由基。氧自由基能攻击细胞膜上的不饱和脂肪酸,产生促使衰老的过氧化物,并可侵犯体内的核酸、蛋白质和酶,引起一系列对细胞具有破坏性的连锁反应,这就是衰老的过程。

另外,人体对高山的低氧环境,产生一系列的适应过程,表现为心率加快,血液排出量增加,冠状动脉扩张,冠脉血流量增多,肺活量增加,肺扩散的能力增强,血液中红细胞和血红蛋白增多,血液中氧的运动能力增大,血氧扩散到组织中的效能增加,在同样的氧耗下,可以产生更多的化学能,从而增进人体健康,尤其对心脏、肺和造血功能产生十分有利的影响。

## 长寿的奥秘

格鲁吉亚是世界上最长寿的民族之一，在约六百万人口中，其中超过100岁的便有两千人,逾90岁的则有两万余人,堪称长寿之国。

格鲁吉亚人长寿的奥秘,一是先天的遗传因素,自古这个民族就长寿;

二是后天的因素，即格鲁吉亚人有传统的健康生活习惯。

格鲁吉亚共和国以农业为主。国人每日都要进行体力劳动，时常步行；平均每日要步行十公里之多。

在饮食方面，村民多以牛奶、芝士等奶制品，加上蔬菜、鱼、生果等为主要食粮，很少进食肉类，最多只是进食麻雀的肉，以补充蛋白质。同时，他们所饮的水含盐分极少。这一点虽然是得天独厚的，但是他们所进食的食物也避免了过多的盐分。还有，村民们决不进食过饱，一次进食只吸收两千卡路里，基本上没有肥胖的老年人，也很少有人患动脉硬化症。

事实上，在现代社会，很多人的三种行为有悖于长寿，即：活动太少、进食过饱及摄取盐分过多，因此往往引起动脉硬化症。而动脉硬化是使人体寿命大大缩短的主要原因。若能养成良好的生活方式，则平均寿命达到百岁并不是稀奇的事，人体寿命更长也是可能的。

## 寿命超长属于遗传特性

美国《国家科学院学报》发表文章称，百岁老人的兄弟或姐妹活到100岁的概率高于普通人。这进一步表明，长寿很可能属于一种遗传特性。

科研人员最近对444个美国家庭进行了调查，在这些家庭中至少有一名成员活到100岁。调查结果显示，这些百岁老人的兄弟或姐妹活到100岁的概率比普通美国人高17倍。同样，他们超过美国人平均寿命的概率要高出50%。

文章作者之一托马斯·波尔斯和同事去年曾经宣布，他们发现“染色体4”的某个区域存在寿命超长的遗传诱因。换句话说，长寿可能属于一种遗传特性。

其他研究还表明，长寿人群可以将对疾病的抵抗力遗传给子女。专门从事老年病研究的科研人员认为，这些发现进一步表明，百岁老人和他们的亲属属于一类特殊人群，他们对疾病的抵抗力较高，患病后也很容易康复。这种优势可能归功于遗传和环境两方面的因素，但这些因素所起的作用目前尚不清楚。

## 长寿等式：营养+健身

日本已连续12年成为全世界平均寿命最高的国家。原因很多，重要的是，这同他们国民健身营养意识之强烈不可分割。

“二战”后的日本，经济不发达，许多人怀里揣着冷饭团、喝着生酱油去修建海底隧道和高架桥梁。在恶劣的自然和人文环境中，普遍矮小体弱的日本人意识到了国民身体素质的重要性，随后日本的《营养法》出台，其中明确对国民提出：“加强运动，达到热能的平衡”“养成户外活动的习惯”“充分活动身体，进行合适的运动”等等。

总有一些人认为：营养就是吃好，与运动无关。“其实营养不是形容词，营就是一个大房子，养就是养生之道，在一个大房子里讲养生之道，平衡是非常重要的，运动与营养就是出与入的平衡”。中国著名营养学家李瑞芬教授曾多次强调这个观点。

与日本当时的情况相比，今天我们讲究营养加运动的物质条件不知要强上多少倍。然而，真正使胖子通过饮食加运动瘦下去，使瘦子胖起来，使国民体质强壮以至于步入长寿国家，还需要不断地加强更新这种意识与观念。

## 长寿秘诀：八分饱

医学家曾用小白鼠做试验，同年龄的小白鼠，饱食终日的活了1年，只喂七八分饱的却活了2年。这说明一个问题：节制饮食可以延年益寿，而且少生疾病。

人进入成熟期之后，特别是进入中老年时期，机体的各个系统的代谢功能已经趋于平稳，有的则呈下降态势，人体所需的热量也相对平稳或者减少。此时，若进食达到“十分饱”的程度，就自然会增加胃肠的负担，造成体内能量过剩。而适当节制饮食，每餐只吃“八分饱”，就能预防多种疾病，如心脏病、糖尿病、肾脏病等；还能消除或防止许多较为常见的老年病症，如白内障、毛发变白、身体虚弱等；此外，节制饮食还可以延缓或防止各种癌症的发生。

节制饮食最大的“受益者”当属大脑。吃得过饱，会引起大脑反应迟钝，加速大脑的衰老。人们在吃饱之后，往往昏昏欲睡，这是因为人身上的血液都跑到肠胃系统去“工作”了，导致人脑缺血。研究显示，人吃得太饱后，“纤维芽细胞生长因子”在大脑中快速增长，而它正是引起脑动脉硬化的罪魁祸首。长期每餐饱食，这种物质就会在大脑中不断地积存增多，当它达到一定的量时，大脑动脉便会发生硬化。脑动脉硬化也正是老年痴呆症的诱发因子。因此，平时节制饮食，可以远离老年痴呆症。

## 长寿者的特征

①节制饮食者长寿。②瘦黑者长寿。(黑为肾色，为健康之色)③起居有时者长寿。④发育较晚者长寿。⑤经常运动者长寿。⑥身材矮小者长寿。⑦心地坦荡者长寿。⑧女性比男性长寿。⑨无心血管病及高血压者长寿。⑩慎酒戒烟者长寿。⑪耳朵大者长寿。⑫人中长者长寿。⑬长寿有遗传性。

## 长寿老人的生理特征

①眼有神：目光炯炯有神，说明大脑的生理功能良好。②牙齿坚：牙齿好的人，肾功能就好。③“前门松”：小便正常，无淋沥不尽和阻滞之感。表明前列腺及泌尿生殖系统功能良好。④“后门紧”：大便正常，无便溏，便秘。⑤形不丰。⑥声息和：说话声音洪亮、敏捷，呼吸从容不迫，无淋漓不尽和阻滞之感。⑦腰腿灵：爱活动并能活动，且心情舒畅。⑧脉形小：脉搏适中，血压不高，心律整齐。

## 活过90岁的特征

美国纽约医学院精神医学教授暨高点医院评议委员会顾问，发表于《老人学家》杂志的报告指出，活过90岁的人常有以下共同特征。

很少去看病，很少住在养老院。在中年时未遭受重大疾病。没有罹患老年人失智症。

生理上特征：①身材中等，平均身高男性为171厘米，女性157厘米；②体重不过重或过轻，而且在生命的过程中，体重变化小、肌肉张力佳；③皮肤看起来年轻;④握力佳;⑤仍可开车而且经常运动。

天赋较高,对于时事相当感兴趣,理解力强且拥有良好的记忆力。

无忧无虑、独立自主。可以自行决定在65岁退休,并非强迫退休。通常从事农业或养殖业,或为法律、医学及建筑专家;有些是自营小生意,一小部分是大企业家。最主要的共同点是较晚退休。通常在五六十岁会出现忧郁的情绪,但他们都能够重新开始新生活并重建未来。

懂得享受生活,个性乐观且有幽默感,容易感到愉悦,生活中充满冒险,能够在别人认为丑陋的情形下,看到美好的事物。

适应力很强,虽然他们之中有许多人都怀念童年时光,但没有人希望回到过去,多喜欢生活在多变的现在。

不会全神贯注在死亡的议题上。每天过着知足的日子。有广泛的宗教信仰,但对宗教不会过度狂热。

饮食节制,但乐意尝试新的食物。食物多样性,蛋白质含量高且脂肪含量低。都有早起的习惯,平均睡眠时间为6~7小时,而且有充足的休息时间。喝酒都是小酌浅尝,极少数偶尔会饮酒过度。

有些人不抽烟,也有些人抽得不多但为时多年,有些人则喜欢抽烟斗。一生中使用药物量很少,甚至比有些人一周的药物用量还少。多数人有喝咖啡的习惯。

## 什么是长寿者的典型性格

美国一位长寿问题专家讲,当一个人初次来到你的办公室,样子看上去比他所说的实际年龄年轻10~15岁,假若这个人又表现出诙谐、快活的样子,那你可据此猜测他是位长寿者。如果此人光明磊落,机警灵活,心境乐观,喜欢助人,这些又是长寿者的标志。此人若对时事很关心,常感兴趣,这亦可作为长寿的依据。最后,你可向这位长寿者提个问题:“你对于死亡有想法吗?”如果他恳切地答道:“我生活得很美满快活,对过去的一切没有什么可抱怨的,对未来死亡的问题更毫无顾忌。”那么,这就是一位幸福长寿者的典型性格。

总之,性格开朗,有良好性格修养的人,总是愉快、安定、自信、进取、谨慎、坦白、爱好人类、满足、庄重、热心的。相反,急躁、狭隘、不注意性格修养的人，往往时时诉苦、抱怨、紧张、做事厌烦、习惯性易怒、恍惚、喜孤寂、轻薄、失望、吞吞吐吐、好冲动、易与人发生争执。

虽说性格修养不是一朝一夕养成的，但是上了年纪的人，也应继续修养性格，尽量避免恶性因子刺激，将脾气稳定下来。有人善于在不愉快或怒气冲冲之时，采取打球、散步、看电影、做手工活或旅游等办法来转移情感；还有人在苦恼或痛苦之时，孜孜不倦地工作和学习，使感情升华，将消极因素变成积极因素；更有人采取养花、绘画、书法、打太极拳、下棋、听戏、培育下一代来调节生活的情趣。所有这些，都有可能免除癌细胞对机体的袭扰，抗拒高血压、心脏病对你生命的危及，有助于你更好地安度晚年、健康长寿。

## 身体偏胖者长寿

科学家研究世界各地人的体重和死亡年龄关系后发现，体重比理想体重高20%的人，反倒活得长一些，研究者认为年轻的成人应该瘦一些。40岁左右的中年人，体重每年增加最好不要超过0.5千克。以上是指身体健康的人，如果一个人患了糖尿病、高血压之类的疾病，应该瘦一些才好。

新的观点认为，30岁以上的人死亡率高的一个重要原因是过瘦而不是肥胖。衡量腰围和臀围才能准确地反映胖的程度。男性体重67~72千克者，腰围不超过88厘米；90千克者，不超过100厘米。女性用指捏起腹部、腰部、大腿、臀部的皮肉，每部位的皮肉厚度若超过2厘米就算肥胖。

在70岁以上的长寿老人中，身体偏瘦的占1/2~2/3，难怪人们认为瘦与长寿为伴。但这只是表面现象，因为，人的胖瘦是不断变化的，70岁时偏瘦并不等于他(她)60岁、50岁时也偏瘦。老来瘦也是人类生理的必然现象，老年人体内的积存脂肪消耗、肌肉及脏器萎缩、细胞含水量减少，都会导致体重下降，身体变瘦，故不能证明瘦者必定能高寿。

身体肥胖的中老年人冠心病、高血压和高脂血症的发病率确实高于消瘦者。有趣的是慢性支气管炎和老年肺气肿的发病率则以消瘦者为高。由此可见，对中老年人来说，身体肥胖和消瘦都不好。可见理想的体型是既不胖也不瘦的中间型。

经过20多年苗条为美的审美观的统治后，人们开始重新考虑这一问题，纽约一家医院厌食症治疗中心主任凯瑟琳·哈米说："以前消瘦苗条为美的审美观肯定已经过时了。”这是因为苗条对人体健康长寿有不利的影响结果而扭转的，丰满的女性形象又开始流行起来，过去被认为是“胖”的，现在则被认为是健康的。身强力壮者，既能够参加各种劳动和社会活动，而且有较强的抵抗疾病的能力，无疑有利于健康长寿。

## 五官功能与长寿

在人的平均寿命不断增加的情况下，需要解决衰老引起的一系列问题，具体来说，就是解决老年人各种能力下降的问题。老年人多视力下降，听力下降，嗅觉和味觉减退，一般运动和感觉能力下降。这几种能力代表了人体基本能力。如果这几种能力比较好，表明老年人身体基本健康，一般能够长寿。反之，如果老年人五官感觉能力明显下降，则很难长寿。

造成老年人视力减退的主要原因是白内障、老花眼和眼底黄斑变性。通过手术、配眼镜和适当服药，可以使老年人保持较好的视力，提高老年人的生活质量。

造成老年人听力下降的主要原因是耳部动脉硬化，听神经得不到充足的营养而退化变性。软化血管，抗动脉硬化，是预防听力下降的重要措施之一。佩戴合适的助听器，对听力减退的老年人身心健康有益。

味觉和嗅觉功能减退也与动脉硬化有关，但慢性鼻炎和口腔卫生差是造成嗅觉和味觉减退的重要原因。镶配合适的假牙，可以延缓味觉减退，并有利于食物的消化吸收。

一般感觉和运动平衡能力下降主要是肌肉功能下降引起的。保持规律性运动，是防止肌肉功能减退的最好方法。对于老年人来说，每天只要散散步，就能延缓肌肉功能减退。

五官感觉对人的心理有重要影响，保持五官敏锐感觉对身体健康极为重要。老年人要积极主动保持和改善自己的五官功能，发现问题及时治疗，让五官功能为自己长寿做贡献。

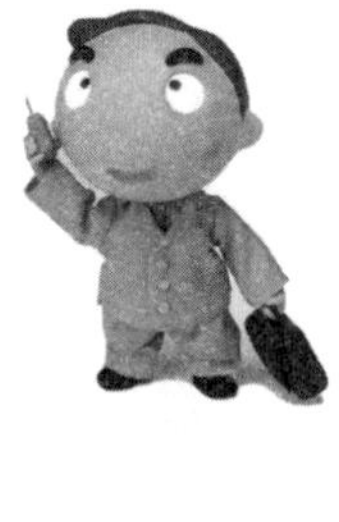

## 欲得长寿，科学帮忙

### 适当地胖更长寿

人们总以为，千金难买老来瘦，事实上，这并不完全正确，国内外医学家通过大量资料统计分析及临床观察后指出，长寿的秘密恰恰在于适当的胖。专家们说，高血压和糖尿病与体重增加有关，但糖尿病、高血压与冠心病也并不完全由肥胖所致，还存在其他一些病理因素。医生们发现，糖尿病患者中至少有五分之一是瘦弱型的，而高血压在消瘦者中更是经常见到。

### 老年人常用左手可防中风

在日常生活中，由于人们习惯于使用右手，因此左脑半球神经血管的弹性和功能就会不断地得到锻炼和增强，所以在日常生活中以使用右手为主的老年人，在平时应有意识地多使用左手和左脚，以便通过增加左侧肢体的活动来锻炼和增强右脑半球神经血管的弹性与功能，这样可以大大减少或避免老年人脑血管破裂出血，预防中风发生。

### 节制能量释放的长寿

法科学家在研究生命本质时发现，每个人都有其特定的生活能量，此能量一旦释放完毕，生命即告结束。在影响人体生存能释放速度的因素中，环境与人体的温度至关重要。如寒带人较热带人寿命长，山区人较平原人活得更久，即得益于环境气温低，生存能量释放慢。不过，这些尚属纸上谈兵，但节食以减少体内热量，坚持游泳或冷水浴，多做小运动量活动等较为现实的节能措施，倒是值得先行的。

### 女移植长寿基因即将梦想成真

美国堪萨斯城一位老妇，她出生于一个长寿之家，本人虽年过花甲仍然体健脑灵。与众不同的是，她体内一种称为高密度脂蛋白的物质含量特别高，为普通人的4倍多，高密度脂蛋白是血管的清道夫，能抵抗动脉硬化，防止冠心病。故科学家推测如果能将这位含有高密度脂蛋白的基因复制后移植到普通人的身上，普通人也就得到了长寿的入场券。随着科学技术的不断发展，相信这一梦想不久即可实现。

### 让心跳从容些

猫的心率每分钟高达240次，只消几年便垂垂老矣。而动物寿星大龟的心率最快时不足10次。动物心率的快慢和长寿的关系也同样适用于人。从事人类长寿研究的科学家指出，通过运动减慢心率，是延长寿命的重要途径。一个不常参加体育锻炼的人，心脏血容量通常只有600~700毫升，每分钟平均心率80~100次，而经常参加锻炼者，其心率则多在60次以下，但每次心脏跳动搏出的血量则大大高于不锻炼者。

## 老人要敢于长寿

要敢于长寿，就要同中国传统人寿观念彻底决裂。迄今我国民间流传着“七十三、八十四、阎王不收自个去”和“七十不留宿，八十不留饭”之类的说法，给老人们造成一种长寿无望的消极心理。因此，必须加以改变。要相信能够长寿，是有科学根据的。其实，百岁高寿者，古今中外大有人在。目前，我国百岁老人有4000多人。

当然，要长寿，就要自觉保持乐观情绪，讲究养生之道，与疾病、衰老进行斗争。老年人一定要树立长寿之志，切实从各方面加强科学的养生保健，为实现人类的自然寿命而奋斗。

## 日本人的长寿方法

日本是当今世界上人均寿命最长的国家之一，为此，很多国家与日本老年学专家合作，经过全面考察和分析，认为日本人长寿有以下八大因素。

1 饮食清淡。

日本人大多数喜欢吃新鲜青菜、豆类和豆制品，一日三餐都很清淡。他们还善于自我克制，从不吃得过饱。日本人不轻易吃药，有病时主要靠食疗和体内潜力战胜疾病。

2 喜欢步行。

日本人爱以步当车，他们制造的摩托车畅销全球，但他们骑摩托车者甚少。日本人的步伐很快，快步行走是很好的运动。

3 讲究卫生。

日本人从小就养成讲卫生的良好习惯，家中整齐清洁，环境高雅。

4 绿化国土。

日本国内处处呈现一派翠绿，空气清新，人们的情绪轻松愉快，心旷神怡，对身体健康有良好的促进和保护作用。

5 醉不行车。

日本人不爱骑摩托车，也基本上不存在醉酒行车，所以很少发生车祸伤亡。

6 控制公害。

日本对大气、水源、土壤等方面的保护，都有完整和行之有效的规定，因而减少了环境对人体的危害。

7 谦和乐观。

日本人相互之间特别注意文明礼貌，对人谦和，表现很有教养，而且遇事不惊，遇事不怒，很愉快地工作和生活。

8 健康教育。

日本实行了全民健康教育，对健康长寿是一种有力的促进。

## 长寿最怕“心”先老

当您步入老年时，切莫因年老而放弃对美的追求，热爱生活、积极进取，经常注意美化生活，就能够年轻10岁。但必须在以下几个方面付诸行动。

1 讲究内在美。

人的内在美，包括文化修养、道德品质、精神境界和志趣情操等。随着年龄的增长，老年人在外貌形体上会失去青年时期的自然美，但却可以通过保持、培养、充实心灵美，来达到美的最高境界，比如保持进取精神，老有所学、老有所为、严于律己、乐观豁达、待人谦逊、热诚等，把完善自己作为晚年的一大目标。

2 追求风度美。

老年人在讲究风度美方面占据一定的优势。美学家李泽厚说：“美是蕴藏着真正的社会深度和人生真理的形象。”由于老年比青年人具有更多的人生阅历、更具有内在的深度,因而也就更容易显露美好的风度。比如,和蔼慈祥、智慧优雅、端庄稳健都是长者良好的风度。

3 注意服饰美。

在服饰上应庄重、高雅、富有时代感;在容貌上经常取些恰到好处的修饰,这是美的享受。青年人、中年人有这种享受,老年人也应该有这种享受。如果一位老年人整天蓬头垢面、衣鞋不整,就会给人一种苍老的感觉。相反,衣着容貌整洁,就会显得朝气蓬勃,越活越年轻。

4 参与社会活动。

老年人积极参与社会活动,扩展自己的爱好,对新鲜事物保持好奇心,肯于接受新事物、新观念。专家们发现,对自己的生活和周围事物具有强烈的兴趣和爱好,是长寿者的一个重要个性特征。美好健康的生活情趣不仅可以学到知识,精神有寄托,还可以陶冶人的情操,保持一颗童心,对生活总有新的发现。

## 老年九贪寿命缩短

**贪坐:**有些老年人喜欢在床上躺着或是在沙发上长坐。其实这样不太好,因为越不运动,身体抵抗疾病的能力越下降,各种疾病就会悄悄地找上门来。

**贪卧:**老年人需要多休息,累了应该躺一会儿,但不宜久卧不起。卧床时间过久,肢体活动减少,会导致机体功能减弱,体力下降,抗病力随之降低,会加速衰老,诱发多种疾病。

**贪吃:**由于人到老年,消化等各种功能逐渐减退,因此,老年人不宜吃得过多、过快,特别是在星期天、节假日的餐桌上,高脂肪、高热量的食品丰盛时,尤其不可贪吃,以免加重胃肠和心血管的负担,诱发意外。

**贪杯:**老年人少量饮酒对身体无大妨碍,但不可贪杯。因为老年人对酒精的耐受力降低,患心脑血管疾病者也多,多饮酒对身体极为不利,啤酒也不宜多饮,尤其是冰镇的啤酒,多饮可诱发心血管病。

**贪凉:**有些中老年人到了夏天特别怕热,常常满身是汗吃冷饮或洗冷水澡,往往由此受风寒,或导致面部,下肢浮肿,头昏头痛,关节酸痛等。

**贪热**：老年人饮食宜温不宜烫，因热食易损害口腔、食管和胃。老年人如果长期服用烫食，还易罹患胃癌、食管癌。

**贪玩**：有些老人贪玩，打麻将常至深夜，或下棋时一下就是大半天。殊不知玩的时间过长，身体疲惫不堪，进而引起多种疾病。

**贪看**：老年人不宜每天长时间地看电视，尤其是情节紧张、场面惊险的镜头，对心血管疾病患者更为不利，甚至可诱发中风。

**贪劳**：一些老年人劳动时不量力而行，总是想一口气干完或干重活，老年人过度劳累会导致机体的抗病力下降，使多种病原体乘虚而入，进而引起多种疾病。因此，老年人劳动必须轻一点，慢一点，时间短一点，休息次数多一点。脑力劳动者亦是如此。

## 寿命不易长的九种人

日本医学家经过多年研究并总结归纳认为，以下九种人无缘享受天年，而易早逝。

1 嗜烟如命的人。

吸烟对人体多种器官都可以产生危害，嗜烟如命的人更容易早逝。

2 经常酗酒的人。

酒精可以对肝脏造成危害，经常酗酒会伤肝损脾，故容易早逝。

3 心胸狭窄的人。

心胸极度狭窄，嫉妒成性，动不动就大发脾气，易患身心疾病而早逝。

4 生活无规律的人。

生活没有规律，又不讲养身之道，容易导致多种疾病而早逝。

5 常爱吃药的人。

身体稍有一点不适，便药罐不断，甚至多种药物同时服用，结果往往会顾此失彼，甚至引起诸多不良反应而早逝。

6 有病硬熬的人。

患病后不及时上医院就诊，任其发展，往往易使轻者变重，急者变慢，延误良好的治疗机会，甚至导致严重后果而早逝。

7 心情忧郁的人。

心情长期忧郁，闷闷不乐或悲哀过度，以及对任何事情都不感兴趣的人,既伤志又伤身,所以容易早逝。

8 身心孤独的人。

性格孤僻,一个朋友也没有,又不愿与他人交往和接近的人容易早逝。

9 不参加体力劳动的人。

生命在于运动,一个不参加任何体力劳动的人,也就容易早逝。

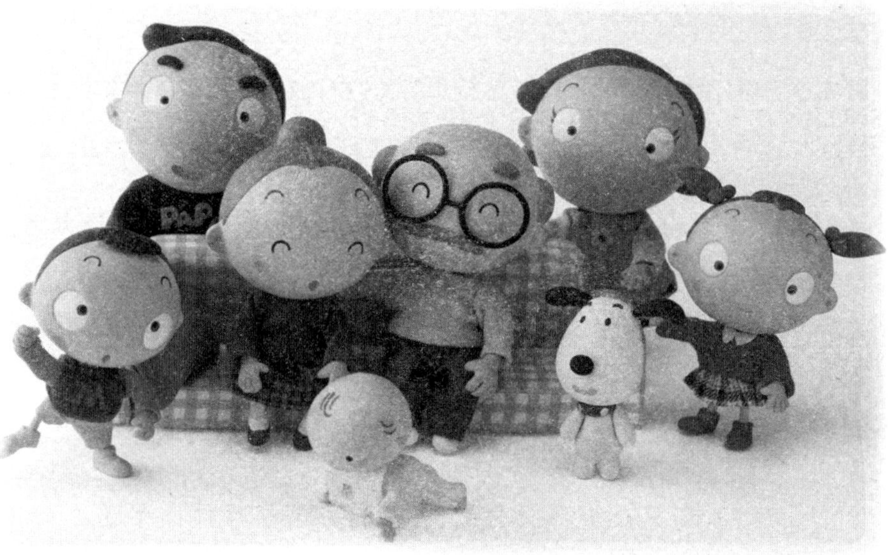

# 第三章 了解自己，科学养生

## 第一节 中老年人的生理特点

### 呼吸系统的生理特点

中老年人呼吸系统的解剖结构比其他系统变化更明显，咽喉淋巴系统退行性改变并萎缩，呼吸道黏膜上皮及腺体的退行性改变，纤毛运动减弱，弹性减退，通气量下降。同时，细支气管功能普遍损伤，动脉血氧随增龄而下降，所以血气表现为血氧饱和度下降，同时由于老年人免疫功能低下，在一定条件下则易发生肺炎等。

### 循环系统的生理特点

随着增龄，循环系统也发生以下变化，由于冠状动脉硬化使心肌供血明显减少，心肌长久的负荷使心肌肥厚，表现为心肌重量的增加，尤其表现在左室上，心瓣膜也进一步老化，主要原因在于长久的机械刺激作用于瓣膜，并出现瓣膜钙化，严重影响瓣膜的功能。冠状动脉的硬化，是循环系统老化的主要症状，主要表现在硬化、狭窄，尤其是左前降支多发，此时，即可认为是冠心病发生了。

心脏还有一组特殊的传导纤维，窦房结、房室束、房室结、希氏束，老年人可以由于冠状动脉的硬化、狭窄使传导组织供血减少，也可因病毒性心肌炎等导致该部分组织的炎症、纤维化，或脂肪组织浸润、钙化均能导致功能减退。全身血管的老化有两种原因，随着增龄血管有退行性变，同时也有病理性粥样硬化。合理的膳食将是预防或延缓动脉硬化的主要手段,应从年轻时做起。由于以上的改变,即可致心脏功能减退,固有的窦性心律下降,运动后心率恢复时间延长,心肌顺应性降低,也就是说,心脏舒张功能减退。由于全身血管,尤其是动脉血管的老化,使各器官供血减少,功能下降。

## 血液系统的生理特点

中老年人红骨髓逐渐减少,骨髓中有核细胞数降低,所以老年人贫血较多见。由于T淋巴细胞数减少,使老年人白细胞总数偏低,但粒细胞绝对数无明显下降。老年人血液黏度增高,凝血因子(如第8因子)增多,血小板聚集和黏附活性增高,纤溶系统相对活跃,因此老年人常处于高凝状态,易发生血栓。

## 运动系统的生理特点

由于机体各部分机能减退,使老年人肌肉运动明显减少,肌细胞内脱水,组织间液增多,肌肉弹性降低,并有不同程度的废用性萎缩。同时动脉硬化,使肌肉供血减少,也导致肌无力。

中老年人骨质代谢进入退行性改变时期,表现为骨吸收和骨生成之间的不平衡,从而出现骨质疏松。老年人骨钙丢失明显增加。随着增龄,细胞膜功能下降,导致细胞内外环境的失调,同时也影响了细胞酶的活性,尤其是降钙素的感受性减弱。性激素水平的下降也直接影响骨的转化,导致骨钙大量流失,骨吸收增加,骨生成不足,骨量减少,最终导致骨质疏松。随增龄蛋白多糖含量下降,同时长时期生存环境的刺激包括机械和外伤等易出现退行性骨关节炎。最近有研究表明,软骨原本是一个无血管的封闭屏障,当软骨受损后,这种屏障被打破,在体液和细胞的媒介之间,产生各种软骨抗原抗体的免疫反应。另外,自由基对软骨细胞的损伤也越来越引起人们的重视。所以在老年人群中关节炎的发病率较高。

## 内分泌系统的生理特点

随着增龄,垂体萎缩,下丘脑神经递质减弱,多巴胺和去甲肾上腺素等生物胺减少，直接导致垂体前叶分泌功能减退，所以老年人肌肉和骨矿量减少，而脂肪增多，体力下降，易疲劳。但泌乳素则随增龄而分泌增多，这可能与性活动减少有关。

动物实验证实，甲状腺随增龄含胶质少，密度低，间质增生，滤泡玻璃样变性及黏液样变性，少数伴有纤维变性。老年人发生甲状腺功能亢进或甲状腺功能减退时，临床症状多以心脏症状包括心衰、心包积液、高血压、频发房性或室性早搏，应注意排除甲亢或甲减。

老年人垂体肾上腺皮质的功能变化不大，昼夜皮质分泌节律完整。但总的皮质醇和盐皮质激素分泌率略低。促肾上腺皮质释放促肾上腺皮质激素时，可导致骨质疏松、肌萎缩、糖耐量减低和免疫抑制等病症。在胃肠道的不同部位有各种内分泌组织，释放不同的激素，胃分泌胃泌素，小肠分泌胃动素，胆囊收缩素，抑胃肽、促胰液素、神经降压素，胰高糖素等，这些胃肠激素在神经系统作用下被释放，进入血液循环组织间隙和胃肠腔。并对胃肠系统的分泌、运动、消化、吸收和免疫等功能起调节作用。这些激素多数随增龄分泌减少，所以，老年人胃肠功能减退也是必然的。

心血管系统分泌多种调节肽，主要分布在支配心脏和血管的神经中，对血管起收缩作用的肽有：内皮素、神经肽和脑啡肽；对血管起舒张作用的肽有：心纳素、降钙素基因相关肽，血管活性肠肽，神经降压素等，这些激素分泌的紊乱也严重影响心血管及其他器官功能。

## 消化系统的生理特点

随着增龄，老年人消化功能减退，表现在胃肠运动功能减弱、分泌功能减退。胃酸分泌降低占35%。多数老年人唾液淀粉酶降低，胃蛋白酶、胰淀粉酶和胰脂肪酶等分泌量均减少，活性也降低。所以老年人消化、吸收功能低下。同时动脉硬化使消化系统器官供血减少，也是消化功能下降的原因之一。由于老年人消化黏膜变薄，腺体绒毛萎缩变性，平滑肌退化，弹性降低，消化道张力低下，易发生胃肠扩张、内脏下垂和憩室。老年人肝脏明显缩小，肝细胞数量减少，纤维组织增多，血流量减少，同时组织学改变明显，细胞核变化更显著。因此肝细胞各种酶活性降低，白蛋白合成能力下降，解毒功能差，胆汁排泄、分泌功能也减弱，药物代谢能力衰减。

## 泌尿系统的生理特点

年轻时单个肾重250~270克，80岁时可降至180~200克，且肾皮质明显，随增龄出现肾小球的硬化，肾血管硬化，使肾血流明显减少，内生肌酐清除率逐年下降。有报道，由于年龄增加，肌肉容量减少，肌酐的产生也相应减少，肌肉容量减少的速度与肾小球滤过率（GFR）下降速度相一致。所以老年查血肌酐浓度并不增高，因此评价老年人GFR下降或评价老年人肾功能应测定内生肌酐清除率。当然肾脏浓缩功能也下降，有人统计，健康人的尿比重40岁时为1.030，而89岁时为1.023，老年人肾浓缩功能下降的主要原因是不能在髓质形成高渗而损伤了其浓缩功能，另外肾髓质血流相对增加时，使髓质的高渗环境降低，使最大尿渗透浓度下降，由于老年人GFR下降，稀释功能也下降。

## 生殖系统的生理特点

女性生殖系统的变化不一定到老年，更年期的女性生殖器官已经产生明显的退化，生殖器官逐渐萎缩。大阴唇及阴阜皮下脂肪减少，弹力纤维消失，组织松弛。阴毛渐稀少、灰白。小阴唇和阴蒂缩小甚至消失。阴道黏膜变薄，弹性减退，阴道变窄，阴道内pH上升，易发生阴道炎，子宫及宫颈萎缩，有以上解剖学基础的变化，不难理解围绝经期妇女和老年妇女产生一系列以卵巢功能衰竭为主的激素分泌的变化，主要表现在雌激素减少，垂体功能亢进，分泌大量促性腺激素、促卵泡激素，促黄体生长激素和促肾上腺皮质激素增加，导致甲状腺、肾上腺皮质功能亢进，造成一系列内分泌失调症候群，器官渐萎缩，体内激素水平普遍下降，出现一个低水平下的平衡，由更年期进入了老年期。

## 皮肤系统的生理特点

人的皮肤是人体面积最大的器官，是保护体内组织器官免受机械、物理、化学和生物侵袭的屏障，老年人随增龄会发生一系列变化，影响了皮肤的保护性生理功能，包括感觉、分泌排泄、吸收、呼吸和体温调节，进一步造成皮肤代谢的障碍，当然，皮肤与其他器官有着密切的联系。人体其他器官的衰老可在皮肤上表现出来，如头发变白，皮肤弹性减退，指甲钙含量减少，老年人可出现特殊的皮肤外貌，也是由于机体在生理和病理性衰老的过程中，引起表皮、真皮以及皮肤附属器官的改变，并同时受日光辐射、化学、营养缺陷等诸多因素作用的结果，个体遗传因素也具有重要的意义，随之带来较常见的老年性皮肤瘙痒症、皮肤萎缩等。

### 感觉器官的生理变化

**眼：**由于眼肌协调功能的衰退，出现老视。眼内晶体混浊的同时也可硬化，进而出现白内障。

**耳：**鼓膜增厚，由于内耳动脉硬化，供血减少，听力逐步下降。

**口腔：**由于鼻黏膜萎缩，嗅觉不灵敏，随增龄减退，甚至消失。

## 第二节 中老年人的心理特点

### 中老年人心理发生哪些变化

中老年人的性格会发生变化，尤其到了老年时变化更大，这是由多种外因造成的，而不是内源性。性格与所处的地位、受教育的程度、健康及当时的环境密切相关。老年人对自己的身体状况过于关心，自尊心强、固执、易于激动，但对外界环境淡漠、缺乏兴趣，不易接受新鲜事物和适应新的环境。

一些事业心较强的人，年龄到了一定的界限时，即要退休，这时会发生严重的失落感，情绪抑郁。当贫困或丧失亲人时，容易导致独居，并产生孤独感和压力感，约有60%的人感到孤独。

老年人各器官的变化，也会导致老年人行为的改变，可出现多疑、激动并有较强的依赖性。

老年人有意记忆占主导地位，无意记忆应用甚少；从记忆的内容看，老年人的机械记忆能力下降，远期记忆较近期记忆好，对往事的回忆非常准确。

老年人直接依赖于生理结构的智力功能下降，与积累知识和经验有关的习惯性智力常随年龄增长而增长，解决问题的能力、逻辑推理能力、批判性思维能力下降，灵活性下降。

老年人情绪体验的强度和持久性随着增龄而提高，情绪趋向不稳定，表现为易兴奋、激惹、喜欢唠叨、与人争论，冲动难以平静下来。

## 中年人的心理卫生

关于中年期的起讫年龄，发展心理学是把25~26岁至60岁作为中年期，但按一般习惯，则把30岁至55~60岁划为中年期。无论按哪种方法划分，中年期都是一个相当长的人生阶段。

不难看出，一个26~30岁的人与55~60岁的人相比，无论身体或心理方面的差异都是很大的，然而他们都属于中年期。

### 中年期的一般特征

人到中年期，在生理上日趋成熟，心理上也日趋稳定，主要表现在认识事物的程度、适应环境的程度、控制自身的程度、承受压力的程度以及实现目标的程度上都较青年时期更为深入、稳定。从生理功能看，人体绝大多数组织器官已经定型；脑循环代谢储量比老年人高20%以上，因此，中年时期年富力强，充满活力。从心理发展来看，中年人思维发达，善于联想，分析综合与判断推理能力强，看问题比较全面、深刻，有自己独立见解；情绪稳定，自制力强，遇事一般能妥善处理，不再像青年人那样容易冲动；从个性心理特征来看，性格、气质更加鲜明。

### 中年人的使命与意志

一个人进入中年期，正是年富力强、血气方刚的时期，也是人的一生中奠定事业基础，出成果、创佳绩的时期。但是，他们不仅工作任务繁重，而且肩负着家庭生活重担，不少人上要赡养老人，下要教养儿女，因此，这个时期，又是人生最艰苦的时期。此时要想在事业上有更大的建树，非有顽强的意志不可。顽强意志，是克服困难、完成预定目标的保证。

中年人若无顽强意志，工作稍有成绩，便会骄傲自满，停滞不前；遇到挫折，就怨天尤人，心灰意懒。因此，坚强意志是中年人永葆心理上的青春，在事业上取得重大成就的重要保证。

国外心理学家曾对1528名智力超常的人进行了40年的观察研究，结果表明：创造发明需要借助一些良好的个性品质，而坚强的意志则是中年人成功的必备条件。一些实验也证明，事业上有杰出成就的人与无所作为的人之间最明显的差别之一，就是意志品质不同。前者的进取心、自信心、不屈不挠的精神明显地高于后者。

## 中年人的重担与疾病

中年人由于事业的忙碌和家务负担，明显地改变了青年时期的生活习惯。他们晚睡早起，整天忙个不停，不但忽视了体育锻炼，就连文娱活动也很少参加。这一时期的中年人生理上变化大，心理上压力大，外界环境变化大，人的情绪波动大，容易形成心理上的不平衡。随着岁月的流逝，不仅改变了中年人的性格、容貌和体态，也使其身体内部各器官开始衰退。因此，特别需要注意和加强中年的心理保健，这是顺利过渡到老年期的重要条件之一。

进入中年期的人，心理压力加重，一般有以下几种表现。体质下降，疾病增多。如心脏的工作能力，从30岁便开始走下坡路。中年每过10年心脏的输血能力就下降6%~8%，而血压则上升5%~6%。若不注意保护，高血压、冠心病等就会过早地找上门来。由于中年人活动量减少，新陈代谢功能降低，易引起身体发胖。临床观察发现，和青年人相比，中年人得高血压的概率增加8倍，患心脏病的机会多50%，患糖尿病的可能性多7倍。此外，动脉硬化和肾脏病的发病率也有所增加。据对某市近七万名中年知识分子的健康普查材料看，其中患有各种疾病的人数占受检总数的46%。

体质下降，疾病增多，必然会影响人们的心理状态，增加了心理压力。这是进入中年以后一些人出现烦躁、忧郁、悲观的一个重要原因。而进入中年期后，在生理上进入更年期，又会反过来加重心理压力，使心理不平衡的情况更加剧烈。因此，中年期的生理保健和心理保健都很重要，在一般慢性病防治过程中，也应注重心理卫生，要控制自己的情绪波动。

人步入中年，业务上要独当一面，肩上的担子较重；在家庭中上有老，下有小，都需要照顾。成熟、紧张、劳累、繁忙，这就是中年期这个群体的特点。因此，这种内外向的自身压力增加，必然要加重人的心理压力，造成人在心理上的不平衡。比如，由于本人年龄大或体弱多病，开始退居二线或退休；子女长大成人，开始独立生活或组织小家庭，家庭结构发生了变化，这些变化，会带来一系列的困难和不适应，给人们造成很多烦恼和心理的压力、生理上的疾病。因此正确处理切身问题，增强适应环境变化的能力，是这时期心理保健的任务。

据研究，中年向老年的过渡时期(又叫更年期)比其他年龄阶段更容易患神经忧郁症。这与更年期人体某些生理功能老化、内分泌功能衰退密切相关。此病发病年龄，多在40~50岁，女性比男性要早几年。这种病起病缓慢，开始有失眠、食欲减退、疲乏无力、眼花耳鸣、心悸气短、腰酸腿痛等症候；有些人到了这个时期会出现健忘，工作能力减退，感觉过敏或迟钝，情绪急躁，喜怒无常或猜疑等心理症状。当然，每个人的生理和心理发展不完全是同一个模式或同一个水平，除了自然环境影响外，更主要的是取决于个人的心理素质。

事实证明，只要保持生理和心理上的平衡，中年时期，生命之火就会更加旺盛。

## 老年人的特有心理期待

一般来说，老年人的心理期待大致可以分为以下五种类型。

1 成就型。

有些老年人在中青年时曾经在工作中做出过一些成绩，甚至取得了非常显著的成就，因而离退休之后有一种完成任务的感觉，对自己的成就感到满意和自豪，他们喜爱同年轻人谈自己辉煌的过去，更希望年轻人尊重自己。此外，这部分老年人往往壮心不已，积极进取，希望有机会发挥余热。

2 安乐型。

有些老人离退休之后对自己的成就感到满意，同时认为既然从岗位上退下来了就应该安于清闲的生活，知足常乐，平时可以在家养个宠物或者锻炼身体，或者是认为自己年轻时把时间用在了工作上，没有时间顾及家庭，这时有时间了就要在家里多做家务，和老伴、子女更多时间地相处等。总之，这一类老年人最让照顾他们的年轻人省心，家里人也应该用心营造氛围，让老人更好地享受天伦之乐。

3 不服型。

有些老年人平时身体好，加上有某个方面比较过硬的技术，因而可能会出现不服老的现象，他们认为自己身体还好，就要多做出一些贡献，甚至很多事情一定比年轻人干得更好。另外，也有一种情况是对某种看法不服气而产生的，如同事在某个方面曾经超过自己，但实际情况并非如此，因而不服，即使退下来了还要用事实再次证明自己的能力等。

4 求助型。这部分老年人或是因为经济条件差，或是因为健康状况不佳，或是因为配偶离去，备感孤单，因而特别需要帮助，尤其是需要子女对自己的照顾，这部分老年人如果情绪不好，常常会产生失望的感觉。照料好这样的老人不仅仅是儿女们的事情，所有的人都应该尽自己的一份爱心，让老人感到温暖。

5 衰弱型。身体的衰老必定会影响生活，这类老年人常常感到没有生活乐趣，感到苦闷，甚至是忧虑烦恼，日久可能会对生活失去兴趣，产生恐惧心理。家人应该多给老人关心，用心安排老人的生活，让他们老有所为、老有所乐，同时减轻他们的心理负担，使他们快活起来。

## 做好“角色退场”准备

人到老年，必然会离开自己多年习惯的工作环境和工作节奏，重新创造生活环境和人际关系，改变原有的生活节奏，包括生活内容。对此，事先应有充分的心理准备，这里有个重要的环节就是做好“角色退场”的准备。

“角色退场”，其实是人的一生经常遇到的问题，如一个女孩结婚后，“姑娘”的角色就必然退场了。离退休也是人生到一定年龄必经的程序。如何做好“角色退场”的准备?首先，老年并不是人生命的句号，它是每个人用其一生的成功和失败的经历铺垫过来的，是值得回味与回顾的。其二，无论怎样，任何人在生命的历程中都要有个间歇，到一定年龄为自己的工作阅历画个句号，应做到珍视往事而又平淡往事。因为虽然人到老年，但未来时日仍很长，怎样走过今后的历程保持好晚节，倒是需要精心设计、慎重实践的。第三，面对角色退场和角色消失，应持以平和的心态。人要有一个淡化自我和时刻准备改变自己角色的过程，及早而主动地将一个角色终结并向另一个角色转换，或在退场或消失之间搭建一个心理过渡的桥梁，而不要驻足不移，这能使自己在“角色退场”时过渡得轻松一些，且少有失落感。

生活是多彩的，随着人寿命的延长，老年人要学会“角色退场”，及时更换自己的角色位置，以健康而良好的心态走好自己这一阶段的生命历程。

## 希望：老年人身心健康的支柱

从心理学的角度，“希望”是人们尚未实现的愿望和期望，是人们的一种心理活动。它是人类生活的力量，更是老年人生活的支柱，也是身心健康的支柱。

老年人的希望，各自有所不同。譬如：有的希望早日抱上孙子，传宗接代；有的希望住上较好的房子，享享清福；有的希望周游全国名胜古迹，出国旅游体验一下国外民族风情；有的希望能够完成回忆录的出版；有的希望在有生之年学习自己以往没掌握的知识技能；更多的老年人希望自己能够健康地多活几年，延年益寿……总而言之，人活着总是有所希望的，老年人更是如此。人就是这样在希望的不断实现、破灭与再产生的绵延过程中生活的，也是在这样的绵延过程中不断进步的，所以有人说希望就是一切。对老年人来说，良好的希望得到实现，对老年人的身心健康是有益的，是老年人的生活支柱。

但是，老年人和中青年对希望有着很大的差异：中青年年富力强，他们既有短期内即可实现的希望，也有经过长时间奋斗的希望。而老年人的希望则最好是短期就能实现的，例如希望学会琴、棋、书、画；学会烹调；学会太极拳；学会种花、养鸟；学会钓鱼等等。这些希望的实现会给老年人带来欢乐和愉快。人在快乐的时候，会把精神调节到最佳状态，并有抵御疾病能力。反之，过高希望的破灭有时会给老年人带来悲伤甚至痛苦。为此老年人对希望的态度应包括如下几方面。

1 不能没有希望。

没有任何希望的老年人，必然会感到空虚、无聊、身心衰退得更快。因此，当你步入老年，应该迅速确定一个又一个新的希望。

2 莫把奢望当希望。

希望是可能实现的愿望，而奢望则是超乎现实可能的妄想。如果把希望定得过高，超过了自己的能力就无法达到。譬如本身并不具备科学知识，却把在科学上要有重大发明作为自己的希望，那只能成为妄想，很难实现，就会经常陷于失败和痛苦之中，久而久之就会打击自己的意志力。因此，每个人应该把希望目标恰当地定在跳一跳能够达到的适中位置上，那就比较容易实现。希望实现了，必然能给自己带来欢乐。

3 认识到希望也有两重性。

它既可能实现，又可能破灭；它既受主观努力与否的影响，又受客观环境的限制。例如天灾人祸，生老病死等。当希望破灭之后怎么办?人们就要能顶住失望带来的苦恼和悲痛。塞翁失马的故事，他是用“焉知非福”来控制自己的情感。因此，希望破灭时，只要用良好的心态正确处置，就会减少苦恼和悲伤，再建立起新的希望。努力实现新希望，定又会取得新的欢乐和愉快。

## 人老最怕“心”先老

当年事已高时，切莫因为自己的年老而放弃对美的追求、对生活的热爱，勿忘积极进取，并经常注意美化生活，这样可以使老年人年轻。常言道：人老心不老，良好的心态可以使老年人充满神采和活力；如果在心中还有对美的追求，对生活的热爱，那么就要注意以下几个方面的行动。

1 讲究内在美。人的内在美，包括文化修养、道德品质、精神境界和志趣情操等。随着年龄的增长，老年人在外貌形体上会失去青年时期的自然美，但却可以通过保持、培养、充实心灵美，保持进取精神，做到老有所学、老有所为、严于律己、乐观豁达，待人谦逊、热诚，把完善自己作为晚年的一大目标。

2 追求风度美。老年人在讲究风度美方面占据一定的优势。老年比青年人具有更多的人生阅历、更具有内在的深度，因而也就更容易显露美好的风度。比如，和蔼慈祥、智慧优雅、端庄稳健都是长者良好的风度。

3 注意服饰美。在服饰上应庄重、高雅、富有时代感；在容貌上经常取些恰到好处的修饰，这是美的享受。衣着容貌整洁，就会显得朝气蓬勃，越活越年轻。

参与社会活动。老年人积极参与社会活动，扩展自己的爱好，对新鲜事物保持好奇心，肯于接受新事物、新观念。美好健康的生活情趣可以学到知识，精神有寄托，陶冶人的情操，保持一颗童心，对生活总有新的发现。

## 人到老年不宜“暴怒”

临床病例中有不少老人暴怒后突然死亡的病例。而实际上一个健康的老人，一般不会被“气死”。有些老人之所以在暴怒后猝亡，是因为他们原来就患有心脏及血管疾病，在暴怒的诱发下造成突然死亡。

比如长期的高血压及动脉硬化症，使脑动脉变硬，弹性减退，抵抗压力能力降低，在此基础上形成一些粟粒样的动脉瘤，这种瘤的壁很薄，抗压能力又很差，暴怒时，由于大脑皮质高度紧张，交感神经兴奋，肾上腺素分泌增加，全身的小血管收缩，使血压急剧上升，小动脉瘤抵抗不住突然增加的压力，终致破裂出血。

发怒时心跳明显加快，血压也会上升，有些老年人在盛怒之下，当场中风或猝死，就是因为血压上升太高所致。另外，人在发怒时，脑部一些激素分泌量骤增，可以导致心室纤颤，使人猝死。

因此，老年人特别是患有高血压、动脉硬化等病的人，在日常生活中要学会制怒吼、想得开、容得下，尽可能做到情绪稳定，心情愉快。

## 老年养生忌伤感

伤感，是老年人很普遍的情绪。造成老年人伤感的原因很多，归纳起来大致有如下几个方面。

**怀旧**：人老恋旧事，喜欢追忆过去的美好时光。生活中有的老年人总喜欢拿过去和今天比，而且大多数情况是拿过去的好处和今天的不足比。因此，越比对往昔的怀恋之情越重，甚至对今天的一切都看不惯，横挑鼻子竖挑眼。过多地沉湎于对往事的回忆，必然会因过去的好时光逝去而遗憾，天长日久，失落感越发加重，心情抑郁，性格也会随之变得孤僻。

**恋友**：老来失伴，挚友作古，都会使老年人痛心疾首，悲伤过度，极易伤身损志。看着昔日的朋友、亲人相继离去，老年人的心理活动是很复杂的，如果自身缺乏寄托，很容易演变为精神崩溃，而这对老年人的身心健康尤为有害。

**失落：**老年人产生失落感是很自然的。如离退休后在家无所事事，一改往昔的忙忙碌碌，清闲的日子往往感到更累。又如老年人的愿望或打算一时得不到实现，在平常是能正确对待的，但此时“老了，不中用了”的感觉便会油然而生。再如家庭里，儿女们做事不顺从自己的意愿，发生争执时，儿女们也不尊重老人的意见，这些都很容易导致老人产生失落感。

老年人要保持健康，最重要的是要保持身心健康，防止伤感尤为重要。须知，伤感是老年养生之大忌。老来防伤感，是老年人健康长寿的要诀，具体来说，可以从以下几个方面着手。

**首先，要善于寻找乐趣。**生活中的乐趣很多，应当有意识地看到光明的一面。闲中求乐，最重要的是不要自寻烦恼。有条件的话，培养一些健康有益的兴趣、爱好，如养鸟、钓鱼、种花、下棋、品茶、看书等等，适当参加一些社会活动，自觉保持精神上的年轻、活泼。

**其次，要有超脱感。**人生总有许多不如愿的事，人上了年纪，看不惯的事情很多，对此应尽量超脱。过去的无法挽回，眼光放远些，心情自然会开朗起来。

**再次，学会随和。**遇事不强求，不生闷气，不争死理，豁达开朗。舒畅的心情既靠社会、家庭提供，也要靠老人自身调节。总之，遇事乐观，性格开朗，定会有一个健康幸福的晚年。

## 消极的态度有损健康

《黄帝内经》曰：“百病生于气也，怒则气上，喜则气缓，悲则气消，恐则气下”，“怒伤肝，思伤脾，忧伤肺，恐伤肾”。消极态度有损健康，疾病不仅在于身体的故障，往往还在于心的障碍。

美国《选萃》载文介绍，美国哈佛大学心理学家杰罗姆卡根的研究表明，两岁的孩子即使当陌生人在场时非常文静和拘谨，也会心率加快、肌肉紧张、唾液中紧张激素——氢化可的松的含量升高；如果腼腆一直持续到成年人，就会使人容易恐慌。

达特毛斯医学院的心理学家在40多年里一直对一组哈佛大学毕业生进行思想行为和健康关系的跟踪研究，他们发现：25岁时就持暗淡人生观的人，到60岁时就患了严重疾病。另一项研究表明，对自己和世界持悲观态度的人比持乐观态度的人寿命要短得多。

悲观和消极态度对免疫系统和抗病能力有着直接而深刻的影响。悲观就意味着免疫系统衰弱。所以，所有消极态度，包括忍气吞声、意志消沉、悲观失望、自私自利、腼腆胆怯等，都是缩短寿命的潜在因素。

## 别让嫉妒危害身心

嫉妒有多种表现，诸如：红眼、醋意、怨怒、沮丧等等，是私有观念一种低下心理的反应。人们一旦沾上了，轻者糊涂，重者还会干出蠢事，甚至违法乱纪，触犯刑律。嫉妒的人常自寻烦恼，既损人又害己。有些嫉妒者的心坎中，觉得别人成功了，会贬低自己，便千方百计贬低他人以求自慰。有些极端嫉妒者的眼底下，感到别人幸福是他的痛苦，别人遭殃令他舒快；别人的才能仿佛喉中哽物，别人成功了，他便满肚恨水。

历史上有过这样的事例：清朝雍正年间有个白泰官，是当时的八大武术家之一。一次，他在回乡之际，适遇一小孩练武，身手非凡。白泰官看出了神，猛然想到这小子长大后，武艺定能超越自己。一时妒火中烧，竟在寻衅比武中置小孩于死地。小孩断气前仰起头来，两眼盯着白泰官，咬牙切齿地说了一句："我父亲白泰官回来一定会给我报仇！"话像晴天霹雳把白泰官惊呆了，原来死者竟是自己的亲骨肉。

又如三国蜀相诸葛亮，虽也重用了蒋琬、姜维等人，也压制、埋没了一批贤能之士。其中彭羕本是个能人，曾使刘备惊叹，可诸葛亮却吃起醋来，在刘备面前说彭"心大志广，难以保安。"于是刘备把彭派外当个小官。彭无故受贬，发了几句牢骚，最后被砍了脑袋。另一位廖立，很有才华，受到刘备重用，刘备一死，就被诸葛亮废黜为民，远远流放，至死不准回成都。由于诸葛亮患有"嫉妒病"，使他"卧不安席，食不甘味"，年仅54岁即过早仙逝。

心理学家认为，嫉妒是一种病态心理，不仅反映一个人的思想情操和道德品质，且可导致某些功能性或器质性疾患。近年来，现代医学观察到，嫉妒会影响人的消化系统、神经系统、免疫系统甚至生殖系统，引起许多病态，如头晕头痛、失眠多梦、烦躁易怒，性格多疑、情绪低落、行动不自制、食欲减退、胃脘不好、恶心呕吐、腰背酸痛等等。

德国学者研究发现，妒火中烧之时，能使大脑皮质下丘脑垂体促发肾上腺皮质酮激素分泌增加，使血清化学物质减少，引起人体免疫机能紊乱，大脑功能失调，抗御疾病能力减弱，使自动免疫类疾病以及高血压、冠心病、周期性偏头痛、神经衰弱等患病概率增加。另外，还有属于精神分裂症中的一种“嫉妒妄想症”，开始时，对某些人嫉妒、愤懑，继之可发展为精神上的器质性病变，出现幻觉，甚至丧失工作能力和生活能力。有的一旦发病往往不顾后果，动辄大吵大闹，蛮横无理，需要强制性治疗。

所以，嫉妒是健康的隐患，是友谊的蛀虫，是道德的堕落，一定要加以克服。除了注意自身修养外，还应学会自控情绪。可多读一些情操高尚的书籍，多听格调清新的音乐，培养开阔的胸怀；遇事严以律己宽以待人，自重自爱，与人为善。这样，可抵御嫉妒的入侵。

## 老年人心理变异的几种类型

老年人心理变异主要包括以下几种类型：安详型、拘谨型、麻木型和飞扬跋扈型。此外，还有一种叫幼稚型，出现幼稚型心理变异的老年人，在思想和行动上都像一个小孩子，即人们通常所说的“老小孩”。

老年人心理变异常常是脑溢血、脑血栓、心肌梗死等老年性身体疾病的始动因素，同时也很容易导致老年性精神疾病。另外，出现心理变异的老年人，在待人处事的过程中往往会采取一些过激的行为，造成一些不必要的麻烦。

其实，只要方法得当，老年人的心理变异是可以克服的，这主要应从以下几方面着手。

1 学会自我宽慰。衰老是人生的必由之路，老年人在体力和智力方面不能与青年人相比，在思想认识上也可能不合时代潮流，这是不容逃避的客观现实。在这种情况下，老年人要学会自我宽解和自我安慰，切莫因为衰老而产生自卑、自弃的情绪。同时，老年人还应该尽量保持平和的心境，不勉强自己做一些力不从心的事情，遇事也要三思而后行，切莫心急烦躁跟自己过意不去。

2 寻找精神寄托。退休固然是件好事，可是突然间改变了几十年形成的生活习惯，难免会使人有空虚无聊、孤独之感，这很容易使老年人产生心理变异。要消除这种情绪，最好的办法是结合自身实际情况选择一两项感兴趣的活动作为精神寄托，以充实自己的生活内容，还应该抽些时间走出家门多结交朋友，以使自己生活在群体的友爱之中。

3 多学一些自我保健知识。老年人应该正视心理变异，抽时间多学一些自我保健的常识，弄清楚发生心理变异的生理原因及其主要表现，一旦发现自己有了心理变异的某些苗头，及时地进行自我克制和自我纠正。总之，老年人若能保持良好心态，克服心理变异，将有益于健康长寿。

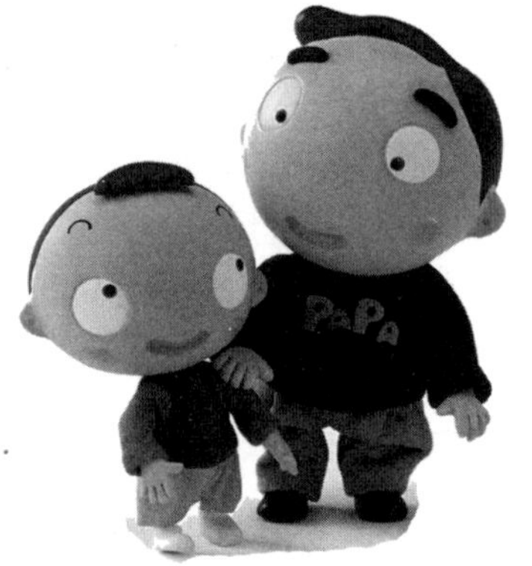

# 第四章 心理养生

——健康心理，长寿的保障

## 第一节 心理保健

### 性格修养与健康长寿

性格是一个人情绪活动的倾向性和行为方式特征的总和。加强性格修养，是健康长寿的一个重要因素。

长寿者一般都乐观开朗。近年，国内有位学者按贝滋氏分类法对长寿老人性格进行了一次调查，发现性格乐观开朗型占51.14%，安静温和型占44.32%，孤独忧郁或性格粗暴者占4.54%，而性格粗暴者不能长寿。

乐观开朗的人大都感情真挚、乐观豁达。百岁老人苏局仙说："心里要像春天一样生机勃勃、快快活活。"寿星阿巴斯·哈萨说："长寿之道在于我有快乐的性格。"

安静温和的人大都"知足常乐，能忍自安"。正如古诗所说："老迟因性慢，无病为心宽。红杏难禁雨青松耐岁寒。"

忧郁型者多罹疾，喜怒无常，忧心忡忡，影响了长寿。而性格粗暴者，爱发怒，孤芳自赏，固执偏激，人际关系紧张，往往易早逝。

医学研究证明，人的健康与性格有密切关系，性情忧郁、急躁者多患慢性病，甚至悻悻而死。如三国时期周瑜，因妒忌诸葛亮的才能和胆识，气愤过度而病死。英国化学家亨特爱发脾气，在一次医学会上被人顶撞，盛怒之下心脏病突发，当场死亡。在现实生活中，老人悲愤发怒过度，导致"座中"或死亡的例子，也有所闻。

老年人怎样加强性格修养呢?一方面,要认识加强性格修养对健康长寿很重要,培养自己乐观开朗的性格。另一方面,要在日常生活中,注意陶冶自己性情,应注意以下几个方面。

1 要家庭和睦:俗话说“家和万事兴”。安定和睦的家庭环境,是调养性格、保持身心健康的重要条件。

2 要丰富生活内容:古往今来,凡长寿者都有高尚的业余爱好。他们通过丰富多彩的文体活动,平衡大脑,稳定内脏功能,促进新陈代谢,给健康长寿创造了良好的条件。

3 要清心寡欲:中医认为“外不劳形于事,内无思想之患,以恬淡为务,以自得为功,形体不敝,精神不散,亦可以度百岁。”

4 要知足常乐:知足常乐者,性格才开朗。

5 要胸襟开阔:大事讲原则,小事讲风格,不计较小事。

6 遇事要冷静:只有从容不迫,才能冷静思考和处理问题。

## 八戒怡心境

良好的心理环境,可提高免疫力,增强抗病能力,要保持好的心境,就要戒除以下八种有害的心理状态。

**疑**:有这种心病的人,总以为别人在暗算自己,不是在背后说自己的坏话,就是在做小动作。别人的一言一行都得提防,因而整日坐立不安,失眠是常有的事。

**妒**:自己无能,却妒忌别人的成就,不考虑怎样奋起猛追,却希望别人栽跟头,方能出气。

**卑**:有自卑感,觉得自己处处不及旁人,在人前仿佛矮三分,猜想别人会嘲笑自己,于是不敢见人,不愿和人交谈,不喜欢和人共事,最终越来越孤僻,脾气越来越古怪。

**傲**:自卑走到极端便会出现自高,成为傲慢。处处自以为是,老子天下第一,致使周围的人对他敬而远之,他却自鸣得意。

**躁**:有了自卑和自高,随同而来的是暴躁的情绪,动不动就发脾气,脸红脖子粗,或吵,或闹,甚至骂人,打人,砸坏家具,然后心理上得到一种莫名其妙的满足。

**愁：**整天生活在忧虑之中，心事重重，凡事总朝坏处想，好像树叶落下来都会砸破脑袋似的，本来不该他操心的事，他偏要操心；不应着急的事，他也要着急。

**惧：**时时提心吊胆，怕说错话，怕做错事，怕得罪人，甚至碰到无理的晚辈也会胆战心惊。

**悲：**过去一些不幸的事常常浮现在眼前，以致悲从中来，泪流满面。

## 老年心理的调适与养生

老年人要健康长寿，就要调适自己的心理状态，做情绪的主人。遇烦恼能排除，遇挫折能顶住，遇疾病不发愁，丧失亲人能承受。这样才能心情愉快，使身体保持蓬勃向上的健康状态。

**进取养生：**有进取心的人热爱自己的生活，有生活目标，有精神支柱，生活充实，心情愉快。这种有进取心的人有执着的追求，遇困难不气馁，能刻苦钻研，发奋学习。

**淡泊养生：**我国古代的养生家嵇康说："清虚静泰，少私寡欲。"诸葛亮说："非淡泊无以明志，非宁静无以致远"。这些都是说不贪图功名利禄、心胸开朗、无忧无虑、无仇无怨、无悲无悔就能保持愉快、满意与积极的情绪，自然有益于健康。

**淡泊是一种高尚的境界：**宽容、谦虚、平静、知足、不攀比。相反，如果比级别待遇不如人，比生活条件不如人，越比就越生气。这样心理难以平衡，消极情绪困扰自己，苦恼自己，必然会损害健康。有人称情绪是生命的指挥棒，也不是没有根据的。

老人要做情绪的主人，要制怒，"宁静"，要能控制自己的情绪，无论遭到什么挫折，都要能冷静对待，面对现实，顺其自然，不以物喜，不以己悲，经得起欢乐与忧伤的考验。清代阎敬铭受了太监李莲英的陷害，大怒之下卧病不起，在冷静的思考中，写下了《不气歌》，从此不再生气，这是宁静制怒的良好范例。

**遗忘养生：**老人要记恩不记仇，要有容人之量，要珍惜时间和精力，忘掉那些不愉快的事，做到情绪平稳。

①**遗忘经历的坎坷**：有些老人不为经历的坎坷而悲伤，而是承受了创伤，心情平静地做好当前的事，来弥补创伤。

②**遗忘个人的恩恩怨怨**：有的老人提起年轻时某人对他的打击，就牢骚满腹、喋喋不休、怒气冲天，直到古稀之年还记忆犹新，真是记了一辈子的仇，付出的代价太大了。受了打击感到委屈，情有可原，但如果认识了让心情平静的秘诀是正确的价值观念，他的埋怨就可以大部分被遗忘了。

③**遗忘心烦的小事**：对微乎其微的小事也不要记在心上，有时因为夸大了小事，引起不必要的烦恼。有一位老人掉了一根针，未找着就一夜未睡好，担心那根针刺伤了小孙孙。其实尽量查找清楚就行，何必发愁！生命有限，失去不会再来，还是把引起心烦的事忘掉，以求心情平静，利于健康。

④**遗忘力所不及的事**：对于力所不及的事，不要纠缠在心，对生活中意想不到的困难不去着急。人生有顺境也有逆境，有成功也有失败。克服了困难，取得了成就，自然可体会到战胜困难的幸福，但在战胜不了时，还是忘掉为好，也不要勉强去办。一位哲学家说得好："快乐之道无他，就是自己的力量所不及的事不要去忧虑"。

**宣泄养生**：宣泄就是毫无顾虑地谈出自己的心事，有的医生把这称为"净化作用"。医学专家和心理专家都认为减轻忧虑或消除忧郁的有效良药是"跟你信任的人谈自己的问题"，找个知心朋友，把心里的烦恼、苦水一股脑儿地倒出来。"尽抒胸怀"，可以减轻不舒服的感觉。

倾诉心事，心理状况得到改善后就可使身体状况也得到改善。有人研究发现倾诉心事可提高免疫功能。

## 想象养生

想象养生，即利用各种不同的想象来达到调节精神、愉悦身心的目的。

想象蔚蓝的天空，使人胸襟开阔、宁静爽朗；想象蓝天与草原，令人心旷神怡、舒畅豪放；想象白云，有轻松安逸之感；想象五彩霞光，给人以温暖、悠闲、安宁和美好的联想；想象皓月当空，思念之情便会油然而生。

想象青山幽谷，使人神清气爽；想象黄河，令人神情激荡；想象长江，促人奋进；想象甘甜的泉水，使人心平气和。

想象童颜之天真活泼，可纠成人过于拘谨之偏；想象青壮年之朝气，可扫暮气与沮丧；想象姑娘的文静与温柔，有利于改掉粗俗之陋习；出门在外，想象亲人的期盼，常能激发奋发向上、不甘人后的豪情。

回忆取得的成就，令人自信自尊；想象以往喜悦之事，喜悦之情油然而生；回忆昔日趣闻，可放松神经，解除人与人之间的隔阂。

想象雄鹰展翅翱翔，能激发人奋发向上；想象美味佳肴或梅、橘、杏，可令人口舌生津、胃口大开。

以上列举只是想象养生中的一小部分内容，由于每人生活经历不同，所想象的事物虽然相同，但产生的结果却不尽相同。因此，可结合自己的体会，尽量想象能愉悦身心的事物，以利于调节和放松精神，从而达到养生的目的。

# 第二节 心理调适与疗法

## 老年人如何防止“心理老化”

人的外表体型、躯体功能随着老年期年龄增长，可以变得衰退苍老，这是自然规律，人类难以逆转。但是心理不能老化，要始终感到青春常在，充满活力和自信。“让老年人永远焕发青春”是一句切中时弊的至理名言。人的躯体衰老无法自控和改变，但人的心理老化是可以自我调节和控制的，这是发挥主观能动性和自我心理保健的结果。心理老化感使人加速生理衰退，意志消沉，百病丛生，生活缺乏乐趣，变得渺小自卑，无所作为，严重损害老年人健康长寿。这是老年人自我心理保健的大忌。

### 何谓“心理老化”？

有些人身体健康尚可，亦无重大疾病和体衰苍老征象，但是他们自感老态龙钟，体弱气微，体力不支，思维迟钝，老眼昏花，暮气沉沉，自认为成为社会上的“废物”和家庭的累赘。遇到困难和生活上不遂心的事，就感到无法克服，无能为力，思想负担沉重，沉湎于失败和挫折的情境，对生活缺乏兴趣，对人对事淡漠，近乎麻木，空虚无聊；人际关系疏远，离群索居，自感自己已经风烛残年。这类人常常是与世无争，消极对待人生和世界，处事优柔寡断，自甘沉沦，无所事事，没有社会责任感。

### 如何防止"心理老化"?

1 提高认识，懂得心理老化的危险性，要培养乐观开朗，胸怀宽阔和“不服老”的思想。人的心理活动无不与认知有关，只有认识提高，明晓道理，才谈得上树立“人老心不老”的观点和产生“老骥伏枥”的行为。

2 树立积极的人生态度。人生好像是一个生活舞台，尽管有主角配角，悲剧喜剧之别，但是只要树立积极的人生态度，任何人都可以作出有益的贡献。“浮生如梦”的消极人生态度，容易导致心理老化。每个人都要有一种理想追求和生活目标，并为此奋斗终身，永不停步，这样才不会感到生活贫乏苍白，枯萎乏味。

3 勤奋好学，积极用脑，广阅博览，可以延缓大脑衰老。

4 善于把自己的情绪调节至最佳状态，培养良好的情绪。

5 永远对人生和大自然充满好奇心，是防止心理老化的良好方法。好奇心就是接受新鲜事物，求知进取的积极生活态度。生命不息，活动不止。

6 丰富生活内容，培养多种兴趣，专注和钻研并从兴趣爱好中寻求乐趣。

7 经常动手，活动身体，不要懒于做事，创造条件参加力所能及的社会活动，广结朋友，接触社会。

8 最后要懂得生命的哲理：“人的生命总有尽头，但人的智慧和才能会永世长存”。

## 老年丧偶善调适

### 雪上加霜老失伴

有位心理学家曾对5000多人作了生活事件与疾病关系的调查，结果发现丧偶后患病的可能性最高。尤其是老年人，生活惰性大，更不易适应丧偶所引起的生活剧变，相继产生的抑郁情绪和孤独凄凉感难以排遣，常使健康状况急剧恶化，甚至使死神提前降临。

统计资料显示，丧偶老人在配偶死亡后两年内的死亡率是一般老人的7

倍，可见丧偶是导致老人提前死亡的重大心理因素。然而，居丧老人若能平静地度过两年，其死亡率即趋同于一般老人。

## 积郁成病需提防

居丧对老人整个身心健康的严重损害，可以分成两个阶段：前阶段的过度忧伤和后阶段的孤独无助。配偶是生活上最亲密、感情上最融洽的伴侣。随着年增寿长，知心好友日趋稀少，老伴更是一日不可缺。一旦有谁先逝而去，另一个往往痛不欲生，难以接受这残酷的现实，或终日痛哭流涕，不愿与已死的老伴分离；或呆若木鸡，不思茶食，一味唉声叹气；或悲情难遏，迁怒于人，怪罪自己。

失去几十年朝夕相处、患难与共的老伴，确实令人心碎，短期内有强烈的情绪反应也不可避免，但决不能延续过久。否则积郁成病，每况愈下，不少老人就是在老伴先逝不久后相继而去。所以，在居丧的前阶段，帮助老人消除忧伤、重振精神是主要的。

## 生活重组延年寿

孤独凄凉、生活无助常是居丧老人后阶段的主要困境。尽快帮助居丧老人摆脱旧日的恋念，重新开始新生活，适应新生活，是健康长寿的基本保证。为避免触景生情，制止忧伤心情的延续，可先将家中的布置作个调整，给老人以新的感觉；子女亲友要主动给予更多的陪伴和关怀，减少老人的孤寂无助感，使之逐步习惯新的生活；鼓励老人扩大活动圈，与人多交往；培养老人新的业余爱好，如养花、种草、集邮等；指导老人做一些力所能及的家务活，主动参加社会公益活动；若老人有再婚之念，应给予支持和帮助，使其余生之年重添乐趣。

居丧前后两个阶段发生的问题，在男女之间也有很大差异。女性易动感情，前阶段反应强烈，持续时间长，难以解脱。但她们生活自理能力强，一旦情绪平稳后，容易适应新生活。男性的感情不像女性那样脆弱，居丧前阶段的冲击力不大，但他们对单身一人的独立生活适应性差，常易冷寂而逝，亲属可据此采取不同的对策。总之，老年人的居丧非同一般，需要自身妥善调适和亲属足够重视，才能安然度过这一时期。

## 以情制情法

以情制情法是根据情志及五脏间存在的阴阳五行生克原理，用互相制约、互相克制的情志，来转移和干扰原来对机体有害的情志，借以达到协调情志的目的。此谓中国医学独特的心理治疗与康复方法。

### 喜伤心者，以恐胜之

以恐胜之，又叫惊恐疗法，适用于神情兴奋、狂躁的病症。《儒门事亲》里载：有一位庄医师“治以喜乐之极而病者，庄切其脉，为之失声，佯曰：‘吾取药去，数日更不来。’”于是患者便渐渐由怀疑不安而产生恐惧，又由恐惧产生悲哀，认为医生不再来是因自己患了重病。“病者悲泣，辞其亲友曰：吾不久矣！庄知其将愈，慰之。”这个病例说明了庄医生采取按脉失声与取药数日不至而取效，此即“恐胜喜”也。

### 思伤脾者，以怒胜之

以怒胜之，是利用发怒时肝气升发的作用，来解除体内气机郁滞的一种疗法，它适用于长期思虑不解、气结成疾或情绪异常低沉的病症。《续名医类案》载：“一富家妇人，伤思虑过甚，二年余不寐。张子和看后曰：‘两手脉俱缓，此脾受之也，脾主思故也。’乃与其丈夫怒而激之也，多取其财，饮酒数日，不处一法而去，其人大怒，汗出，是夜困眠，如此者，八九日不寤，自是而食进，脉得其平。”此例说明了思之甚可以使人的行为和活动调节发生障碍，致正气不行而气结，或阴阳不调，阳亢不与阴交而不寐，当怒而激之时，逆上之气冲开了结聚之气，兴奋之阳因汗而泄，致阴阳平调而愈。

### 悲伤心者，以喜胜之

以喜胜之，又称笑疗，对于由于神伤而表现得抑郁、低沉的种种病症，皆可使用。在《医苑典故趣拾》中有这样一则笑话：清代有位巡按大人，抑郁寡欢，成天愁眉苦脸。家人特请名医诊治，当名医问完其病由后，按脉许久，竟诊断为“月经不调”。那位巡按大人听罢，嗤之以鼻，大笑不止。连连说道：我堂堂男子焉能“月经不调”，真是荒唐到了极点。从此，每回忆及此事，就大笑一番，乐而不止。这是名医故意以常识性的错误所引起病人发笑，以达到治疗的目的。

♨ 怒伤肝者，以悲胜之

以悲胜之，是根据《黄帝内经》“悲则气消”和“悲胜喜”的作用，促使患者产生悲哀，使身心康复的一类疗法，对于消散内郁的结气和抑制兴奋的情绪有较好作用，最适于患者自觉以痛苦为快的病症。

## 移情法

又称转移法，即通过一定的方法和措施改变人的情绪和意志，以解脱不良情绪带来的苦痛。移情易性的具体方法很多，应用时当根据不同人的心理、环境和条件等，采取不同的措施，灵活运用。诸如琴棋书画移情法、运动移情法、升华超脱法等。

升华超脱法就是用顽强的意志战胜不良情绪的干扰，用理智战胜生活中的不幸，并把理智和情感化作行动的动力，投身于事业中去。超脱，即超然，思想上要把事情看得淡一些，行动上应脱离导致不良情绪的环境。

如西汉司马迁因替李陵辩解，得罪下狱，惨受腐刑。司马迁为转移其不幸遭遇所带来的苦痛心境，以坚韧不屈的精神，全力投入《史记》的撰写之中，以舒志解愁，调整和缓解心理矛盾，把心身创伤等不良刺激变为奋发努力。

## 暗示法

大家都知道，三国演义里有个“望梅止渴”的故事，即是暗示疗法的例证。说明 暗示作用不仅影响人的心理与行为，且能影响人体的生理机能。暗示的方法，一般多采用语言，也可采用手势、表情或采用暗示性药物及其他暗号来进行。

## 说理开导法

《黄帝内经》里说：“人之情，莫不恶死而乐生，告之以其败，语之以其善，导之以其所便，开之以其所苦，虽有无道之人，恶有不听者乎。”此为说理开导法的起源。其主要内容是：第一，“告之以其败”，就是向患者指出疾病的性质、原因、危害，病情的轻重深浅，引起患者对疾病的注意，使患者具有认真对待疾病的态度，既不轻视忽略，也不畏惧恐慌；第二，“语之以其善”，指出只要与医务人员配合，治疗及时，措施得当，是可以恢复健康的，以增强患者战胜疾病的信心；第三，“导之以其所便”，告诉患者调养和治疗的具体措施；第四，“开之以其所苦”，指要帮助患者解除紧张、恐惧、消极的心理状态。

## 节制法

现代研究表明，只有善于避免忧郁、悲伤等不愉快的消极情绪，使心理处于怡然自得的乐观状态，才会对人体的生理起着十分良好的作用。如能提高大脑及整个神经系统的功能，使各个器官系统的功能协调一致，不仅焦虑、失眠、头痛、神经衰弱等轻度的心理疾病可避免，即使是像精神分裂症等严重的心理疾病，也会减轻发病概率。

**第一，“制怒”：**愤怒是一种常见的消极情绪，对人体健康危害极大。不仅能伤肝脏，亦可伤心、伤胃、伤脑等，从而导致多种疾病。林则徐把“制怒”作为自己的座右铭，想来很有道理。

制怒，首先应遇事冷静，因为怒常常是不能冷静思考的结果。因此，遇事一定要冷静，因为只有冷静，才能积极思考，想出对策，圆满解决问题。

其次，要及时宣泄，如心有不平之事，可及时向知心朋友倾诉，甚至痛痛快快地哭一场，千万不要闷在心里，以致气郁成疾，或者大发雷霆。

还有，制怒要注意养肝，中医学认为，肝主怒，所以要制怒，必须要保护好肝的功能。当肝气郁结引起发怒时，当舒肝解郁，可用逍遥散治疗；若是肝火上炎引起的发怒，当清泻肝火，用龙胆泻肝汤治疗；若是肝阳上亢引起发怒，当滋阴潜阳，可用镇肝泻风汤。

**第二，防止“乐极生悲”：**人过中年，全身的动脉均会发生程度不同的硬化，营养心肌的冠状动脉当然不会例外。如若心脏剧烈地跳动，必然增加能耗，心肌将会发生相对的供血不足，从而出现心绞痛甚至心肌梗死，或心跳骤停，这就是“乐极生悲”的一个原因。此外“乐极生悲”还可致血压骤然升高，健康的人尚可代偿，若已患高血压症，过度兴奋就会导致“高血压危象”，表现为突然感到头晕目眩、恶心呕吐、视力模糊、烦躁不安。“高血压危象”尽管可能持续几个小时，却可由此引起脑血管破裂发生猝死。

可见，“乐极”亦不可取，为了健康长寿，任何情绪的过分激动都是不可取的，应采取“冷处理”的方法，对于喜事与悲事、兴奋与气愤、顺境与逆境、快乐与痛苦等，都应一视同仁，善于自我调节情感，保持稳定的心理状态，一定注意不要超过正常的生理限度。

## 疏泄法

古人曾说："不如人意常八九，如人之意一二分。"一般来说，人的一生中处于逆境的时间大大多于顺境的时间。那么，心情不愉快时，又该怎么办呢？

事实证明，疏泄法可使人从苦恼、郁结的消极心理中得以解脱，尽快地恢复心理平衡。中医认为，"郁则发之"。郁，即郁结，主要指忧郁、悲伤，使人不快的消极情绪，发即疏发、发泄。当情绪不佳时，千万不要自寻苦恼，把痛苦、忧伤闷在心里，一定要使之发泄出来，如可痛痛快快地大哭一场，让眼泪尽情地流出来，就会觉得舒服些。

现代研究发现，因感情变化流出的眼泪中含有两种神经传导物质，这两种传导物质随眼泪排出体外后，可缓和悲伤者的紧张情绪，减轻痛苦、消除忧虑。美国圣保罗市精神病学研究室主任威廉·弗列有个有趣的实验，在受试的200名男女中，有85%的女性及73%的男性，当痛苦地哭泣之后，自我感觉都比哭之前好得多，而且健康状况也有改进。

现已证实，结肠炎、消化性溃疡病、过敏性结肠忧郁症、神经衰弱、失眠及一般胃疼等均与情绪压抑有关。男子患消化性溃疡病多于女性，其原因之一即与男儿有泪不轻弹有关。所以说，当君想哭时，不必强力压抑自己，尽可使泪水流淌排放。当然，也不宜过悲久哭，谨防中医理论认为的"大悲伤肺"。

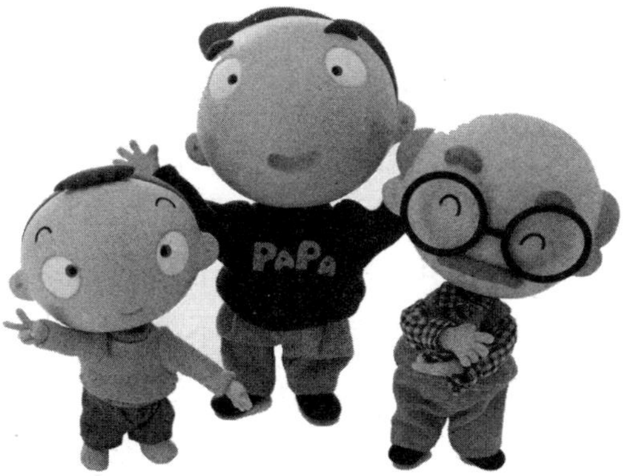

# 第五章　环境养生

——环境养人，长寿的条件

## 第一节　优化环境

### 老人居室环境与健康

现在老同志日益增多，要使这些老年人欢度晚年，除了生活上的照顾外，搞好老人居室布置也十分重要。首先，老人居室应当有良好的环境。家具的选择和布置要适合老人的特点，一些棱角尖锐、开启不便、不好存放的家具不适于老年人使用。老人的床位布置，不宜放在穿堂风的通道上，以免风量过大或直吹人体。床铺一般以铺板加松软的棉垫为宜，海绵垫、席梦思、沙发床，这些东西容易使老人翻身不便，透气性也差，不如在硬板上把棉垫衬得厚一些，松软一些，使老人休息舒服些。如能在居室内放一把安乐椅或藤椅，往往比沙发还要实用，老年人可坐在上面休息、阅读。

其次，居室要有充足的阳光和新鲜的空气。充足的阳光和宽敞的空间可以促进人体的新陈代谢，增强人的体质。但应适当控制采光面积，因为日照过量会使室内温度过高，给人以燥热和不舒服的感觉，一般来说，能保证每天两小时日照就可以了，这样就能起到杀菌和消毒作用。室内通风换气对保障人体舒适感有着重要的作用，特别是对于高血压、冠心病患者尤为重要。室内不通风不好，而通风过量老年人又受不了，为了调节风速和风量，可在窗上多安几个羊眼螺丝和风钩，就能根据需要来调节通风量了。

居室还应保持适当的温度与湿度。据环境卫生学要求，室内温度在16~24℃、湿度在50%~60%为最好。夏季为了降低室温，可利用自然通风和电扇来调节；冬季，人体内热量少，除了穿着上注意外，室内温度应尽可能保持在20℃以上。北方天气干燥，为了增加空气湿度，可经常在炉上烧壶开水，或经常在地上洒一些水，在室内晾晒湿衣服，都是增加湿度的方法。

此外，爱好养花的老人，可在室内摆上几盆鲜花和翠绿的观叶植物或盆景等；爱好书画的老人，可在墙上布置一两幅书画，或在书架上摆一两件工艺美术制品，既能陶冶性情，又能增添生活的乐趣。

## 老人居室重在健康

**高度。**老人厨房的高度应低于常规装修的尺寸设计，如吊橱为170厘米左右，灶台应为80厘米、台面式灶具应为70厘米左右，如身体虚弱、手腿不便者，更应降低高度。家具提倡矮床、矮柜、矮组合，以方便适用、不经常爬高取物为准。

**地板。**最好不用釉面砖，以优质无釉砖、防滑砖、木地板、强化地板等为佳，尤其是厨房、卫生间应采用易于清洁的防滑地砖。应忌用图案复杂或几何形图案的地砖，以免产生眼花缭乱和高低不平的视觉偏差，防止滑倒、跌跤。

**光线。**由于老人视力衰退，室内采光、照明应充足，尤其是厨房、卫生间应更加明亮，最好有强弱两套照明设施，客厅、饭厅、书房、寝室也应有充足的光线和方便的灯具。

**色彩。**老人居室主要应从舒适、优雅、方便等方面着眼，四周色彩不能太暗，应多用浅色或白色，看上去十分舒爽、洁净，沙发、床罩、窗帘等宜鲜艳，以增加喜庆、热闹的氛围，能减少老人的寂寞和孤独。

**阳台。**阳台不宜封闭，以利于呼吸新鲜空气、锻炼、养花、养鸟等。

**家具。**应多以木质、皮质、藤质为主，不宜使用钢质、玻璃等硬性家具，应以环保型无毒无害的绿色、天然材质为佳。目前许多老人喜欢传统的藤椅，其高矮、质地均十分适合老人的生理特点。

**浴室。**浴室地板应特别注意使用防滑地砖，如使用蹲便器，应在墙上置一扶手，以帮助蹲下和站立。另外，宜慎用普通浴缸，尤其浴缸不宜过高、过深（不能超过50厘米×30厘米），以防滑倒。

## 老人养花益寿

老人养花不仅是闲情逸致，而且是一种益康、益智、益寿的行为。

养花需要进行移盆、换盆、松土、施肥、浇水、剪枝等劳动，进行上述劳动需要全身较均衡地不停运动，从而达到全面锻炼身体的目的。

养花还要有科学的技术知识。比如花的构造、色彩、香味等涉及植物学、化学等学科知识；花卉的光照、温度、空气、土壤、水分、营养元素的关系又涉及自然科学的各个领域等。每个爱好花卉的老年人都希望自己亲手养的花卉能常开常香，但不掌握上述科学知识，是很难达到这一目的的。这就要求老年人要多学习，多动脑，多实践。

养花可愉悦心境，陶冶情操，达到忘忧、忘我的境地。心静则益康，因而养花有潜移默化的健身作用。老年人养花既可延年益寿，又其乐融融。

## 老人适宜种什么花

有些花卉不但可以观赏，且具有药理保健作用，很适合老年人莳养。

气虚体弱，患有慢性疾病的老年人，可种人参。人参一年可观赏三季。春季，人参萌发的嫩芽向下弯曲，犹如形态可掬的象鼻由土中拉出；夏季，伞形的花序上开满白绿色诱人的花朵；秋季，粒粒红果衬着绿叶尤为悦目清心。人参的根、叶、花、种子皆可入药，对强壮身体，调理机能有神奇的效果。

患有风湿、脾胃虚寒的老年人，可种些五色椒。五色椒绚丽多彩，根、果、茎都具有药性。

患有肺结核的老年人，可种百合花。百合花形姿高雅，鳞茎与花除食用外，入药可镇咳、平惊、润肺。

患有高血压、小便不利的老年人，可种植金银花、小菊花。花朵装填香枕，冲花泡饮，有消热解毒、降压清脑、平肝明目之效。

此外，凤仙花质朴秀雅，种子煎膏外搽，可治麻木酸痛，取全株内服及捣碎外敷，能治蛇毒。花外搽可治鹅掌风，又能除狐臭。

仙人掌千姿百态，药性寒苦，可舒筋活血、滋补健胃，对动脉硬化、糖尿病、癌症等有一定的药理作用。

米兰、茉莉花香气袭人，可熏香茶。米兰枝叶可治跌打损伤，茉莉的叶、花入药可治感冒、肠炎。

## 适宜摆放居室内的植物

很多观叶植物能有效地吸收空气里的有害气体，如吊兰、非洲菊、金绿萝、芦荟等，对甲醛有较好的吸收作用，但很多人却把吊兰挂在阳台上，没有发挥它的最大效用。而常春藤、铁树、菊花则可以分解甲醛和二甲苯，万年青等常青植物能消除多种有害气体。在这里，再向大家推荐几种市面上常见的，宜摆放在居室内的植物。

### 海芋

海芋是一种备受消费者喜欢的观叶植物，因为会滴水又被称为滴水观音，喜欢温暖潮湿和半阴的环境，不耐寒，摆放室内对吸收甲醛有良好的作用，但该植物带毒性，因此千万不能入口。

### 山茶、杜鹃

山茶花能抗御二氧化硫、氯化氢和硝酸烟雾等有害物的侵害；能吸收硫化氢、氟化氢、苯、乙苯、乙醚等气体，但人闻了后会产生不适感；杜鹃花是抗二氧化硫等污染较理想的花卉。

### 木槿、紫薇

木槿又名朝开暮落花，原产中国和印度。喜温暖湿润气候，宜阳光充足，也稍耐阴，耐干旱、耐湿、耐瘠薄土壤，抗寒性较强，能吸收二氧化硫、氯气、氯化氢等有害有毒气体。紫薇又叫百日红、满堂红、痒痒树，也对二氧化硫、氯化氢、氯气、氟化氢等有毒气体抗御性较强。

### 米兰、桂花

米兰能吸收空气中的二氧化硫和氯气，此外还可以治疗感冒、胸闷，甚至用来醒酒。桂花则对化学烟雾有特殊的抵抗能力，对氯化氢、硫化氢、苯酚等污染物有不同程度的抵抗性，还能吸收汞蒸气，刚装修过的家庭可以多摆放些桂花，目前市场上的桂花售价在20元到100元不等。

### 梅花、桃花

将梅花摆放在家中，一旦环境中出现硫化物，它的叶片上就会出斑纹，甚至枯黄脱落，向人们发出警报。而桃花对污染环境的硫化物、氯化物等特别敏感，可用来监测有害物质。

### 仙人掌、仙人球

这些植物在夜间能吸收二氧化碳，可以净化空气。而且仙人掌、仙人球具有吸收辐射的作用，可以摆放在电脑边，在市场上5元钱就可以买到一个漂亮的盆栽仙人掌或仙人球。

### 影响人体健康的植物

虽然植物可以美化房间，但有一些花草是不宜进屋的。如松柏类、玉丁香、接骨木等，放在室内会影响情绪。松柏类分泌脂类物质、放出较浓的松香油味，闻久了，会引起食欲下降、恶心等症状。玉丁香散发出的异味会引起人气喘烦闷。而丁香、夜来香等进行光合作用时，会大量消耗氧气，排出废气，使高血压和心脏病患者感到郁闷。五色梅、洋绣球、天竺葵等花草，人们经碰触、抚摸，会引起皮肤过敏，重则奇痒难忍，出现红疹。另外，百合花所散发出来的香味如闻之过久，会使人的中枢神经过度兴奋而引起失眠。

## 杉木装修更环保

杉木是一种不错的中档木材，不仅材质轻、易干燥、易加工，而且胶着性能较好，不易变形。用杉木做家具，既美观，又环保，还有淡淡的天然木材清香味。因此，近两年来，许多家庭装修新房都会选用杉木。

相比一直占主流地位的大芯板或三合板，杉木的优势还是比较明显的。

大芯板和三合板都存在大量使用黏合剂的问题，一旦黏合剂中的甲醛或苯超标，就会令家具出现刺鼻的味道，污染室内环境。时间久了，人们可能就在不知不觉中得病。比如，长期吸入甲醛可引发白血病等严重疾病；吸入苯后，则可能对中枢神经系统起到麻醉作用，或抑制人体造血功能。

而杉木装修最大的特点就是环保。杉木属全天然板材，使用时不用像其他装修材料那样，要把木头打碎了再粘起来使用，而是直接用胶水将板材拼接起来。这样一来，化学胶水的使用量就会比别的装修材料少得多，自然更环保。

# 第二节 不宜环境

## 老人不宜久待的环境

**空气污浊的环境：**空气污浊的环境不仅指垃圾堆、臭水沟、化粪池等肮脏不洁的场所，也包括人群聚集的影剧院、歌舞厅、会场、商场等场所。由于人体散热、散湿、呼吸和其他排泄活动，这些地方的空气变得十分污浊。

**人声嘈杂的环境：**在固定空间里，单位面积内的人口密度不断增加，人们的谈话声、吵闹声汇合在一起构成很大的噪声。老年人若久处在这样的环境里，容易产生烦躁情绪，诱发各种心血管疾病。

**白天无声的环境：**噪声有害健康，但如果环境过于安静，尤其是白天，周围一点声响都没有，容易使人产生不安全感、孤独感，甚至恐惧感，对身心健康同样不利。因此，老年人居住地不宜过大过旷，周围要有邻居相伴，家中无其他人时，不妨打开收音机或电视机，人为制造出一些响声来。

**光线昏暗或刺眼的环境：**如果采光不合理，室内照明度不够，加之老年人视力下降，不但容易摔伤跌倒，还能影响老年人的心理健康，使其产生灰色心理。但环境光线过于刺眼也不好，除有损视力、产生眼花外，还可能使情绪过于兴奋，从而影响睡眠。

**色彩纷杂的环境：**老年人对色彩的快速辨识能力下降。如久处于色彩纷杂的环境中，因判断失误而发生跌倒的可能性增大，老年人卧室里的色彩宜质朴自然，不能装饰得五光十色。

**气候条件恶劣的环境：**老年人生理机能下降，对抗外界恶劣环境的能力亦明显下降，因此应尽量避免处于雨、雪、冰雹等恶劣气候环境中。

**建筑物密乱的环境：** 建筑物密乱的环境会造成老年人心理上的不

安、烦躁，使老人缺乏安全感，情绪激动。

**刺激惊险的环境**：各种紧张的体育比赛、惊险的杂技表演，以及游乐场里的过山车等娱乐项目，在使人们兴奋、紧张的同时，也会刺激人体交感神经，使心跳加快，血管收缩，血压升高。

## 房间里的几个细节最易致癌

家庭环境不只局限于家中是否干净，还包括家人的饮食习惯、生活方式和家庭关系等。不良的家庭环境对肿瘤的形成有一定的影响，有时可能成为致癌因素。以饮食习惯为例，一家人如果都喜欢吃腌制的泡菜，他们可能因同时摄入泡菜中的苯二胺致癌物，患同类疾病。

还有一种致癌因素是没有做好病毒的“隔离”措施，导致家中多人患癌。有这样的病例：姐姐患肝癌不到一年，妹妹也同样患上了肝癌。患病原因是家庭传染，因为家人在知道姐姐患乙肝的情况下，没有进行相应的“隔离”，导致妹妹传染上乙肝病毒，随着病情的加重，最终转变为肝癌。

另外，家庭卫生环境中，还需注意几个重点区域。厨房，烹饪过程中的油烟含致癌物苯并芘，长期过多吸入可诱发肺癌；储藏室、壁橱，阴暗、潮湿的环境会使霉菌大量繁殖，造成衣物和食品霉变，而发霉食品中的黄曲霉素也是强致癌物。

家庭关系也对肿瘤的形成有一定的影响。紧张的人际关系，心理上长期受压抑，可致使体内环境失调而降低人体免疫力，从而更容易患上癌症。有调查发现，不幸婚姻史、夫妻感情不和，容易增加女性患乳腺癌的危险性。

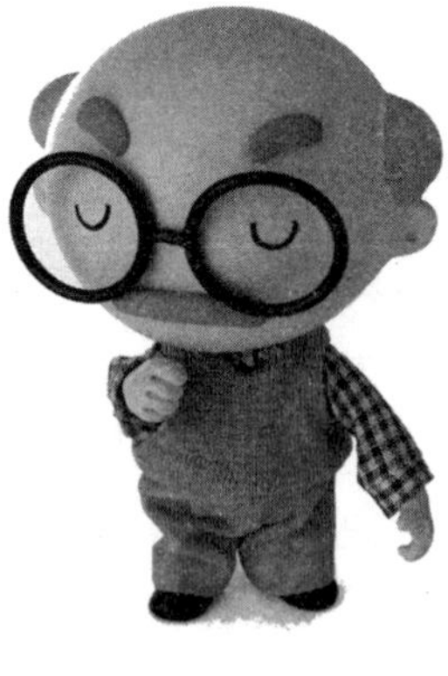

# 第六章 生活养生

——健康的生活方式是长寿的基石

## 第一节 起居养生

### 老人日常生活保健

**整洁的环境**：环境的整洁与人体的健康息息相关，能有一个美好的家居环境，不仅是一种美的享受，也是陶冶情志、增添乐趣的养生场所。喜欢花草的老年朋友们可以利用家里有限的空间，放置几盆自己喜欢的花草树木，既绿化了环境，又洁净了空气，也有利于消除一定的噪声。

**适宜的居室温度**：室温对人体的平衡有很大影响。当室温过高时，人在室内会因散热不良而引起体温升高，使血管扩张、脉搏加快、血液循环加快、血容量暂时减少，甚至发生循环障碍等现象。相反，如果室内温度过低，对人体特别是老年人的健康不利。因此，要注意采取通风和取暖等措施，为自己创造适宜的居室温度。

**标准居室湿度**：居室湿度是否适宜，对人体健康也是有影响的。如果室内湿度太低，人感到闷热时，可以适当洒点水，或用湿毛巾揩家具或用潮湿的拖把拖地板，以增加室内湿度。如果湿度太高，则可开窗通风，或用换气扇将室内潮湿空气排到室外，以降低室内湿度。

**良好的居室采光**：窗明几净，会使人感到舒适愉快。阳光不仅具有杀菌抗病、清洁空气、提高室温的良好作用，而且可以使人精神愉快，促进身体健康，是成年人和孩子们心理上健康愉快的一个因素。一般地讲：住宅朝向以朝南为宜，以增加日照。住宅间，特别是高层住宅间应保持一定的空间距离以防建筑群间互相遮住阳光。洁白的墙壁和天花板可以反光，能增加室内明亮度。室内的油漆家具、玻璃窗应擦干净，以产生反光，增加透亮度。白天最好不挂窗帘，特别是黑而厚的窗帘，使阳光易于透进室内。

**衣着以宽松为宜：**无论男女老幼，衣服总是宽松才有利于健康。衣服过紧不利于血液循环，也不利于体表水分的蒸发。如领口过紧，会压迫颈动脉，妨碍血液流至大脑，引起眩晕、头昏、视力减退。

**更衣要适时：**衣服要适应四时的变化而及时更换。“春穿纱，夏着绸，秋天有呢绒，冬装是棉毛”是传统选衣观念。但是，衣服添减并不一定是一热就脱，一冷就加，常言道：“春捂秋冻，不得染病”“春不忙减衣，秋不忙加冠”，就是根据春秋季节气候多变的特点总结出来的预防春寒致病的经验。

**面料的选择：**不同的季节选择不同的面料，如夏季应选择透气性好、有很好吸湿和散湿性能、通风性好、表面光滑的面料；而冬季则要求保暖性系数高、防风性能好的面料。内衣衣料选择要求有较好的吸湿性、透气性，且有柔软、蓬松和重量轻的特点，如细棉布类。

**颜色影响健康：**服装的色彩可以影响人的心情，而人心情的好坏，直接影响人体的健康。如红色容易使人激动，产生热感；绿色令人感到稳重，能使人心情平静，乐观；蓝色具有宁静和镇定的特点，能令人产生遐想。在年龄性别允许的范围内，可以根据自己的性格和心情来选择衣服的颜色是有好处的，并且还可通过不同的颜色搭配来消除某种单一颜色的不利影响，从而有利于身心健康。

**戴帽的益处：**戴帽子是大多数老年人的习惯，它具有保温作用，头部血管丰富，耗氧量大，热量散发也多。在寒冷季节戴帽，可使头部减少不必要的耗氧耗热，既有益于脑部的营养，又有利于全身的保暖。戴帽后，头发和头皮可防止尘埃及其他异物的污染和刺激，并可减轻外来撞击对头部的损伤。但选择帽子时，不要选过重的帽子，以免压在头上既影响透气排汗又易使颈部肌肉疲劳；也不宜戴过紧的帽子，帽子过紧易使头部血液循环不畅，引起头痛，并可影响头发的呼吸而使头发营养不良。

## 起居养生十六宜

《修龄要旨》说：“面宜多擦，发宜多梳，目宜常运，耳宜常凝，齿宜常叩，口宜常闭，唾宜常咽，气宜常提，心宜常静，神宜常存，背宜常暖，腹宜常摩，胸宜常护，囊宜常裹，言语宜常简默，皮肤宜常干沐浴。”这便是起居养生十六宜。

1 面宜多擦，指用手擦面。每天清晨，将两手搓热，像洗脸一样，擦面部30余次，至面部感觉微微发热。

2 发宜多梳，指用手梳头。用双手十指伸入头发间，如梳头样，从前到后来回往复按搓头部。

3 目宜常运，指眼睛的转动。具体做法是：闭目，眼球自左至右转动9次，再从右至左转动9次，然后闭目片刻，再突然睁开眼睛，吸气，凝神，每日做几遍。

4 耳宜常凝，以两手掩耳，低头、仰头5~7次，使头脑清静，去掉杂念。

5 齿宜常叩，上下齿相叩击，称之为“叩齿”。每日清晨睡醒之时，叩齿36遍。

6 口宜常闭，每日经常闭口调息，舌抵上颚，呼吸均匀和缓。

7 唾宜常咽，每日清晨，以舌搅上下腭，鼓嗽漱津，待津液满口时，可分3次咽下。平时口中有津液，可随时咽下。

8 气宜常提，随鼻中吸气，轻轻做提肛动作，稍停，缓缓呼气。

9 心宜常静，每天能有一些时间，安下心来，静心宁神，可以使头脑清醒，思维迅速。

10 神宜常存，经常保持神志安宁，情绪舒畅，不过度思虑，无烦恼尤怨，常保持乐观情绪。

11 背宜常暖，穿着各种防寒背心，使背部保暖，对年老体弱之人，尤为适宜，既可预防感冒，又可固肾强腰。

12 腹宜常摩，每顿饭后，用手摩腹，左、右旋转摩腹30~50次，有助于消化。

13 胸宜常护，胸部是心、肺所在的部位，故平时宜多加注意，避免各种外伤损及胸部。并且，宜经常用手摩擦胸部，以宽胸理气。

14 囊宜常裹，以两手紧兜外肾，闭口调息，经常为之，可调养肾气，固肾强腰。

15 语言宜常简默，多言则耗气，缄默则养气。故平时讲话不宜过多。

16 皮肤宜常干沐浴，两手搓热，常搓摩周身皮肤，像洗澡一样，可使周身气血通畅，舒筋活血，皮肤润泽而有弹性。

## 调整生活方式预防老年失聪

美国研究者的一项最新专题调查显示，在60岁以上的老人中，失聪者约占15%，此外听力明显减弱者更是高达50%左右。但专家们指出，如果在中年时就能及时对生活方式进行科学调整，老年失聪是完全可以预防的。专家们的建议如下。

节食据研究，与对照组相比，长期坚持节食的老人失聪率要低30%左右。

适度锻炼，经常适度锻炼的老人不仅心血管病患病率较低，而且不易发生微循环障碍，失聪危险也随之减少。

少食脂肪，摄入过多脂肪易阻塞包括耳部微细血管在内的血管，从而增大了因耳部血液供应不足造成的失聪。

### 远离噪声

研究显示，经常处于强噪声环境中的老人，其失聪危险比经常处于安静环境中的同龄老人要高出许多。鉴于此，有条件的老人不妨将寓所迁徙至远离闹市的乡间。此外，老人也切莫像年轻人那样整日痴迷于随身听。

### 调整食谱

50岁后的老年人最好能多摄入含铁、锌和维生素D较多的食品，因为铁、锌等微量元素以及维生素D都有扩张耳部微细血管、促进耳蜗功能、保证耳部营养供应等功效。含铁丰富的食品有黑木耳、菠菜、瘦肉、豆类、猪肝等，含锌丰富的有海产品、萝卜、大豆和鱼类等，而含维生素D丰富的有蘑菇、银耳、蛋类、乳类等。

## 老伴儿不要分床而眠

现在，有的老年人认为过去住房小，现在住房宽敞了，老夫妻分房而睡“自由”；也有些认为分床而眠，有利于休养生息，是一种养生之道。

事实上，老夫妻分床而眠对健康是不利的。

首先不利于身心健康。老年人退休后，生活单调，分床而眠难免会增加孤独、空虚和失落感,久之会引发忧郁、失眠等症。

其次不利于互相照顾。老年人长夜中如遇有头痛、气喘或突发急病,难以及时发现。

再次不利于情感生活。老夫妻长期停止性生活,会破坏人体的阴阳平衡。有关资料证明,禁欲者衰老与死亡率比正常人高30%以上。

## 老年人要常日光浴

日光浴,俗称晒太阳,是一种借助阳光来健肤治病的自然疗法。据有关专家说,人的细菌感染,先从皮肤开始,经常接受日光浴,可以有效杀灭细菌或对细菌起抑制作用。进行日光浴的时间,应根据地区和季节差异有所不同,夏季可在上午9~11点、下午4~6点进行;冬季以上午10点至下午2点最为适宜。每次可晒2小时左右。进行日光浴时,不宜空腹,不可入睡,酌情暴露身体,经常转换体位。夏天要戴草帽和墨镜以保护头、眼,预防中暑;冬天要适当穿得厚一些,一般不宜外露身体,预防患感冒引起其他疾病。

日光浴后不要立即洗澡。夏天,在日光浴前,外露部位应涂抹润肤油或润肤露。老年人缺乏维生素D,头部会多出汗,可使骨骼脱钙发生骨软化症或骨质疏松症。经常进行日光浴的人,能促进体内新陈代谢,增强钙和磷的吸收。对患有贫血、消化道疾病、失眠、关节炎、皮肤病等,有一定的疗效。人类获得维生素D的最主要途径是经过阳光或紫外线照射。维生素D通过饮食补充量较少,若通过口服维生素D,长期大量服用可引起中毒,严重者甚至可以造成死亡。因此,接受日光浴另一好处是既自然又经济地补充人体必需的维生素D。

## 老人度冬宜暖背

背部有许多重要穴位,寒冷刺激可经穴位影响肌肉和内脏功能。冬季气温下降,而老年人阳气衰弱,正气不足,对寒冷的刺激适应能力差。因此,老年人要顺利度过寒冬,保暖十分必要。中医学认为,背为阳中之阳,为督脉和足太阳膀胱经循行之处。督脉总督一身之阳经,太阳经主一身之表,风寒之邪侵袭人体,太阳经首当其冲。若背部保暖不好,风寒之邪极易通过背部侵入，直达与背部腧穴相关的脏腑和组织器官，损伤阳气而致病，或使旧病复发、加重。背部受凉除了能导致腰酸背痛，还可通过脊神经影响上、下肢肌肉，关节及内脏，引起不适，甚至得病。对患有过敏性鼻炎、风湿病、慢性支气管炎、胃及十二指肠溃疡以及心血管疾病的老年人来说，暖背尤为重要。老年人冬季最好穿件紧身的棉（或鸭绒、皮毛）背心，以保平安过冬。

### 晒被子后别反复拍打

晒完被子后，用手反复拍打才能去掉灰尘，使被子蓬松?这样的做法并不科学。晒好的被子，只要用软毛的刷子轻轻刷一遍表面，去掉浮尘就可以了。

棉被的纤维粗短易碎，用力拍打会使棉纤维断裂变成粉尘从棉层跑出来；合成棉被的合成纤维细而长，容易变形，一经拍打，纤维紧缩了就不再复原，成为板结的一块；羽绒被拍打后，羽绒会断裂成细小的"羽尘"，影响保暖效果。被子经拍打后，表面的粉尘及螨虫的排泄物会飞扬起来，易引起过敏反应。

晒被子的时间以上午11时到下午2时为佳，不能晒得太久。棉被在阳光下晒3个小时，棉纤维就会达到一定膨胀程度，如果继续晒下去，棉纤维就会缩短、容易脱落；若是合成棉的被子，只要稍晒一下，除去里层的潮气就行；高温会使羽毛及羊毛中的油分起变化，产生腐臭味。不需频繁晾晒，更不可暴晒，在通风处晾晒1小时就行了。以化纤面料为被面的棉被，一样不宜在阳光下暴晒，以防温度过高烤坏化学纤维，晒被时，可在上面覆盖一层薄布进行保护。

## 第二节 穿戴养生

### 关于染发的四点提醒

1.皮肤过敏试验千万不能省。过敏体质并不意味着永远不能染发，只是说明不能用永久性染发剂，可以选用暂时性染发剂和半永久性染发剂。

2 染烫不能同时进行。这样不仅增加对头发的损伤，还使染过的头发脱色。由于染过的头发比较脆弱，还应该避免其他损伤发质的做法，如吹风等。

3 染发后立即洗发，这样可以减少不良反应。放心吧，这不会使刚染过的头发脱色，因为真正进入头发内部的色素是很难洗掉的。

4 头发断裂不必紧张，肯定不会因此变秃的。这种情况是头发受损后暂时的断裂，不久会恢复。如果还想染发，可以选择不需要经过二次脱色的浅色染发剂。另外，染发后，头发表面的鳞片多多少少会受到损伤，经常使用护发素，可以形成保护层，避免头发打结。

## 老年人慎穿平底鞋

平底鞋常常为老年人所喜爱，因为它使老年人感到舒适轻便。但是，在不知不觉中，平底鞋会对老年人的健康产生危害。

人到老年，足底肌肉和韧带都会发生退行性衰老变化，足弓弹性丧失，负重能力大大下降。肥胖者还容易形成平足。这也是老年人站立或行走时间过长，容易感到足、踝、膝、髋和腰等多个部位疼痛的主要原因。若常常穿平底鞋就进一步促进了足弓的弹性丧失，更不利于老年人负重和行走。

另外，穿平底鞋还会使老年人足底抗震荡能力下降，再加上脊椎椎间盘等弹性软垫的功能减退，站立或行走时间过长，还容易引起头昏头痛等不适。

从物理角度讲，无跟的鞋，定向转动性最大，也就是稳定性最差，容易使老年人慌忙之中控制不了身体的稳定，以致跌倒或引起足部肌肉和韧带的各种损伤。

为此，老年人应该穿有带一定高度后跟的鞋，跟高以1.5~2厘米为宜。这样既有利于维持足弓的形成和抗震荡能力，又可限制过度的定向转动，增强活动时的稳定性。

## 老人穿内裤也得讲究

不少老年朋友往往不太注重穿着，一辈子节约惯了，在购买内裤上也常图便宜，对内裤的质地、款式、颜色都不讲究。其实，内裤虽小，却与老人的健康有着密切的关系。

**就材质而言：**最好选择纯棉的内裤。由于化纤内裤的通透性和吸湿性较差，会阴部的汗液不易蒸发，非常有利于细菌繁殖，进而引起外阴部或阴道的炎症。但需要提醒的是，纯棉内裤虽然吸汗，但是不容易保持干燥，体质较弱、多汗的老年朋友应注意及时更换。

**就颜色而言：**老年女性朋友最好不要选择带有颜色或图案的内裤，最好穿纯白色的内裤。这是因为，穿着有颜色的内裤时，象征老人病变的白带颜色往往不容易被辨别出来。白带是许多老年朋友患妇科疾病的早期信号，例如宫颈癌患者常表现为白带异常浑浊，带红或者带黄；患有滴虫性或霉菌性阴道炎的老人，其白带的颜色会变成黄白色或水样。如果穿着一条白色的内裤，老人可以及时查看白带的颜色，不会延误病情。

**就款式而言：**宽松舒适的平角裤最适合老年人穿。这是因为，老年人的血液循环相对较差，平角裤与三角裤相比，可以减少对大腿根部的束缚和摩擦，有利于血液循环。内裤的裤腰也不宜过紧，老年人的腰围往往较大，腰部过紧的内裤容易妨碍腹部脏器的血液循环。此外，最好选择裤腰高于肚脐眼的内裤，老年朋友一定要注意脐部的保暖，否则，肚脐受凉后容易诱发腹痛、腹泻等多种胃肠道疾病。

## 换夏装前请先这样做

衣服对外防止灰尘、细菌侵入身体，对内吸附人身体排出的脏物、废水、废气，是一道屏障，因此特别容易脏污。一件穿一天的衣服上面可以沾染几十万个细菌，还有灰尘和一些其他有害物质。因此一定要勤洗勤换，保持干净。洗涤衣服时，要特别注意最易污染而又容易忽视的地方，如衣裤兜是放置钱币、手绢、杂物的地方，又不易见到阳光和通风，因此各种细菌非常之多，而洗衣服时容易忽视，所以洗衣服时要注意这些部位。

新买的内衣要先洗后穿，因衣服在制作过程中经过多人之手，还要使用多种化学添加剂制成的树脂、糨糊等物质，以增加其硬度；为了便于保管还要放一些防霉消毒剂，这些物质对人的皮肤也有刺激作用，尤其对皮肤过敏的人，刺激作用更为明显。

在衣服的收纳中要注意防霉、防虫，被褥、棉衣、羽绒衣服等，要勤晾晒，让日光中的紫外线对衣服进行杀菌消毒。收纳时间较长的衣物，要洗后再穿，以防止上面沾有害物质。

## 第三节 洗漱卫生

### 老年口腔保健办法多

口腔保健有利于进食和消化，因而对老年人显得格外重要。那么，老年口腔保健到底该怎样进行呢?刷好牙是搞好口腔卫生的关键。也许有人会认为自己已刷了几十年的牙，还有不会刷牙之理。殊不知，到了老年期，刷牙的方法也要仔细研究。首先要选择好牙刷，应选用刷头不太大，刷毛不太硬的保健牙刷。刷头过大，刷毛太硬，容易误伤牙龈和牙体。一把牙刷不要用得太久，特别是鬃毛牙刷，用1~2个月为宜，一旦刷毛弯曲、倾斜，就应更新。牙膏最好选用含氟牙膏，既能预防龋龄和牙周病，又可促进牙龈健康。如果牙龈有炎症，可以选用含洗必泰的牙膏，因为洗必泰有较强的杀菌作用。老人刷牙时不要用力过猛，要顺着牙缝方向慢慢刷，且刷牙的时间要长一点，可起到按摩牙龈的作用，促进血液循环。

老年人牙齿稀松，牙缝变宽，进食后牙缝容易嵌塞食物残渣，有时仅靠刷牙难以解决问题，此时合理使用牙签或牙线，也是一种很好的洁牙方法。牙签最好选用扁平木质的，使用时用力要适当，不要过猛过急，避免损伤牙龈。用牙线洁齿可用光洁柔软的尼龙线或丝线，绕在两中指上，用拇指压入牙缝，反复摩擦，清洁牙齿的邻面。

### 洗漱也养生

在我国的民谚中有“冷水洗脸，美容保健；温水刷牙，健牙固齿；热水泡脚，胜吃补药”的说法。

用冷水洗脸，这是因为天冷的时候，面部皮肤由于受冷空气刺激，毛细血管呈收缩状态，用热水洗脸，会感觉暖和舒适，但是，一旦热量散去，毛细血管又会恢复原状，这样一张一缩，易使人面部皮肤产生皱纹，而用冷水洗脸，则可有效地改善面部血液循环，增强皮肤弹性和机性御寒能力，预防感冒等病症。

用温水刷牙会使齿缝内的细菌和食物残渣得以清除，达到护牙洁齿，减少疾病的目的。日本医学专家对牙齿生态的调研显示，刷牙的水温在35~36℃为宜，水温过热或过冷都会刺激牙齿和牙龈，引起牙龈出血和痉挛，甚至会导致牙周炎、牙龈炎及口腔溃疡等病症。

用热水泡脚的作用就更大了，脚部受凉会引起鼻咽活动减缓而导致防病能力下降。用热水洗脚，尤其在睡前用60~70℃热水泡脚，可舒筋活骨，活血化淤，促进全身气血运行和新陈代谢，若在泡脚的同时，再对足心穴位进行自我按摩，还有消除疲劳、助睡眠、祛病强身之功效。

## 老年人怎样保持牙齿健康

**加强自我保健意识。**世界卫生组织提倡这样一句口号：自己的健康自己负责，自我保健实在是每个人应有的健康意识。有不少老年人认为牙痛不是病，故而听之任之，忍一忍，拖一拖，以致失去了有利的治疗时机，影响咀嚼功能或发生口腔病，从而威胁健康甚至危及生命。俗话说："养生保健，牙齿为先。"最近，医学生理学家发现，人的咀嚼活动有调节心脑血管流量的作用。牙齿坚固的老人，很少患有心脑血管的病变。保护好牙齿，有利于预防心脑血管疾病。老年人缺牙多，食物尚未充分咀嚼和初步消化，就囫囵吞下，必然加重胃肠疾病。

此外，要加强体育锻炼，增强免疫功能。注意营养平衡，要粗细粮搭配，荤、素、蛋、豆制品搭配，多吃蔬菜和水果，可促进牙齿的自洁作用，有利于保持口腔健康。每半年或1年到医院做一次口腔检查，洁牙、防龋，及早发现口腔病，及时治疗，缺牙应该及时镶装假牙。

**减少各种致病因素。**要节制甜食，甜饮料的摄入，降低唾液及龈沟液的酸度，以减少龋齿和楔状缺损的发病率。对坚果类食物，最好用器具取食，直接用牙咬易导致牙缺损、牙松动。

**施用保健法。**传统医学提倡的早晚叩齿和按摩牙龈，是行之有效的牙齿保健法。每天晨起及睡下后，上下牙齿轻轻对叩数十下，能够兴奋牙体和牙周组织的神经、血管和细胞，促进牙体和牙周组织的血液循环，增加抗病能力。在洗脸的同时，用食指上下旋转按摩牙龈，排除龈沟及牙周袋内的分泌物(包括脓液),可改善牙龈内的血液循环,提高牙周组织对外界损伤的抵抗能力,从而防止牙周病。

**改变不良的生活习惯。**最好戒除吸烟、饮酒等不良习惯,不吃过烫和辛辣的食物,拔除残冠、残根,磨除锐利的牙尖,除去不良的修复体,以避免慢性不良刺激,保证牙齿的健康生存。

## 老人镶假牙后的注意事项

老年人镶上假牙后,会出现许多意想不到的问题,如:由于基牙龋坏,急、慢性炎症,牙周疾病等而疼痛。因此,患者应到医院进行假牙修理,不要自己擅自处理,并应注意以下八点事项。

1 初戴假牙时,口内常有异物感,唾液增多,甚至恶心、呕吐,有的发音不清、咀嚼不便,这属于正常现象,只要坚持戴用,以上症状便可逐渐消失。

2 摘戴假牙开始应耐心练习,找到规律,不可急躁强行摘戴。摘取假牙最好推拉基托边缘,而不要以强力拉卡环,以免卡环变形。戴假牙时,应用手戴就位后再咬合,绝不可以用牙咬合就位,以免损坏假牙。

3 初戴假牙不宜吃硬食,应先练习吃软的食物,待适应后再逐渐咀嚼较硬而脆的食物。

4 初戴假牙后,可能有黏膜压痛现象,甚至出现黏膜溃疡,应复诊修改,如不能及时复诊,可暂时不戴,取下假牙放于冷水中。但在复诊前数小时必须戴上假牙,以便能准确找出压痛点,便于修改。

5 饭后应取下假牙清洗干净后再戴上,以免食物残渣沉积于假牙上。睡前应取下假牙,用牙膏或肥皂水刷洗干净,置于冷水中,但不要用开水、消毒剂浸泡。

6 假牙戴用后,如有不适,应及时复查、修改,不要自行磨改,也不宜长期不戴,否则会因口腔内组织的变化使假牙不能再使用。

7 取下假牙后,刷净假牙与口腔内的真牙临接面残留的食物残渣,避免发生龋坏。

8 戴用假牙后,每隔半年至一年到医院复诊检查一次,以便发现问题及时处理,确保支持组织的健康。

## 假牙保养的正确方式

据介绍，随着年龄老化，戴假牙的人不断增加，但是专家却发现许多老人保养假牙的方式是错误的。长期下来，不洁的假牙除了因藏污纳垢造成口臭影响正常社交，还会产生蛀牙及牙周病，严重者甚至可能导致全身性的疾病。

专家指出，目前戴假牙者用来清洁假牙的方法林林总总，但有些方法可能会造成假牙损坏或变形。一般人最常使用的方式是用清水浸泡过夜，这种方法可防止假牙干裂变形，但不具杀菌效果。

另外有人用醋水浸泡假牙，这种做法反而会残留怪味道，同时因为醋具侵蚀作用，易导致假牙树脂部分变形或染色。若使用盐水浸泡，也会导致假牙金属部分腐蚀及树脂部分变形。

有些人怕假牙残留细菌，刻意将假牙放进热水中煮沸，这种做法并没有杀菌效果，却会破坏假牙材质，让树脂变形；最夸张的是，还有人拿菜瓜布刷洗假牙，导致假牙表面受损，结果更容易沾黏残渣、滋生细菌。

如果假牙长期清洁不彻底，容易产生牙菌斑及其他细菌，进而造成牙龈红肿、牙周病、根面蛀牙，甚至伤害仅存真牙或导致吸入性肺炎，引发更多疾病缠身。研究显示，吸入性肺炎与牙菌斑有密切关系，尤其是久病卧床的慢性病患，如果假牙清洁不当，很容易因咳嗽呛到气管、肺部，而导致吸入性肺炎。

其实正确保养假牙的步骤，应该是在每次饭后、睡前，用牙刷及牙膏将假牙仔细刷洗干净，再泡在温水或冷水中，另外也可以使用假牙清洁锭浸泡来达到杀菌的效果，通常只要浸泡5分钟即可，但戴用之前一定要用清水冲洗干净才能戴上。

老人应注意口腔卫生保健，每3到6个月做定期检查，如果假牙已经变形变色，发生断裂或隙缝瑕疵时，最好由医师诊断是否需要更新或矫正，以免不顺口的假牙影响日常生活品质。

### 坚持梳头有什么保健作用

中医学认为，头为诸阳之首，是人体的主宰，汇集着人体十二条经脉和奇经八脉的数十个经脉穴位。通过梳头，刺激这些穴位，可以通经活络，促进气血循环，调节大脑的供血供氧，有助消除疲劳，防治失眠、眩晕、头痛和脑卒中（中风）后遗症等。

坚持梳头还有助于保护头发，减少白发的出现和不正常的脱发，这是因为坚持梳头可促使头皮的血液循环，有助于毛发的正常代谢和发育，故有千过梳头头不白之说。

梳头最好选用木梳，梳齿不要过尖或过密。梳理时用力要轻柔，速度要适宜，从前额发际开始自前向后梳至后发际，要保证头部的每个部位都反复梳到，每日数次，每次梳3~5分钟。如没有梳子，可采用手指梳头法。

### 梳浴健肤

沐浴时用软毛刷子擦拭体肤，能消除体表老化的组织细胞，使汗腺、皮脂腺排泄通畅，还能促进皮肤血液循环，增强抗病能力，并可防治某些顽固性皮肤病。离开浴缸或莲蓬头13分钟后，开始梳洗身体，选用具有按摩作用的长柄梳子，从远离心脏的部位开始，不能用力梳的部位可用化妆棉擦拭，脂肪堆积的部位，要重点梳理，最后，再进行一次水浴，以使毛孔清爽。梳浴每天进行一次即可，在早起时或临睡前进行。每次梳浴后会感到皮肤温热，肢体舒适，神清气爽。

## 第四节　安全防范

### 老人洗澡多注意

随着年龄增长，人体循环系统功能下降，心脏就有了一种潜在的危险。因此，老人在冬季洗热水澡时，要特别谨慎小心。

不要在饭后1小时内洗澡。洗热水澡前，先喝一杯温开水。

### 水温不能过高

浴水的温度一般以37℃最为适宜。有些老年人唯恐着凉，将水温调得过高，使全身皮肤血管扩张，全身大量的血液集中到皮肤表面，导致心血管急剧缺血，引起心血管痉挛。如果持续痉挛15分钟，即可发生急性心肌梗死；如果是大面积心肌梗死，就有猝死的危险。高血压病患者还会因全身皮肤血管扩张而使血压骤然下降。

### 时间不宜过长

不要长时间把全身浸泡在热水中，因为体表的血管扩张，还会导致脑血流量的减少，使人头昏眼花，严重者甚至昏倒或摔跤，造成骨折。

洗澡前服药预防，患有严重冠心病的老年人，可将速效救心丸含于舌下。患有高血压病的老年人，在洗澡前半小时服1片硝酸甘油。

### 不要锁住浴室的门

洗澡时最好家里有人，不要锁住浴室的门，一旦出现问题能及时请求帮助。老年人自己洗澡时动作要舒缓些。洗澡完毕，要慢慢站起来，洗澡后应休息30分钟左右。

## 老人洗澡为啥会出现“晕堂”症状

洗澡晕堂，是老年人洗浴时经常发生的意外情况之一。其主要表现为，老人在洗澡过程中，突然出现头晕、眼前发黑、呼吸急促、恶心、全身出汗、浑身发软、站立不住，重者可出现意识丧失。

老人若洗浴时，有头晕目眩、乏力不适等晕堂先兆时，就应立即离开池水，马上蹲下，以防跌倒，然后请人搀扶至浴室外，擦干身子，在通风透气处平卧一会儿，即可防止晕厥的发生。

若老人一旦发生晕厥，意识不清者，除应立即将患者移至空气流通处平卧，并指掐人中、合谷穴，同时数数脉搏，观察一会儿。由于因大脑缺氧所致的晕厥是一种短暂的意识丧失状态，所以经上述处理，一般移动时即可苏醒；若不见好转，就应请大夫或尽早送医院抢救。

当然对老人来说，晕堂情况着重在于预防，尤其是患有心脏病、严重高血压的老人，晕堂可能会诱发或加重病情，甚至危及生命。所以，老人洗澡注意莫在饭前、饭后或劳累时，在热水中浸泡时间不宜过长，洗澡时由卧位改成坐或直立时，动作要缓慢，最好不要单身去澡堂，应有家人助浴。

## 老人慎除冰箱霜

据试验，将人的手浸入冰水中一分钟后，毛细血管、小动脉迅速收缩，血压立即升高，这种现象医学上称为寒冷加压。

电冰箱冷冻室的温度在0℃以下，老年人，特别是患高血压的老年人在为冰箱除霜时，就等于进行寒冷加压，血压会突然上升，使已发生粥样硬化的脑动脉破裂或心脏冠状动脉受阻，从而导致脑出血或心力衰竭。因此，老年人，尤其是患有脑动脉硬化和心脏病的老年人，在为电冰箱除霜时，一定谨慎行事，最好让儿女代劳。

## 身上佩玉，可防疾病

玉是一种稀有矿物，质细润而坚硬，有光泽，略透明，非常美丽，是我国自古以来即受人们喜爱的装饰品。人们把玉雕琢成玉簪、玉佩、手镯等玉器，佩戴在身上，不仅美观，而且有益健康。

据新兴的矿物医学研究结果表明，玉石中含有硒、锌、镍、铜、钴、锰等微量元素，并具有特殊的光电、猫眼、星光、变彩等效应。在加工过程中又使这些效应聚集蓄能成电磁场，能与人体发生谐振，从而起到稳定电磁场，加强反应的作用。使人头脑清晰、反应敏捷，所以民间说老年人佩戴玉器能防中风。

玉器戴在人身上手上，与人的皮肤密切接触，少量有益元素能被吸收，因而有利人的健康。

## 老年人不要坐硬板凳

夏天，许多老人因怕热不愿坐沙发，坐椅子也要将软座垫去掉，喜欢直接坐在硬板凳上。其实，这样不利于老人健康，容易引起坐骨结节性滑囊炎。

滑囊炎多发生在一侧坐骨上，与坐骨结节受力不平衡有关。我们知道，当人坐下时坐骨结节恰好和凳面接触，坐骨结节的顶端长有滑囊，滑囊能分泌液体，以减少组织间的摩擦，就好像坐骨结节上增加了一层保护性海绵垫。上年纪后，人的滑囊会发生退行性变化，液体分泌减少，加上有的老人较瘦，坐下时坐骨结节与板凳“硬碰硬”，时间长了，这种摩擦、挤压就会导致坐骨结节性滑囊炎的发生。夏天老人最好在硬质坐具上放置较厚的软垫，或改坐藤椅。

## 老年人为什么怕摔跤

摔跤对一般人来说算不了什么，但老年人却经不起摔跤，即使是慢慢的滑倒、轻微的外伤，也会造成骨折。老年人容易骨折的内在原因是由于衰老，骨生理发生变化，骨密质逐渐变薄，骨松质的骨小梁逐渐变细变小，也就是常说的老年骨质疏松病。骨质疏松使骨头的结构变得脆弱，承受外力的能力差，因此即使很小的外力也可以引起骨折。外在原因是老年人运动的灵活性降低，四肢力弱，行走不稳，视力不行，对外界的反应迟钝，遇到紧急情况，无法保持身体平衡。这些内在和外在的不利因素，造成了老年人容易骨折的现象。但这不是必然的，只要平时多加注意，采取适当的措施，还是可以预防骨折的发生。因此，老年人应注意如下几点。

1 坚持适当的身体锻炼，使血液中的钙更多地在骨骼内存留。多到户外晒太阳，使自身合成的维生素D增加，促使肠道对钙的吸收和利用，改善骨质疏松的状况，使骨骼健壮。在活动中一定要注意安全，眼睛看准，脚步站稳，谨防地面障碍物。

2 多吃含蛋白质、钙、磷和维生素D比较丰富的食品，如低脂牛奶、瘦肉、虾皮、鱼、蔬菜等。必要时可服用钙片和含维生素D多的鱼肝油。

3 平时不论在家或者出门都要处处小心，动作要慢，见车要躲，安全第一。

4 体力明显下降的老人，可以使用手杖。手杖可以帮助身体的平衡。使用手杖的方法也要符合力学要求，手杖要拿在正确的一侧。

5 患有严重心、脑血管病的老人，出门要有人陪伴、搀扶，以防晕厥跌倒。

## 老人忽然“闪腰”应怎样对待

闪腰又叫急性腰扭伤，是老年人在搬抬重物、转体甩物，甚至下床穿鞋、伸腰打呵欠时常会发生的腰部肌肉、韧带损伤或撕裂。严重闪腰时，会引起淤血、胀肿、肌肉痉挛，如不及时治疗，可演变为慢性腰肌劳损，甚至诱发坐骨神经痛。

老人一旦发生症状较重的闪腰，应轻扶老人到硬板床上休息，让全身肌肉和腰部韧带放松。卧床时，腰部加垫子或加一个软枕头，以保持腰椎前凸的生理弧度，使腰部肌肉呈松弛休息状态，有利于损害部位的康复。扭伤后1~2天内应用冷敷法用毛巾冷敷腰部，促使破裂小血管收缩止血，然后再用热敷法热敷腰部，促进血肿吸收。此外，理疗（如超声波、红外线、脉冲电波）和手法推拿、拔火罐、针灸、痛点封闭等都能缓解症状，可根据情况选用一二种，也可配合使用狗皮膏、虎骨膏，服活络丹、跌打丸、布洛芬等中西药。

为避免疼痛难忍的闪腰，平时要注意预防。首先，应加强老人的营养，尤其是蛋白质、钙质和维生素D的摄取，以延缓骨质疏松、骨质增生老年退化性改变的速度。平时要进行腰部保护，腰部可扎一宽帆布带以增强腰部的稳定性。其次，要积极锻炼身体，如打太极拳、慢跑步、做体操等。

## 老人要警惕不明原因的摔跤

英国近日有研究指出，老人不明原因摔跤可能是心脏出现问题的征兆。

报告说，摔跤与老年性痴呆、大小便失禁一起成为威胁老年健康的三大疾病；研究表明，30%的65岁以上老年人都有摔跤的经历。

一些从事该项研究的心血管专家怀疑，心血管病变导致血液间歇或停止向心脏输血可能是引起老人摔跤的原因。

向大脑和头皮运送血液的颈部动脉具有传感器，它对血压非常敏感，而且能控制心率。健康的人如果压迫这些传感器，能引起心率减慢，一旦压迫消失又恢复正常。但对有些人，它可能导致心脏较长时间的停止跳动。如果心脏停止跳动3秒钟以上，就需要赶快就医治疗了。对这些人来讲，扭脖子或伸脖子都可能引起心脏短暂停止跳动。

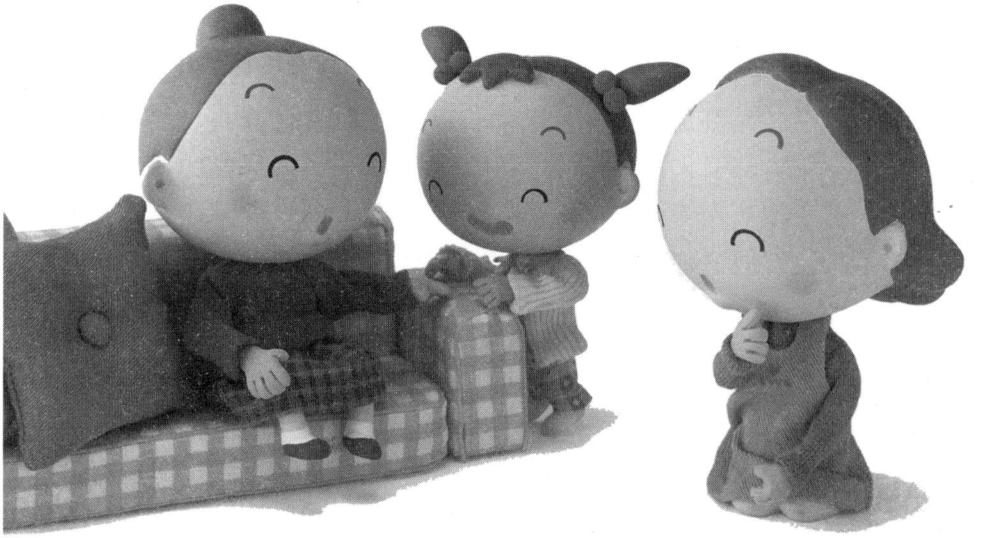

# 第七章 情志养生

——“精、气、神”人生的支柱，长寿的支点

## 第一节 情志机理与特点

### 情志致病的机理

其机理主要是影响人体内环境的稳定，如气机运行障碍、脏腑功能失常以及损伤机体阴阳、精血等。

1 损伤脏腑。

《黄帝内经》指出，“喜怒不节则伤脏”，说明情志不加节制会损伤脏腑功能。具体地说是：“怒伤肝、喜伤心、思伤脾、忧伤肺、恐伤肾。”但临床上并非是一情只伤一固定脏腑，既可一情伤几脏，又可几情伤一脏。如思虑过度可影响脾的消化吸收功能，同样悲忧太过亦能影响于脾，导致食欲不振、脘腹胀满。《黄帝内经》又提出：“悲哀愁忧则心动，心动则五脏六腑皆摇”。说明一切不良情绪都能影响于心，而由于“心为五脏六腑之大主”，心受伤，人体的整个功能皆会受损。

2 影响气机。

气机，是气运动的根本形式，人体脏腑经络气血津液的功能活动及相互联系，均有赖于气机的升降出入。而情志致病，首先是扰乱气机，正如《黄帝内经》里所说：“余知百病生于气也。怒则气上，喜则气缓，悲则气消，恐则气下，惊则气乱，思则气结。”这里的上下，说明气机升降失常；这里的结，说明气机郁滞，运行不畅；此外，消、缓、乱，亦是气的运行障碍。可见，七情太过对于人体气机的影响是很严重的，也正如原文所说“百病生于气”，即许许多多

疾病的发生皆与七情刺激，引起气机失常有关。

3 精血亏损。

《黄帝内经》说："怒则气逆，甚则呕血及飧泄"，说明暴怒可致血随气逆，发生呕血。《黄帝内经》又说："恐惧而不解则伤精……精时自下"，这里的精时自下，即是恐惧太过，五脏所藏之阴精失去统摄，耗散不止。《医学入门》也指出："暴喜动心不能主血"，意思是过喜则使气血涣散，血行不畅。此外，过分思虑，既可耗伤心血，又能影响食欲，造成气血生化不足，皆可使精血亏损。

4 阴阳失调。

《黄帝内经》说："暴喜伤阳，暴怒伤阴"，说明情志过激，可损阴伤阳。《黄帝内经》又说："大惊卒恐，则气血分离，阴阳破散。"阴阳破散，即阴阳失调。而阴阳协调，中医认为是维持人体生命活动的基本条件，"阴平阳秘，精神乃活，阴阳离决，精气乃绝"，说明七情致病必须加以重视。

5 先伤神，后伤形。

《彭祖摄生养性论》说："积怵不已，则魂神伤矣；愤怒不已，则魄神散矣，喜怒过多，神不归定；憎爱无定，神不守形；汲取而欲，神则烦；切切所思，神则败"，说明七情太过，能使人精神异常。这里的魂魄都是属于精神活动的一种形式，其中魄是一种本能的，非条件反射性的感觉和动作，包括听、触、视、痛觉，以及肢体某些动作，与精关系密切；魂也是神的一种活动形式，如果离了神的支配而单独活动，便表现为梦游、幻觉等。情志太激不仅伤神，亦能伤形。如《黄帝内经》说："暴怒伤阴，暴喜伤阳。厥气上行，满脉去形。"这里的满脉去形，即是情志先伤阴阳，后伤形体的结果。由上可知，七情致病，有别于外感六淫，六淫伤人多伤形体，而情志致病，多先伤人神气，再伤形体。

## 中老年人在情绪方面表现出哪些特点

情绪是由外界事物或人体内部健康情况的刺激、作用，使人脑对客观现实作出反应，从而产生喜怒哀乐不同的感情。进入老年，在健康、容貌、社会地位等各方面都发生了极大的变化，那么在情绪、情感方面又表现出什么特点呢？

1 老年人情绪体验的强度和持久性，并不随年龄的增长而降低。

虽然由于经验的影响，提高了对于熟悉事物的适应水平，但是老年人碰到激动的事件，仍然能像年轻人一样爆发出强烈的情绪，而且一旦被激发，就需要较长的时间才能恢复平静。

2 老年人情绪表现为复杂性。

随着年龄的增长，知识经验的增多，老年人愈发容易看到事物的另一面（好事坏的一面和坏事好的一面），其情绪体验很少表现为纯粹地肯定或否定，而能够客观、冷静地分析事物，“得而不乐，失而不哀”常常是老年人情绪状态的表现。

3 老年人情绪具有内倾性，情绪表达方式较为含蓄，情绪体验不易外露。

随着年龄的增长，老年人在性格方面往往有一个由外向到内向转变的倾向。因此情绪表达方式上较为含蓄，这与老年人长期的生活经验有关。老年人遇事，往往要考虑到事情的前因后果，照顾到方方面面，这在一定程度上缓冲了老年人活动的倾向性和表达方式，久而久之，逐渐形成了内向的性格，情绪表达日趋含蓄。

# 第二节 精神内守

## 什么叫精神内守

“精神内守，病安从来”此句原文见于《素问·上古天真论》，亦是养神的一条重要原则。所谓“精神内守”，主要是指人对自己的意识思维活动及心理状态进行自我锻炼、自我控制、自我调节，使之与机体、环境保持协调平衡而不紊乱的能力。“内”针对外而言，“守”是坚守、保持的意思。“精神内守”，强调了内环境——精神的安定对人体健康的重要作用，即“病安从来”，意即精神守持于内，人怎么会得病呢？

### 高下不相慕

这是《黄帝内经》里一句重要的养生格言，意思是人们社会地位有高低，但都不要相互倾慕而各安于本位。高下，指社会地位高低而言。高，指贵族，统治者；下，为广大群众、百姓。但在现实生活中，要真正做到“高下不相慕”是非常困难的。自古以来，不少人为了高官厚禄互相残杀，连脑袋都丢了，还谈什么养生呢？还有一些人，不但嫉妒比自己地位高的人，甚至连别人的才华、品德、名声、成就、相貌等优于自己时，都觉得不舒服。这种人常常可以产生一种“无名火”，使心境抑郁，情绪烦躁。

### 少私寡欲

少私，是指减少私心杂念；寡欲，是降低对名利和物质的嗜欲，此即老子在《道德经》中指出的“见素抱朴，少私寡欲”。《黄帝内经》中亦主张“恬淡虚无”“志闲而少欲”。《红炉点雪》则强调说：“若能清心寡欲，久久行之，百病不生。”事实证明，只有少私寡欲，精神才能守持于内。很难想象，一个私心太重、嗜欲不止的人，他的精神能够安静下来？《太上老君养生诀》里说：“且夫善摄生者，要先除六害，然后可以保性命延驻百年。何者是也？一者薄名利，二者禁声色，三者廉货财，四者损滋味，五者除佞妄，六者去妒忌。‘六害不除，万物纠心，神岂能内守？’”

## 老人要随遇而安

人进入老年，一般都脱离了纷繁复杂的社会生活，对社会、家庭以及他人承担的义务减轻，人际关系收缩，日常需要料理的事务也不多。老人要面临许多新的生活课题。而老人因为神经系统功能的衰退，对外界因素的应急能力大大降低，往往难以适应生活变化。故在这一阶段中，老人最容易产生观念、情感和性格方面的异常变化，导致心理严重失衡，轻则影响生活质量，重则可成为高血压、冠心病、癌症等身心疾病的诱发因素。老人对于生活中的变迁，重要在于学会适应，随遇而安，避免心理危机。

首先，要安于社会地位上的变化。人老之后，老人应当客观地、正确地评价自己所走过的道路，要有良好的自我感觉，心态坦然地接受和适应角色、地位的转换，保持豁达乐观的心境。

其次，要安于人际关系上的变化。人进入晚年，社会交往可能会越来越少，对于人际关系上的变化，老人应多方面地理解，冷静客观地看待问题，认识到这些事不可能都以自己的意志为转移。

再次，要安于自己生理上的变比。人老之后，包括免疫系统功能在内的机体各种功能均大大减退，老人应当积极对待生理上的这种变化，认识到生老病死虽然是人生的必然规律，但延缓衰老的主动权掌握在自己手中，因此，要立足于自身特点，乐观地争取健康的体态，不屈从于命运的摆布，勇于接受生命历程中的一切挑战！

### 静听天籁宁心养神

今日世界，纷繁喧闹，节奏紧凑，人们都处于紧张的精神状态中，于是各种“现代病”直线上升。究其原因，无一不是与紧张、烦恼有关。医学研究表明，情绪与健康二者紧密相连。凡情绪乐观开朗的人，可使其内脏功能健康运转，增强对外来病邪的抵抗，同时在平静的情绪状态下，方可从事持续的智力活动。因此，古人的摄生之道之一，便是宁心养神。

宁心养神便是清心寡欲，以一种崇高的宽容，使世间一切无谓的烦恼，涣然冰释，使人对功名利禄等身外之物一无牵挂，进入一种高超的心灵状态。

宁心养神的具体操作便是静听天籁。风声、雨声、鸟声、水流声，便都是天籁。静听天籁，就是洗脑静心、陶冶性情、调节神经、松弛心理。如清晨，可听树叶响动，听虫儿的吱唧，听鸟儿的啁啾，听轻扬过树梢的款曲由近及远，由低及高，由粗略到细微；所有日常的积尘、积怨、积郁、积忧、积乏，顷刻都会化作烟云。静听天籁就是以归依自然的方式，熨帖酥慰紧张与烦恼，使之宁心养神，获得深度的休憩。

## 第三节 调养精神

### 精神养生最重要

养生的种类和方法很多，可分为两大方面，即物质养生和精神养生。在我国，人们传统上普遍看重物质养生，如以药滋补。其实，老年养生最重要的应是精神养生。因为大多数老年人的营养均能基本得到保证，而真正要让老年人度过一个轻松、愉快、富有情趣的晚年生活却不易。一方面人到老年，其名誉地位、经济状态、生活及周围环境的变化，常常使得老年人感到不习惯，不适应；另一方，面人到老年，往往体弱多病，行动不便，也使得老年人感到孤独寂寞。由于这两方面的因素，老年人的心理比较复杂，心理障碍往往较多，而这些心理上的障碍不清除，对老年人是十分有害的。科学实验证明，老年人长期的情绪不良，还会加速生理的衰老速度，还是许多老年疾病的重要诱因。可见，提高和加强精神养生具有十分重要的意义。

怎样才能做好精神养生呢? 首先，每个老年人都应正确认识自身的价值，在精神上保持青春活力，这样就会不畏老、不服老，增强生活信心和抗病能力，其实，保持愉快的心境，可以使人精力充沛，体力增强，延年益寿；再次，培养良好的情操和广泛的兴趣爱好。老年人要尽可能多走出家门，参加一些力所能及的社会公益活动。此外琴棋书画、花鸟虫鱼、拳剑功操、读书看报等是使生活丰富多彩、保持良好心态的好方法。愿老年人能重视精神养生，成为健康的主人。

## 古人如何调养精神

现代医学越来越认识到心理健康对人类健康长寿的影响。古人也把调养精神作为养心的重要措施，其中有不少值得借鉴。

**锻炼意志**：意志具有统帅精神、调和情志、抗邪防病等作用。事实证明，意志坚强的人，心理素质也好，能够有意识地控制自己的情绪，调节自己的情绪，保持良好的精神状态，健康乐观的心理，是精神上返老还童的阶梯。

**调畅精神**：《素问·上古天真论》中提出“恬淡虚无，真气从之，精神内守，病安从来”的精神养生方法。这是说在思想情绪上保持清静安宁，不贪欲妄想，就可保持精神健旺。

**预防疾病**：要点在于思想清静，能够调畅精神，使精气内守而不散失，保持人体形神合一的生理状态，达到益寿延年的目的。

在今天生活条件提高和医疗保健普及的情况下，许多老年人都注意保持身心健康，随时注意心理卫生，也总结了不少经验。

1 心理上保持青春常在。

从意识上和潜意识中保持青年时代的干劲和乐观的情绪，经常欢笑，由衷的欢笑能自然加大氧气吸取量，有利健康。

2 保持正确的生活方式。

生活有规律，坚持适当的体力活动，继续进行新的学习，并注意合理的饮食结构，正确对待疾病。

## 加强脑保健有益于长寿

头脑营养学者研究发现，大脑的发达强度同人的寿命长短紧密相关。大脑越发达，人的寿命越长。中枢神经系统的老化，导致了整个机体的老化。脑神经细胞不仅不分裂（即不繁殖），而且随年龄的增加不断死亡，大脑的重量不断减少，寿命也相应缩短。

那么，怎样预防大脑疾病和大脑功能衰退呢？

首先，让大脑在勤奋中得到锻炼。要防止大脑功能衰退，最根本的一条就是勤用脑。此举不但可以提高脑神经的灵敏性，同时还能开发大脑潜在的智力。

其次，要让大脑在适当的体育活动中得到锻炼。经常参加体育锻炼的人，肌肉中储存氧气的“肌红蛋白”也多，氧气采购站——肺的摄氧量也大。充足的氧气供应，能及时把劳动和用脑时的代谢产物乳酸和二氧化碳迅速排出体外，而不至于产生疲劳。同时，运动还能增加大脑的重量和皮质的厚度，可以帮助发掘对侧脑的智力。科学家们还发现，运动时由于精神奋发，心情舒畅，因而又促进了大脑释放出像啡呔等特殊化学物质，这对促进记忆力和智力的发展都有良好的作用。

再则，预防动脉硬化的发生也可保护大脑的健康。身体内如营养心脏的冠状动脉，营养大脑的大脑动脉一旦发生硬化，危害极大，可引发冠心病、脑血管意外等严重病患。预防脑动脉硬化的最重要措施是少吃含高脂肪、高胆固醇的食物。最新研究表明，鱼肉蛋白有助于预防动脉硬化，对健脑益智有好处。

另外，保护大脑的健康还要注意预防脑部疾病。脑膜炎、脑外伤、脑震荡、一氧化碳中毒引起的脑损伤，都可使大脑功能遭受损害。不滥用药、不吸烟、不过量饮酒也是保护大脑健康的良策。

因此，离退休后，只要积极用脑，坚持锻炼，保持良好的心理状态，不但可以维持原有的脑功能水平，而且还能学到新的知识和技能，从而延缓衰老，提高生活质量。

## 中老年因人养神

中年是生命历程的转折点，生命活动开始由盛转衰，在生理上是这样，在心理上亦同样如此。在心理上的“盛”主要是指：从中年早期到中年末期，其心理发展日趋成熟，正如古人所总结的：“三十而立，四十而不惑，五十而知天命”。但是，物极必反，中年时期亦是身心负担最为沉重的时期，往往集诸多矛盾于一身。诸事劳形，万事累心，特别是那些“形志均苦”者，身心负担极重，难以摄养，未老先衰，而思想情绪上长期处于紧张、焦虑、忧郁或压抑的状态，必然影响到身心健康，从而导致身心疾病、心理病态以及神经官能症和精神病发病率的增高。因而，中年人必须重视心理卫生。

《养性延命录》强调：“壮不竞时”，“静神天想”，就是要求中年人精神畅达乐观，不要为琐事过分劳神。要淡名利、节嗜欲、与世不争。少忧愁，少烦恼，不使头脑思虑过度，这是中年人精神情志调养的重要原则。中年是承上启下的一代，肩负社会、家庭的重担，加上现实生活中的诸多矛盾，致使思想情绪长期处于抑郁、焦虑、紧张的状态。长此以往，必然耗伤精气，损害心神，致使早衰多病。

现在一般指60岁以上的人为老年人。人到老年，机体会出现生理功能和形态学方面的退行性变化，并由此带来心理上的变化，常产生孤独、垂暮、忧郁多疑、烦躁易怒等心理状态，其适应环境及自我调控能力低下，若遇不良环境和刺激因素，易于诱发多种疾病，难以恢复。

对于老年人来说，要保持健康的心理环境，最重要的是防止伤感。伤感通常来自三个方面：其一是怀旧，人老恋旧事，喜欢追忆过去的美好时光，而过多地沉湎于对往事的回忆，则必然会因过去的好时光逝去而遗憾。久而久之，便会使心情抑郁，性格也会随之变得孤僻。其离退休后无所事事的清闲，某种愿望或打算落空的遗憾，皆会产生失落感。

老来失伴，挚友作古，皆是老人之大不幸。但悲伤过度，不仅无济于事，而且易伤身损志。“哀大莫过于心死”，精神崩溃往往是身体衰竭的前奏。由此看来，老来伤感，是老年养生之大忌，须时刻提防。舒适的心理环境既靠社会家庭提供，也靠老人自身调节。人生总有不遂事，过去的已无法挽回，如果您能做到处世超脱，闲中求乐，一定会有健康幸福的晚年。

要保持较好的心理，还须常用脑。人进入老年之后，脱离了原来繁忙而紧张的工作，过着“饱食终日，无所用心”的“舒适”生活。然而，正是这种思想和精神上的停滞、怠情，加速了衰老的进程，使人未老先衰。尽管脑细胞的数量会因年龄的增长而减少，但却可通过提高脑细胞的工作效率来弥补这一缺陷。经常积极用脑，可使大脑保持年轻时脑细胞迅速增生期的那种活力。

# 第四节 大脑养生

## 勤用脑有益延缓心理衰老

勤用脑的人常可维持年轻时期的精神面貌和思维能力。一般来说，人在六七十岁时渐渐发生记忆力减退、意识呆滞、思维障碍，是因为他们从30岁起便有意地“冷藏”自己的脑筋不用的结果；对于许多爱用脑子、灵活运用脑子的老年人，六七十岁时的思维却毫不逊色于有些年轻人。据调查资料表明，文化水平高而又爱好学习的人在老年糊涂者少。文盲的老年人，不爱学习者，晚年期糊涂者多。勤用脑有利于发挥脑的潜能。古今中外有不少伟人在中晚年做出了较大贡献，如美国大发明家爱迪生在60~80岁期间还作出了300多项发明。我国著名耳鼻喉科专家姜泗长教授已80高龄，仍能带研究生，并领导解放军耳鼻喉科研究所从事研究工作，获得了多项科研成果。他们超人的精力和创造力从何而来?他们的秘诀在哪里?据解剖学家证实，这些世界著名的科学家，由于勤用脑，多思考，他们大脑上的沟回比一般人多而深，脑细胞的衰老也相对较晚和较慢。

现代医学仪器显示，经常用脑的老人比其他同龄人脑萎缩度和脑中出现的空洞少得多。日本一位科学家用超声波测试发现，勤用脑的人脑血管多处呈扩张状态，脑组织有足够的血液、营养供给，为延缓大脑衰老提供了物质基础。研究人员还发现，人用脑时血液循环加快，体内的生物代谢旺盛，有益于兴奋细胞的激素如脑啡肽、酶、乙酰胆碱及脑内核糖核酸等活性物质增加，有利于思维活动，使大脑越用越发达，越用越灵活。

因此，勤用脑的人，尽管年岁高达七八十岁，但他们的思维过程仍能和青年人一样敏捷，并保持着完整的认知能力。相反，有的人仅三四十岁，由于不愿多用脑，多思考，或其他因素，其大脑衰老速度明显加快。勤用脑可比喻为老年人精神思维上的慢跑锻炼。不断用脑不仅使脑神经细胞保持良好功能，而且能减慢脑血管的硬化过程，并有助于听力、视力和反应能力的提高。

## 大脑养生十要诀

中老年人想保持脑力不衰，必须遵循以下十要原则，才能使头脑长期保持年轻化。

1 坚持长期学习的良好习惯，并持之以恒，不予中断，学习能强化自己的记忆力、理解力、分析力和创造力，而这四种能力是锻炼脑细胞的最好办法。

2 提倡阅读养脑，阅读意味着需要分析、理解、记忆，这是锻炼脑的一项有效措施。

3 保持良好睡眠，睡眠是头脑老化的晴雨表。要少服安眠药，多加强体育锻炼。

4 自我调节大脑功能，在紧张的学习、工作之后，散步、听音乐、与人交谈有助消除大脑的疲劳。

5 培养多方面的兴趣，关心周围事物，保持好奇心，有助于推迟脑早衰。

6 中老年人应与青少年多接触，吸取儿童天真活泼、青年朝气蓬勃的精神，排除孤独感。

7 性格要开朗，以避免发生忧郁症，开朗的性格能使脑血流量增加，改善脑缺氧状况。

8 多动手腕，以刺激脑细胞活动，练书法、绘画、手转核桃等，可预防大脑早衰。

9 预防脑动脉硬化，少吃高脂肪、高胆固醇食品，多食鱼类、豆制品有助于预防脑动脉硬化。

10 找一位信得过的医生作心理咨询顾问。

### 老人锻炼脑力三法

**经常给头脑以知识刺激**：如阅读书报，学习电脑，学习外语和进行各种计算等，而且要对这些知识主动进行摄取和记忆，才能不断保持头脑的灵敏性。切不可让头脑长期处于休息状态。

**经常做些体力活动**：既能促使体内血液循环，增加体内氧气供应，又能刺激中枢神经，对提高头脑的灵敏性大有好处。

**加强手的运动**：手的运动与大脑的语言中枢有密切关系，加强手的运动能促进头脑更加灵敏。因此，老年人应经常用双手做揉转健身球和核桃等运动。

## 第五节 养神之道

### 德性是养生之根本

在道德修养与健康养生的关系方面，我国历史上的许多思想家和养生家都把养性和养德放在养生的重要位置，甚至看成是“养生之根”。孔子提出“德润身”，“大德必得其寿”，“仁者寿”，“修以道，修道以仁”等观点，仁，指的是人与人之间同情、友爱的情感；寿，则有两层含义：其一是指人的实际寿命；其二是“死而不亡谓之寿”。也就是说，有些人他们的实际寿命也许并不很长，但他们的业绩和英名却可以传之久远，其寿可以说超过常人。

老子主张“少私念，去贪心”，认为“祸莫大于不知足，咎莫大于欲得”。一个在物质享受上贪心的人，必然会得陇望蜀，想入非非，甚至损人利己，损公肥私，自己也会终日神不守舍，因心理负担过重而损害健康。

孟子提出了“爱生而不苟生”的积极养生观，把仁义看得高于生命，认为必要时应该“舍生取义”。他的“富贵不能淫，贫贱不能移，威武不能屈”，千百年来成为仁人志士的养德名言。他还倡导“老吾老，以及人之老；幼吾幼，以及人之幼”的尊老爱幼的社会风尚。

汉代董仲舒指出“养心靠义”，高尚的道德、情操可使人心情常保愉悦，心理健康常存。“夫人有义者，虽贫能自乐；而大无义者，虽富莫能自存”，“故仁人之多寿者，外无贪而内清静，心平和而不失中正，取天在之美以养其身。”

唐代孙思邈在《千金要方》中写道：“性既自善，内外百病悉不自生，祸乱灾害亦无由作，此养性之在经也。”

明代的《寿世保元》称：“积善有功，常存阴德，可以延年。”张景岳在《先后天论》中写道：“唯乐可以养生，欲乐者莫如为善。”简明地道出了为善、快乐与养生之间的联系。

清代养生家石天基认为：“善养生者，当以德行为主，而以调养为佐”，提出了常存安静心，常存正觉心，常存欢喜心，常存善良心，常存和悦心，常存安乐心等，作为养德要诀。

## 积极心理宜养生

人的健康是争取来的。这个争取，是心理上的积极，行为上的主动。只有以积极的心理迎接生活，才能使养生收到效果。

人生道路上有风有雨，有阴有晴。对此消极待之，则是苦是怨，愁煞人也；而积极相对，就可视之是情是趣、是快慰、是欢乐，就像苏轼所说的“也无风雨也无晴了”。达到这个境界，养生活动便成功了多半。

有了积极的心理，我们将会从逆境走向顺境，从挫折走向成功，从苦恼转化为快乐。因此，有了积极心理，就能使人在逆境中面对失败，没有幽怨；拥有坚定的信心。信心是一种精神力量，是哲人所说的“半条生命”。积极心理则是树立信心的首要条件。

积极与消极的生活态度，是左右人们心理健康与否的两大因素。消极的生活态度是低沉的、空虚的、乏味的，它会使人精神颓废，病态萌生。反之，用积极心理指导生活，就能使人向上、充实、多趣，神采飞扬，洒脱轻松。养生实践告诫人们：积极与健康为伴，消极同羸弱相随。要想心身健康，就要常常保持积极的心理。

## 感情应力与延年益寿

科学家推算人类自然寿命可高达160岁。然而，为何大多数人只能享年其半甚或更短呢?究其原因，除了坎坷劳累，折寿的主要原因首推感情损伤。

现代医学越来越重视社会心理因素的致病作用研究。近年在西方国家，一种新的医学理论——感情应力学说正崭露头角，方兴未艾。这种学说告诫人们不要积累“感情势能”，不要一有病只在医药上求解脱，而应多从心理方面来防治。精神沮丧，或大脑受到刺激，可去找心理医生诊治。医生追根寻源，就对症下“话”，解除“感情势能”以求心理健康，从而发挥“话”到病除的奇妙效果。

什么叫“感情势能”呢?感情应力学说认为，外界刺激日积月累形成潜在的“能量”，如果超出一定的限度就会使人体消化、血液和神经等系统的功能发生失调，形成严重的社会心理疾病，或者使原有的疾病加重甚至恶化。

事实证明，随着社会文明程度的不断提高，人类较前更易积累“感情势能”。在文明程度不高的社会发展阶段，人们毫不隐讳地表达情感，因而随时可以求得心理平衡。比如上古时代，人们以谋得一饱为乐，很少有其他奢求，也许两个人会为争一猎物决斗，但却不抑制感情，哪怕以死相争都当即将感情势能释放一空。

现代社会虽然也在复杂的背景下明争暗斗，但却要束缚自我，斯斯文文，即使内心极不痛快，也不能任意施行“感情放射”。科学家们曾经考证，古代人极少因心、脑血管疾病及癌症而死亡。而现代人患这些疾病的比例却与日俱增。

另外，当今社会中男性平均寿命一般比女性少5岁，这显然与男性的社会负担沉重而造成较大的心理损伤有密切的关系。由此可见，人类寿命长短很大程度上取决于人体的感情应力。适当地应用“感情应力”规律，因势利导来宣泄内心的压力可有助于健康长寿。

怎样才能避免“感情势能”的积累而保持心身健康呢?最好的方法是加强自我修养，遇事乐观、豁达、大度。实在悲愤难忍时，也不妨采取适度的“感情放射”方法以求得心理平衡。可以找知心朋友聊天，甚至可以哭哭笑笑，嚷嚷闹闹。这种“老小孩”的表现其实也是人类本能性的自我保护，必要时，也请别忘了去找心理医生“开导开导”。

总之，“感情应力”的应用是延年益寿的一大法宝，是任何贵重药物所无法比拟的。

# 第六节　乐观宽容

## 安乐养生观

人到老年能安乐，诚可谓悟养生之要也。

古往今来，许多有识之士都主张以安乐来延年益寿。宋代文学家邵雍把自己的居处称为“安乐窝”，自号安乐先生，并为此吟诗道：“老年躯体素温存，安乐窝中别有春。”

那么，安从何来，乐自何得呢?可以看看下面的“五字妙法”。

**笑**：老年人要善于寻找可喜可笑之事，多笑笑，劳顿郁结之气随之而去，自然心旷神怡，步攀百寿。

**嗜**：培养有益的嗜好，让身心有所栖泊，耳目有所安顿。加拿大医生威廉·奥斯勒说：“没有一种业余爱好的人，他的生活是不会真正幸福安静的。”

知足者常乐，能忍自安。“比上不足，比下有余”，这是自寻满足的方法，得此绝招，纵然有千万件拂意之事干扰，亦能一一从容。

**慎**：谨慎养身，严防病痛。饮食量腹而受，略有节制；酒宜少喝，烟宜少抽。衣随寒暑增减，冬防感冒，夏防中暑。遇事冷静，能忍自安，不生烦躁。慎起居，防跌倒，保平安。

**除**：消除一切私心杂念，年事越高越要豁达开朗，不役于名利，不流于世俗。生活之“沙”淘净后必是“金子”。老人们消除了私念就能进入爱国诗人屈原所追求的境界：“苏世独立，横而不流兮。闭心自慎，终不失过兮。秉德无私，参天地兮。”

当然，老年人要想有安自乐，关键在于掌握自己的命运。只有奋起寻觅自己所需的条件，才能在安乐中找到自己的生存空间。

## 快乐是健康大处方

来自心理学家的统计表明，约有70%的心理疾病患者是因为忽视自己的心理状态而加剧了病情的发展,加速了心理恶化的进程。

常言说得好,心病还得心药医。快乐是通往心灵安详的要道。乐观精神是自疗心病的无形妙药。医学家们认为,乐观、开朗、愉快、喜悦的情绪,能增强大脑皮质的功能和整个神经系统的张力，促使皮质激素与脑啡肽类物质的分泌,使机体抗病能力大大增强,并能极大地活跃体内的免疫系统,从而有利于防病治病。这就是说,用乐观的精神取代不良情绪,对人体健康十分重要;同时也说明,除了快乐的情绪可以悦心以外,没有一种药剂是可以通心的。

## 笑口常开

这是因为对健康长寿者来讲,笑是最优美、最自然、最良好的自我保健运动。古往今来的老寿星,无不是笑口常开的乐观者。据现代科学分析,笑是一种有益于人体的活动,笑一笑可以使人体内的膈、胸、腹、心、肺甚至肝脏得到短暂的体育锻炼,而且笑能使人全身肌肉放松,有利肺部扩张,促进血液循环,消除大脑皮质和中枢神经的疲劳。难怪美国斯坦福大学的威廉·弗赖依博士说:“笑是一种原地踏步的运动,能使人延年益寿。”

笑,虽然可祛病健身,但必须适度,有些曾接受过胸腔、腹腔、血管、心脏等外科大手术者,应安静休养,一般来说,5~7天内,不宜大笑。心肌梗死的病患者,即使没有急性发作,而在恢复期内也不宜大笑。对于患脑血栓、脑溢血症以及蛛网膜下出血的病人,更不可纵情大笑。血压高的病人,如果不加节制大笑,会使血压陡升,从而诱发晕倒。患早期疝气者,如果经常大笑,会导致疝气病加重,难以迅速复元。综上所述,笑必须有节制,必须因人而异,尤其是老年人,或有慢性疾患者。

## 避免孤独

因为孤独和孤僻，会给人带来精神上的空虚和痛苦，必然会影响到中枢神经系统的正常功能，使神经—体液的调节失去平衡，免疫系统的防御机能下降。随着机体内在“防线”的崩溃，病邪的入侵也就有了可乘之机。

再则，孤独和孤僻造成精神上的寂寞和颓废，往往带来举动上的自我摧残。或借酒消愁，或以烟解闷……不一而足。

又怎样避免孤独呢?方法是注意交往。科学家经过研究，证实人与人的社会接触交往，可抑制大脑后下丘脑区的活动，降低乙酰胆碱、氢氧基皮质酮(一种肾上腺皮质内分泌素)和儿茶酚胺的分泌率。这些化学物质能使人呼吸加快、心跳加速以及出现其他应急的生理症状。

事实上，社会关系差对人健康的影响比吸烟、高血压和肥胖更严重。这是因为，社交能满足人们精神方面的某种需要。人体为了保持身体健康，既需要营养、体育、休息和生理等方面的满足，也需要安全、友谊、成就、信任和尊重等精神方面的满足，以保持良好的心理生理平衡。

## 要学会幽默

伟大导师列宁曾说过:“幽默是一种优美的、健康的品质。”幽默是具有智慧、教养和道德上优越感的表现。幽默轻松，表达了人类征服忧患和困难的能力，它是一种解脱，是对生活居高临下的“轻松”审视。一个浑身洋溢着幽默的人，必定是一个乐天派。人们在现实生活中，一定会遇到各种困难和矛盾，若以幽默待之必会增添无穷妙意异趣。医学研究表明，幽默是一种积极的心理预防形式，善用幽默的人最健康，因为幽默能使人心情舒畅，能够调节人们的神经中枢，有利于排泄积郁，解除疲劳和烦恼。所以，经常生活在幽默风趣的气氛中，脸上经常会显现出健康轻松的微笑。

## 六乐增寿

知足之乐。行也安然，坐也安然，贫也安然，富也安然，名也不贪，利也不贪，恬淡寡欲，知足赛过长生药。

天伦之乐。赏心于夫妻之情，父子之情、母子之情、手足之情中，使亲情无限，这样有利于身心健康。

运动之乐。生命在于运动，选择时机适当运动乃长寿之道。

助人之乐。把帮助别人当做自己最大的乐事，则心情爽快，胸襟开阔，这样无疑会体健寿长。

忘年之乐。忘年之交是活力的源泉。要不拘年龄辈分，多和青年人交朋友，这能产生愉快、轻松、乐观、充满希望的情绪，有益于健康。

读书之乐。博览群书，增加智慧，不断更新观念，接受新的事物，既是人类认识世界的精神动力，也是生命中最快乐的追求。

## 宽容与健康

英国伟大哲学家培根在《论养生》一文中说："养生是一种智慧，非医学规律所能囊括。在自己观察的基础上，找出什么对自己有益，什么对自己有害，乃是最好的保健药品。"实践证明正如培根所说，宽容对人的健康大有裨益。

一个古人宽宏待人的故事：有一年，清代大学士、礼部尚书张英的家人在故乡桐城修建府邸，与邻居方家因地界发生争执，告到官府。在北京的张英悉讯后，立即写下一首诗寄回家中。诗云："千里修书只为墙，让他三尺又何妨?长城万里今犹在，不见当年秦始皇。"他的家人收到诗后，立即主动让出三尺土地；方家一见，顿觉惭愧，马上也让地三尺。这样，两家之间便形成了一条六尺宽的胡同。假若当年两家针锋相对、互不相让，很可能酿成悲剧，就不会留下这段宽以待人的千古佳话。

一个具有宽容美德的人，他的爱心多于怨恨，他乐观、豁达、忍让，而不悲伤、焦躁、恼怒；他对自己伴侣、亲朋、同事的不足之处以爱心劝慰，自然不会产生隔阂与怨恨，甚至还能化干戈为玉帛；他心情舒畅地与人相处，不会出现神经中枢、内分泌系统功能失调，还能促进人体分泌出更多有益的激素、酶类，调节血液流量，进而增强人体的抗病能力。

# 第八章 文娱养生

## ——文化娱乐，健康的“调节阀”

## 第一节 读书养生

### 读书的好处有哪些

读书的好处是不言而喻的。高尔基说，“书籍是人类进步的阶梯”，莎士比亚则认为“书籍是全世界的营养品，生活里没有书籍，就像大地没有阳光；智慧里没有书籍，就好像鸟儿没有翅膀。”

从医学科学的角度看，读书还可修身养性，延年益寿，是养生的重要措施之一。《龙文鞭影》记载：有一客罹病，后遇杜甫，杜对客人说：“诵吾诗可疗之”，于是客人即诵诗“子章髑髅血模糊，手提掷还崔大夫”之句，果然疾病得愈。清代的《老异续编》也载有杜诗治病的验案：白岩朱公患气痛，每当疾发时便诵杜诗数首，气痛便迅速缓解，屡试屡效。

读书养生，诵诗治病，猛一听来似乎不可思议。但细一品味，自有它的道理。

那些经常读书，勤于思维、爱动脑筋的老人，脑重和细胞数减少的幅度甚小，也就是说，读书能延缓大脑的衰老。

对于爱读书者来说，读书是一种美的享受。试想，沏上一杯热茶，摊开一本好书，边品茗边读书，很快便进入书的意境，那美妙的感觉是难以形容的。此时此刻，疲劳化为乌有，烦恼抛置脑后，待到掩卷之时，生活中那点不如意，无论是人事纠葛还是宦海沉浮，都会显得十分渺小。久而久之，读书时的这种心态会扩展到不读书的时候，上升为一种崇高的思想境界：“宠辱不惊，看庭前花开花落；去留无意，望天上云卷云舒。”

读书可以送走孤独、祛除焦虑。高声朗读、抑扬顿挫，则又锻炼了呼吸系统的功能，增强了气体代谢，对健康大有裨益。

目前，读书可以养生在世界医学界已达成共识。美国心理学家勒纳倡导“诗歌疗法”，意大利出现了“诗药有限公司”，出版了内容不同风格的小册子，分别给不同类型的病人诵读；德国专门设立了病人图书馆，由医生诊断后开出处方，这个处方不是药物，而是某一本书。愿书籍成为我们的良师益友，成为养生祛病的法宝。

## 读书与养生

早在19世纪50年代，匈牙利就知道书可以治病。1852年，当时的《匈牙利新闻报》报道说，在佩斯的罗库斯医院，就有满足病人需要看书的图书馆。那时的报道写道：“病人如果没有其他事情可做或没适合他读的书，他就总是想到自己很可怜，不能摆脱悲伤。这本身就妨碍治疗。”必须提到的是，隆柯维奇·亚诺什医生在1858年已发现书籍治疗的意义。他在《医学周报》上写道：“在布达的私人医院，已为有些文化的病人准备了阅览室、图书馆、各种报刊。病人可读什么样的书籍由医生来定。但这些必须是病人感兴趣的书。”

匈牙利在使用书籍治疗方面最为成功的医生是欧拉赫·安托尔。他1981年向对他采访的记者说：“病人一个最显著的特征是失去同自然、自我、同伴和精神世界的真正联系。”他认为，健康人同上述四个方面都有联系：从自然中吸取精神力量。因为，对病人来说，通过读书来加强或恢复这些联系，对治疗是大有好处的。当然，选读什么书自然要依据病人的心理状态和知识水平。这就是说，书籍治疗法只对能读书和喜欢读书的人有效。

安托尔医生指出，不仅神经性病人可用书籍治疗法，而且心理性病人也可用书籍治疗。可以说，所有疾病的产生都有心理因素，如长期或突然内疚，失望，思想矛盾和思想斗争，失去心爱的东西或亲人，精神压抑等，对病人的组织机能和健康都有重大影响。

一般来说，病人心理状态的变化先于身体病情的出现，如胃溃疡、甲状腺机能亢进、气喘、过敏、肠炎和高血压都是这样。这些病除用药物治疗外，外加用心理和书籍治疗，就较容易治好。

大家知道，无论是健康人还是生病的人，其习惯、行为和思维方式都是受周围环境、好的或坏的书籍、电视、广播、戏剧的影响而形成的。

# 第二节 读书与保健

## 读书是健脑的法宝

人的大脑老化是生命发展的客观规律，但老化的速度因人而异。勤奋读书的人，具有旺盛的生命力，懒于用脑的人，大脑功能就会逐渐退化，致使思想迟钝，记忆力减退，智力下降，未老先衰。

在观念更新的今天，老年人要紧跟时代的发展，更新思想观念，树立新的思维支柱，就要多读书，读好书。因为，书是人类知识的宝库，书是人生的指南针和精神食粮。老年人尤其应多读些有关养生保健的书籍，获取其中的养生知识，领悟有关延年益寿的精华。

老年人为了使自己永思进取，变得明智，精神得到充实，就要读好书。因为好书与坏书有本质的区别，黄色书籍会将人引上邪路，迷途堕落；好书可催人奋进，好的文章，美德内容，可浸润人的灵魂，变书本知识为自己有用的知识。

有一些老年人，被时光的流逝磨去了锐气，步入老年后，长期懒散，不爱读书，成天暮气沉沉，头脑一片空白，过着吃饱等饿毫无追求的无味生活，这对延缓大脑老化十分不利。

在众多的老年人中，有一个共同的特点，就是非常珍惜有限的人生，他们以书为伴，以书为乐，全神贯注在知识的海洋之中。趣味盎然的各种知识，使老年人清雅陶醉，其乐无穷。老年人通过读书，增长了知识，振奋了精神，延缓了大脑老化。有位老人，因家庭矛盾，自己想不开，引发了抑郁症，后来在医生的指导下，在用药的同时，读了有关不良心理因素导致疾病的书籍，使老人领悟到读书能治心疾的效果。通过读书，老人想得开，不生气，心胸开朗，自我排忧，变抑郁为愉悦，心中的烦愁迎刃而解。由此可见，因心理因素引发的疾病，通过读书和心理治疗可不药而愈。

读书是一种高尚的精神享受，是老年人怡情自乐的良好途径。读书可以修身养性，陶冶情操，吸取营养，丰富生活；读书可以使老年人精神有所寄托，摆脱烦愁，净化心灵，读书更是促进健康的灵丹，延年益寿的妙药，延缓大脑老化的法宝。

## 读书：给大脑做操

据说，文化修养越高的人，患结核病、流感、肺炎、糖尿病、脑血管病等常见病和多发病后死亡的概率就越低，欲得健康，务必加强文化修养，简言之，不就是要多读书吗？

读书能修身养性，化疾疗病，是有益于健康的长寿之道。静心读书看报时，好像和良师益友在交谈，给人一种美好的心情。而良好的心情能够调节人的免疫力，延缓衰老。诚如南宋大诗人陆游感慨：读书有味身忘老。

古人对读书益于养生的问题早有论述。汉代文学家刘向曾说：书犹药也，善读之可以医愚。此处医愚，从养生保健而言，指读书可使人开朗、消怒和解忧，提高对人生意义的认识。清代钟菱先生则是一言以蔽之：忧愁非书不释，愤怒非书不解，精神非书不振。

历代养生学家认为：聚精会神乃养生之大法。我们平日读书时，往往需要心平气和、精神集中，而这正是调节身心之关键。中医认为，聚集在于养气，养气在于全神。能养气者可长寿，而读书是达到这一境界的最佳方法。

现代医学研究证实，人的衰老从大脑开始，而读书是积极的思维方式，能使大脑充分活动起来，使大脑产生一种叫作神经肽的物质，增强细胞免疫力，健脑益智。读书时犹如做大脑保健操，能使脑细胞得到很好的保养，保持长久旺盛的活力，进而使大脑能够灵活自如地指挥全身各部位进行正常的工作。

事实证明，许多科学家、专家、教授虽已年逾古稀，但仍身体健康，才思敏捷，记忆力惊人，奥秘就在于勤奋读书。朋友，在这冬日闲散的时光中，让我们也多读一些好书吧！

## 读书与健康

读书与养生的关系十分密切。因为书籍上的文章，都是由文字排列而成的，有一定的节律性。常读这些文章，通过眼睛的视神经传入大脑的视觉中枢，能使全身组织产生良好的共振现象。从而使人体的生物节律更加整齐，人体的生物潜能得到进一步发挥，身体的生理机能经常处于最佳状态，从而延缓衰老，健康长寿。

大脑是人体的司令部，人老首先从大脑衰老开始。要想使大脑衰老减慢，有效的方法就是让它经常接受良性刺激，而读书便是一种很有效的良性刺激，犹如使大脑进行“体操锻炼”，在锻炼中使脑细胞的活力增强。

书籍中有些与疾病作斗争的经验，衣食住行的新知识，健身防病的方法秘诀等，更使人读后直接受益。

# 第三节　音乐养生

## 音乐的养生功效

音乐有治病的功效。经常听音乐的人，其内分泌系统、消化系统可从内到外得到调整。音乐还能缓解皮肤的衰老，增加人的寿命。为什么音乐可以对人体产生如此大的功效？为什么不同的音乐可以治疗的疾病也有所不同呢?其理论基础到底是怎样的?

**振动协调**：人体由许多有规律的振动系统构成，人的脑电波运动、心脏搏动、肺的收缩、肠胃的蠕动和自律神经活动都有一定的节奏。当人患病时，体内节奏处于异常状态，选择适当的乐曲，借音乐产生的和谐音频，可使人体各种振频活动协调，从而有益于患者恢复健康。

**按摩刺激**：声波所具有的特殊能量，传入人体后，使细胞发生和谐的同步共振，可直接对细胞起到一种微妙的按摩作用，从而增进细胞的新陈代谢作用，促进内分泌系统释放出多种生理活性物质，达到增强机体免疫力的目的。

**宣泄能量**：现代社会生活节奏紧张，对职业技术的要求不断提高。人的身心长期处于应激状态，便会导致身心疾病的发生。欣赏音乐、歌唱，可以宣泄心理的压力和生理的能量，消除紧张，治疗疾病。

**沟通桥梁：**疾病往往使人不同程度地与外界交流减少，心理疾病尤为突出。这使人产生孤独感和不安全感，情绪和精神受到损害。音乐作为一种手段，恰恰可以起到交流的作用，可减少孤独感和不安全感，达到治疗的目的。

**生阳气与通经络：**欣赏音乐可使人进入一种特殊的状态。适当的音乐，可使人的心境净化，实现治疗疾病、保健身体的目的。

## 调节情绪的音乐养生

音乐疗法已经被应用在某些治疗中，古今中外的书籍中都有所记载。音乐疗法在于环境和音量的控制，尤其是慎选曲目，犹如对症下药一般，播放音乐时，必须特别留意音量大小的控制，通常以40~60分贝最为合适。音乐疗法主要可用来调节情绪、益智养生和延年益寿，既然音乐对身心有好处，就应该巧妙地把它融入生活之中，透过聆听不同音乐，可得到不同的保健效果。如何选择合适的曲目呢？

**情绪调节：**选择低沉、轻缓、婉约、悠扬的曲目，以安定精神、帮助入眠；或选择节奏快、旋律佳、音色美的乐曲，以提振精神。

**益智养生：**选择抒情、典雅、富有朝气的古典音乐，可防治弱智、健忘及痴呆的产生；也可选择内容健康的流行乐曲、民族乐曲，作为益智养生之用。

**延年益寿：**选择心情开朗的乐曲，自然可以培养高雅的道德情操、乐观开朗的个性，并防止各种慢性病的产生，进而抗衰防老、延年益寿。

音乐能陶冶心灵。古希腊著名的数学家、天文学家毕达哥拉斯说："把各种音调融合在一起，能使各种莫名其妙的妒忌、冲动等转化为美德。"另一位古希腊哲学家柏拉图说："如果教育得适当，节奏与和声比什么都深入人心，比什么都扣人心弦。大家知道，当我们用耳朵感受音乐旋律时，我们的精神世界就会起变化。"

音乐能鼓舞斗志。法国作家司汤达说："只要听到优美的音乐，我就能更明确、更高度地集中思想从事我心灵要求的写作。"科学家达尔文说："要是我能重新安排我的生活，我必须规定自己读一些诗篇，听相当数量的音乐。用这种方式或许能使正在衰退的脑子增强活力。对诗篇和音乐缺乏感情，就等于丧失幸福。”

音乐能促进人们的记忆。日本田中博士曾用音乐治疗一位丧失记忆的年迈妇女，经过几次治疗后，她记起了自己的名字、年龄、去世丈夫的名字等很多事情。

音乐为什么能够治疗疾病，又为什么能起到许多意想不到的作用呢?科学家们尚未得到十分确切的答案。

但是，通过多年的研究，认为音乐有以下作用。

1 音乐主要影响人的高级神经活动，对人的大脑边缘系统和脑干网状系统有直接影响，能使大脑皮质出现新的兴奋灶。

2 音乐能促进消化道的活动。

3 音乐能影响心脏血管系统，使血脉畅通，加速排出体内废物，有助于疾病的恢复。

## 音乐抗老回春

音乐独特的作用就在于让那些性格情绪偏颇的老人得到生命中美的享受，变得旷达、超脱，达到“人造虚无外……曲罢对春风”的境地。

音乐使老人的血脉通畅，是人体的特殊营养。北京同仁医院的一位老医师，83岁高龄仍能骑自行车上班，有时半天中能诊治五六十号病人。他强调音乐养生，适时听听音乐，放松精神，陶冶情操，从中得到休息和享受。他养成了这样的习惯、每次诊疗和研究之后，都要以听音乐来调养身心。

利用音乐抗衰老，形式可以多种多样。只要是旋律优美的音乐，都有很好的作用，尤其是《梅花三弄》这类格调的，受到养生家们的推崇。

老人可以在家里欣赏音乐，也可以采用集体进行的方式，三五相邀。这后一种方式更值得提倡，它可以祛除老人的孤独感，在音乐的交往中，生活得到了丰富。

音乐也可与老人乐于参加的太极拳、养生健身操等运动形式相结合，使之更加富于情趣和吸引力。同时太极拳和气功因为有了音乐的参与，使人注意力更加集中，不受各种杂念的干扰，保证多种养生活动的质量。

有些老人因为心情不畅而产生各种疾病，一般以消化道和心血管病多见。特别是性格偏于内向，易愁郁不解、激动悲伤的老人。如一位姓王的妇女，一生事业不很顺心，晚年又因家庭人际关系紧张，每每气郁难伸，常常由此而腹痛腹胀，两次发作肠梗阻。在医生诊室里也难控制情绪，泪水涟涟。后来医生根据她受过高等教育的经历，在药治同时，辅以心理疏导和音乐治疗，她自己也逐渐养成对艺术的爱好，终致改变对人生偏执的看法，自由寻乐，在音乐、国画和书法中得到解脱，精神体质都得以康复。此后四年余，旧羌未作。

## 现代音乐疗法

风靡世界的音乐治疗法，是伴随着现代高节奏的紧张生活而出现的一种保健、治疗方法。在繁忙的工作之余，或在医疗康复的过程中，听一曲高雅、清新、轻松、流畅的乐曲，可缓解紧张情绪、消除身心疲劳，辅助治疗某些疾病。

**音疗处方** 主要是通过乐曲本身的节奏、旋律，其次是速度、响度、谐调等的不同而疗效各异。根据病情诊断，在辨证施曲的原则指导下，选择适当的乐曲组成音疗处方。

**疗程与环境** 一般30日为一疗程，每日2~3次，每次1小时左右，疗程与一次治疗的时间因素有关。音乐治疗室应设置在清雅谧静、绿荫浓郁之处。室内要求舒适美观，陈设典雅，空气对流，并配有调节心理和养神调情的色彩和香花等。

**一般疗法** 一般疗法主要包括音乐安神法、音乐开郁法、音乐悲哀疗法、音乐喜乐疗法四种。

所谓音乐安神法，是利用某些具有安神宁心、镇静催眠的乐曲，以消除紧张、焦躁情绪的一种方法，如《春江花月夜》《梅花三弄》等；音乐开郁法，是利用具有开畅胸怀、舒解郁闷功效的乐曲，以消除情志郁结的病症，如《古曲》《喜洋洋》等；音乐悲哀疗法，是以节律低沉、凄切悲凉之曲调感人，达到“悲胜怒”的效果，多用于神情亢奋、愤怒、狂躁诸症，如《葬花》《小胡笳》等；音乐喜乐疗法，是利用具有使人轻松、欢快、喜乐的音乐，以消除悲哀、忧思、郁怒等病态神情的方法，如《百鸟朝凤》《黄莺吟》等。

## 饭后音乐养生

饭后听音乐，是一种简单易行的养生方法，对老年人大有裨益。

古籍《寿世保元》中说："脾好音乐，闻声即动而磨食。"道家也有"脾脏闻乐则磨"的说法。听柔和轻松的音乐，可以配合进食；而饭后欣赏音乐，可以使元气归宗，乐以忘忧，健脾消食。

从现代医学角度来看，美妙的音乐，使人体产生和谐的共振，通过中枢神经系统，促进血液循环，增强心脑肝肾功能，增加胃肠蠕动和消化腺体分泌，有利于新陈代谢。

波兰政府根据几位病理学家和音乐学家的建议，设立了第一个"音乐治疗研究所"，颇见奇效。医生给病人的"药"是一张德国古典作曲家巴赫的音乐唱片，"每日三次，饭后服用"，使按时欣赏音乐的病人所患多年的神经性胃病痊愈。不久，英、美、日等国有的医院也采用了音乐治疗的方法。

饭后养生听音乐，要考虑到人们的个性心理特点与音乐爱好程度等，因为这些因素对疗效有一定的影响。只有根据人们的爱好，精心选择适当的音乐，才能收到较好的效果。

## 音乐疗法有益于老年痴呆

美国研究人员研究发现，为期一个月的音乐疗法可以使一组早老性痴呆症患者的行为问题和睡眠障碍得到改善。他们把这种现象归功于褪黑素分泌水平的提高使患者精神放松，情绪归于平静。

自古以来，音乐一直被作为一种镇静因子，并且作为缓解紧张压力的治疗手段。新的研究证明，听音乐能够影响大脑中化学物质的释放，这种物质能够调节情绪，减少攻击性和抑郁以及提高睡眠质量。

研究人员在实验开始前提取了患者的血样，然后分别在治疗4周和6周后重新提取了血样。血样分析证明，在音乐疗法治疗期间，患者血液中的褪黑素水平明显提高，而且在治疗停止6周后，该激素水平仍继续提高。肾上腺素水平和去甲肾上腺素水平在音乐治疗一段时间后也显著提高，但是治疗停止6周后又恢复到治疗前的水平。血清素水平和催乳素水平未受到音乐疗法的影响。也许是由于褪黑素水平的提高，接受音乐疗法治疗的患者逐渐变得活跃、睡眠状况改善而且和护士更配合。为了达到平静和彻底的放松，患者可以在吃饭时、睡觉前和想放松的时候选择一段自己最喜欢的轻松的音乐欣赏。

# 第四节 书画养生

## 书画艺术与健康长寿

习作和欣赏书画可使人精神愉快，调节心理。专工书画时凝神一致，排除杂念。学然后知不足，知不足乃能立志进取，学习书画理论，研读画册、碑刻字帖，观摩欣赏书画展，以书画诗文会友、交流心得。用功学好书画，才能提高鉴别能力，识别字迹及绘画的优劣，才能写好字、绘好画，出精品。一旦有了进步，便会自得其乐，心情愉快。好的书画应做到内容与形式的完美统一，才能相得益彰。人们可以从修身养性的名言、警句、诗文、书画中汲取精神食粮。例如画中林、竹、山、云使人心灵升华在天地之间，有成仙脱俗之感，大大有益于心理健康。此外，研习书画还可以求德、修德，使人具有高尚情操，乐于助人，与人和睦相处。在获得内心温暖的同时，也调节了情绪，缓解了焦虑，从而有助于提高免疫力，所谓“德高者长寿”由此而来。

曾有画家把明朝遗老集的联语作画，称曰“蝉噪林愈静，鸟鸣山更幽”，含义极深，通过画面可悟出哲理，悦人心情。现代书画家王学仲的行书“砚墨醉人一生”，言及了书画的真谛。

## 书画艺术与养生

什么原因能使从事书画活动的人充满活力、健康长寿呢?总结历代长寿书画家经验，那就是:从事书画活动时，不思声色得失，不想荣辱进退，烦恼远去，雅兴近前，身心极大放松，精神专注。同时，书画最直接的受益是手臂肌肉可以得到多方位锻炼，调节呼吸功能，增大肺活量，使气血畅通，延缓大脑和其他身体零部件的衰老，减少疾病。因此要从事书画活动，前提条件必须在安静环境下，以静谧的神情，愉悦的心境构思作品，寻求灵感，孕育创作激情。如果心猿意马，心躁神乱，即便站在书案前习书作画，也诞生不出好的作品。

就拿画界称之为“五君子”的梅、兰、竹、菊、松来讲，就有深谙书画艺术的权威医学专家从中国传统中医学的角度，探究过其中养生之奥妙。用传统国画之法画“五君子”，相当于中国传统医学上的五剂处方，可收到养心、安神、明目、理气、宽中、调理脾胃、增进饮食，乐以忘忧、健康长寿的疗效。

画冬梅，特别是在寒冬将尽，早春来临之际，雪融冰消，春华初现、寒凝大地之时，更加有益于身心。医家讲梅之方位属东，五行属木，五脏属肝。肝喜跳而苦急，故古人讲，春天宜解带松巾。常画梅花可焕发生机，散去冬季心肝郁积之寒热，调理内脏机能，以解淤化闷。

画兰草，古医家讲，兰在五行中属火，在脏属心，情志为喜，故人们说“喜气画兰”。画兰可令人心旷神怡，文雅风流，如入芝兰之室，心平气和，精神振奋，至老弥坚。

画竹子，竹子五行属木，方位属东，五脏中属肝，脏属胆，情志为怒，故传统画界称“怒气画竹”，偶遇烦心之事，可运笔生风，纵横于宣纸之上，挥洒竹之精神，以发泄肝胆之火。肝为将军之官，性刚喜怒，怒则中气上逆。画竹之人可排除胸中怒气，养肝护脏。经常画竹之人，邪气不易侵肝，脏腑和顺，身心自然无恙。

画菊花，特别是对年高之人，可滋润肺腑。从中医五行说，菊之方位属西，五行属金，秋风霜降，百卉留实，寸草结子，唯黄菊繁花密蕊，东篱傲霜，能使人助长不畏艰难的品格，以昂扬健康向上之气度和不屈不挠之精神面对人生。

画松柏，可得心灵之正气。松子食之可延寿，松之余气生茯苓，可润肺补脾调胃，增进食欲，强壮躯体。从中医学说，松方位属中，五行属土，脏属脾，腑属胃，经常画松之人，可得“海纳百川”之胸襟，为人处世豁达大度，多福多寿。

现代医学研究证明，当书画活动在优美典雅的环境中进行，不管是山水画家创作风光旖旎的秀丽山水，还是花鸟画家精心描绘鸟语花香、姹紫嫣红的美丽春天，心情都非常愉悦，能使书画者的大脑受到良性刺激，分泌令人兴奋的激素，促进心血管系统的有序循环。因此书画家在从事艺术活动的同时，必然很开心、很快乐，使身体这架机器总是处于良好平衡的运营状态。这就是许多画家和书画爱好者年届耄耋，以至期颐之年，仍身手灵活，体格健康的重要原因。

中老年人习书作画，可增添生活情趣，以情养性，以性助寿，使心态年轻。心不老则形象就显得年轻精神，显得活力无限，思想也就更加活跃。从事书画健身，身心俱静，平心静气；要胸中乾坤大、脑里河山阔；无我忘我，专心致志。什么功名缠身，什么利禄烦心，都抛于九霄云外！

## 书画：挥毫舞太极

自古至今，勤于书画而获长寿的人，可谓是数不胜数，如唐代的柳公权、欧阳询，明清时期的文征明、梁同书，以及近代的吴昌硕、齐白石、张大千等，均高寿八九十岁；若问书画家的长寿奥秘，无非是每日写写画画，持之以恒而已。人的生命是生理与精神相互依存的反应。生理与精神能得到很好的协调，是人健康长寿的重要条件，而书画活动能使人达到这一境界。

书画是一种在纸上进行的锻炼。因为在习字作画之前，首先需要排除杂念，意守丹田。“先默静思”以净化心灵，然后运气于指、腕、腰，以调节全身之力于笔端，“下笔点画波撇曲直，皆尽一身之力而送之”，或似“蛟龙戏海”，或似“蜻蜓点水”而妙笔生辉。诸如以上运笔，犹如太极拳之一招一式。由于习字作画要凝神贯气，调节呼吸，身体活动上属动静结合，刚柔相济，虚实相间，用力有轻重之别，运笔有快慢之分。这样，很自然地通融全身血气，使体内各部分机能得到调和，使大脑神经兴奋和抑制得到平衡，促进血液循环和新陈代谢。故有“书画家每得以无疾而寿”之说。

书画能摄心养生，使人精力充沛。书画是心神精细的表现，运作时，必须平心静气，举止舒展。任何心猿意马，心慌意乱的神情均是不可取的。所谓“书画之道，先要养心”，即是此意。故习字作画需要意念控制手中之笔，“用心不杂，乃是入神要路”；绝虑凝神，便能以静制动。这对改善大脑皮质功能，促进大脑思维的敏锐和沉着，调节人的精神活动是很有帮助的。

书画活动是一种高雅的艺术活动。它能培养人愉快的情绪和豁达的胸怀。宣纸之上，各种字体形态肥瘦的风趣，山水画引人入胜的意境，人物画栩栩如生的神态，这一切均使人兴趣盎然，获得一种美的享受。所以有人说，挥笔习字作画，既寄托了雅兴，又涵养了情致，是一举多得的养生方法。

书法不仅是一种高尚的艺术享受，习以陶冶性情，排除烦恼。更重要的还在于写字时要凝神静虑，端己正容，秉笔思出，临地志逸，宠辱皆忘，灵活自若地运动手、腕、肘、臂，调动全身的气和力，通过笔端将气力有机地运送到每个字的横、竖、撇、点、捺之中。这样，就会很自然地通融全身的气血，使体内各部分机能得到调和，使大脑神经的兴奋和抑制得到平衡，促进新陈代谢，抗衰延寿。

我国古代大书法家王羲之《书论》说："每书欲十迟五急，十曲五直，十藏五出，十起五伏，方可谓书。"同盟会元老、百岁老人孙墨佛于书法研究有得："写字时，心要静，笔要正"。

手上的功夫，眼里的功夫，笔上的功夫，又表现在纸上，一提起笔来，就要把自己泡到墨里，埋到纸里，用自己的心、情、意写字，达到动中求静，静中有动，血脉豁然贯通。有时写字于动，能写得出汗；有时写字于静，竟然天上打雷也听不见。"写字是心静体动，动静相辅相成，既锤炼了书法艺术，又增进了健康"。

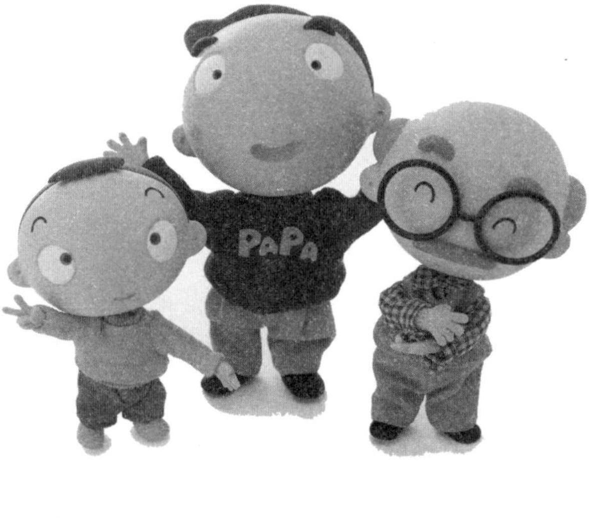

# 第九章 节气养生

——季节变化，身体健康的闹钟

## 节气养生总论

### 节气养生的理论与原则

《内经素问·宝命全角论》里说："人以天地之气生，四时之法成。"《内经素问·六节脏象论》里云："天食人以五气，地食人以五味。"这些都说明人体要依靠天地之气提供的物质条件而生存，同时还要适应四时阴阳的变化规律，才能发育成长。正如明代著名大医学家张景岳所说："春应肝而养生，夏应心而养长，长夏应脾而养化，秋应肺而养收，冬应肾而养藏。"说明人体五脏的生理活动，必须适应四时阴阳的变化，才能与外界环境保持协调平衡。这与现代认为生命产生的条件，正是天地间物质与能量相互作用的结果的看法是基本一致的。人类需要饮食，呼吸空气与大自然进行物质交换，从而维持正常的新陈代谢功能。

## 第一节 春季养生

★ 春季精神调养

### 精神调养

春天，大自然生机勃发、蛰虫苏醒，一派欣欣向荣，真可谓"天地俱生"，具体到人，亦应顺应春天阳气升发，万物始生的特点，在精神调养方面，应做到心胸开阔。乐观愉快，一定要让情志生机盎然，精神愉快才能使志生。

第一，必须遇事戒怒。“怒”是历代养生家最忌讳的一种情绪，它是情志致病的魁首，对人体健康危害极大。因为怒不仅伤肝脏，还伤心、伤胃、伤脑等，从而导致各种疾病。

第二，要会运用疏泄法，即把积聚、抑郁在心中的不良情绪，通过适当的方式宣泄出去，以尽快恢复心理平衡。

第三，还可采用转移法，即通过一定的方法和措施改变人的思想焦点，或改变其周围环境，使其与不良刺激因素脱离接触，从而从情感纠葛中解脱出来，或转移到另外的事物上去。

但发泄不良情绪，必须学会从正当的途径和渠道来发泄和排遣，决不可采用不理智的冲动性的行为方式。

第四，要协调好周围的人际关系。而要协调好人际关系，首先要严格要求自己，既要看到自己的优点和长处，更要看到自己的缺点和短处。

第五，要保持精神愉快，就要培养“知足常乐”的思想，不过分追求名利和享受，要体会“比上不足，比下有余”的道理，这样可以感到生活和心理上的满足。

第六，保持精神愉快，还要把日常生活安排得丰富多彩。

第七，保持精神愉快，还要培养幽默风趣感，因为幽默的直接效果是产生笑意。而笑是人的健康妙药，它能促进肌肉和五脏六腑的舒适。能调节人的情绪，能促进血液循环、筋骨舒展、呼吸通畅、气血平和。

## ★ 起居保健

### 早春衣服宜渐减

早春时节，老年人从棉衣换到毛衣或者夹衣不要匆忙，要穿着暖和一些，根据天气的变化，一件一件地减。此外被褥也不应该马上减薄，以免风寒侵袭，时时做到“虚邪贼风，避之有时”。民间流传着“二月休把棉衣撇，三月还有梨花雪”的俗语。

“寒从足生，冷从腿来”，因此，老年人要注意腿部和足部的保暖，在减衣服时，宜上薄下厚，即先减上半身的衣服，再减下半身的衣服。但需要提醒老年朋友的是，在减上衣的同时还要做好背部的保暖，可先将棉袄换为棉背心。

## 春困养生的起居要点

春季由于阳气升发，人体气血趋向于表，循环系统功能加强，皮肤末梢血液供应及汗腺分泌增多，各组织器官负荷加重，于是中枢神经系统产生了种镇静、催眠作用，使身体困乏，早晨不易醒来，醒后又昏昏欲睡，这种现象俗称“春困”。

要适应这种生理变化，就应当早起，以舒展形体。但年高多病者要根据自己的情况，灵活掌握。随着气温的逐渐升高，各种细菌、病毒等致病微生物也同时开始生长、繁衍，传播疾病，所以这个时候要特别注意室内卫生，要保持室内空气新鲜，阳光充足，以预防春季常见的流感、流脑、腮腺炎的发生。

## 怎样预防春困

为了不让“春困”影响我们正常的工作和生活，我们还是应该努力克服“春困”。一、做到起居有常。每日宜早睡早起，保证一定的睡眠时间，还要注意居室空气的新鲜流通。二、加强锻炼。每天起床后坚持到公园、空地进行晨练，持之以恒可精神饱满、神清气爽。三、平衡饮食。多吃一些富含优质蛋白的食物，以满足春季因人体代谢旺盛蛋白质需求的增加；多吃一些新鲜蔬菜和水果也可有效预防“春困”，这是因为“春困”与机体处于偏酸环境和维生素摄入不足有关，而多吃新鲜的蔬菜水果，既可中和体内酸性产物，又可补充维生素。

## 春季居室绿化

家庭居室绿化是春季养生的一个重要方面，绿化有益于人的健康长寿，故在我国民间也素有“树木花草栽庭院，空气新鲜人舒展”的说法。在冬去春来之时，一定要重视居室庭院绿化。家庭绿化的重点是在阳台。在阳台上种些花卉，摆上盆景，既可美化环境，又对人体健康有好处。

由于室内空气污染程度并不亚于室外的环境污染，因此，室内宜栽些能净化空气的植物，房间里只要放一盆吊兰，一簇簇黄绿相间的叶子，在24小时内便会神奇地将室内环境中的一氧化碳、过氧化氮和其他挥发性气体“吞食”得精光，并将它们输送到根部，经土壤里的微生物分解成无害物质作为养料吸收。

## ★ 春季饮食

### 饮食调养

春天，在饮食方面，首先要遵守《黄帝内经》里提出的“春夏养阳”的原则，也就是说，在饮食方面，宜适当多吃些能温补阳气的食物。李时珍《本草纲目》引《风土记》里主张“以葱、蒜、韭、蓼、蒿、芥等辛嫩之菜，杂和而食”，除了蓼、蒿等野菜现已较少食用外，葱、蒜、韭可谓是养阳的佳蔬良药。

### 春季宜吃蒜、葱、枣

**大蒜：**大蒜之所以受人们青睐，是因为大蒜不仅具有很强的杀菌力，对由细菌引起的感冒、腹泻、肠胃炎以及扁桃体炎有明显疗效，还有促进新陈代谢、增进食欲、预防动脉硬化和高血压的效能。据最新研究，大蒜还具有一定的补脑作用，其原因是大蒜可增强维生素$B_1$的作用，而维生素$B_1$是参与葡萄糖转化为脑能量过程的重要辅助物质。

**葱：**营养丰富，还含有葱蒜辣素，有较强的杀菌作用。科学家发现，多吃小葱能诱导血球产生干扰素，增强人体的免疫功能，提高抗病能力。吃油腻食物时，再适量吃些葱，有降低胆固醇的作用，经常吃葱的人胆固醇不易在血管壁上沉积。

**大枣：**大枣性味甘平，尤宜于春季食用，我国人民一向把枣当做补气佳品，有位英国医生在163例虚弱患者中做对比实验，凡是连续吃枣的，其健康恢复的速度比单纯吃维生素类药物快三倍以上。

在我国民间亦流传着“一日吃三枣，终生不显老”，因此，在春天到来之际，不妨多吃些枣，既可做枣粥，亦可做枣糕，当然生吃亦很好。对于身体较虚弱，胃口又不好的人，平时可多吃点枣米饭，即以大米为主，配上点红枣，色泽鲜艳，爽口润甜。

### 春吃山药有好处

山药：味甘性平无毒，有健脾益气、滋肺养胃、补肾固精、长肌肉、润皮毛、滋养强壮等功用，适用于身体虚弱、食欲不振、消化不良、久痢泄泻、虚劳咳嗽、遗精盗汗、小便频繁等症。山药尤宜于春季食用，一则能健脾益气，可防止春天肝气旺伤脾；二则能补肾益精，使人体元阳之气充沛，可增强人体抵抗力、免疫力，不易在春天发病。

## ★ 运动保健

### 春季养阳贵在锻炼

春天，万木吐翠，空气清新，正是采纳自然之气养阳的好时机，而“动”为养阳最重要的一环。人们应根据自身体质，选择适宜的锻炼项目，如散步、慢跑、做操、放风筝、打球等，或到近郊、风景区去春游。这样不仅能畅达心胸、怡情养性，还能使气血通畅、郁滞疏散，提高心肺功能，增强身体素质，减少疾病的发生。

1 宜春游。春天的郊野，空气清新，枝条吐绿，芳草茵翠，鲜花斗艳，百鸟争鸣，置身于如此优美的大自然怀抱，简直令人陶醉，所以自古以来，人们最喜踏青春游。

2 宜散步。春暖花开之际，到街头巷尾走一走，可以很快消除疲劳，由于腹部肌肉收缩，呼吸均匀乃至加深，利用血液循环，增加胃肠消化功能。众多寿星的长寿秘诀之一，就是每日要有一定时间散步，尤其重视春季散步，因为春季气候宜人，万物生发，更有助于健康。

3 宜户外活动。所谓户外活动，就是指在室外、庭院、公园、大自然中的一些运动，如钓鱼、赏花、散步、郊游、打太极拳等。由于在室外，空气中的维生素较丰富，这种维生素就是空气中的负离子，负离子虽见不到、摸不着，却无时无刻不在“飘游”，对骨骼的生长发育、预防儿童的佝偻病和中老年人的骨质疏松症都十分有益。

## 春季锻炼三防

1 防风沙。春季雾多，风沙也大，因此，锻炼时肢体裸露部分不宜过大，以防受潮寒诱发关节疼痛；也不要在尘土随风飘飞的地方锻炼，并要学会鼻吸口呼，不要呛风。

2 防感冒。如果身上出了汗，要随时擦干，不要穿着湿衣服让冷风吹，以免着凉引起疾病。

3 防污染。环境监测表明，一年中，夏秋两季空气最清洁，冬春季头一二个月空气污染严重，在一天中，早晨6点左右为空气污染高峰期，运动越剧烈，吸入的空气越多，受污染的程度就越大。由上可知，早春晨练不能起得太早，一般来说，以太阳将出来时起床锻炼较为适宜。

# ★ 防病保健

## 春季防面瘫

春风拂面，有的人嘴被吹歪，这就是医学上说的面瘫。面瘫，即面神经麻痹，可发生于任何年龄，是一种轻型的中风。

未病先防，只要在生活中多注意，一定可以防患于未然。

1 注意保暖。应避开风寒对面部的直接袭击，尤其是年老体弱、病后、过劳、酒后及患有高血压病、关节炎、神经痛等慢性疾病者，尽可能不要迎风走。

2 增强体质，提高抗病能力。正气内存，邪不可干。春天，风和日丽，气候宜人，正是参加体育锻炼的大好时光，不同年龄、不同体质的人，可选择不同锻炼项目，如散步、跑步、体操、打太极拳、爬山等。

3 多吃果蔬。冬季进食新鲜蔬菜较少，摄入维生素不足，因此，春天应多吃蔬菜和水果，如韭菜、春笋、芥菜、油菜、香椿芽、香菜、马兰菜等，既可增强体质，又可增强抗病能力。

## 春季食疗护咽喉

春季北方的气候干燥又多风，呼吸道防御抵抗病菌能力下降，容易患咽喉炎。中医讲，“咽需液养，喉赖津濡”，意思是咽喉需要津液的濡养，如果津液亏虚或者运行失常，不能到达咽喉，则使咽喉干燥而产生一系列咽喉疾病。

在食物方面，具有生津降火之类作用的食物比较适宜用于咽喉保健，下面介绍几种食疗配方。

### 枸杞粥

〔**原料**〕 枸杞子15克，糯米150克。

〔**制作**〕 糯米、枸杞子分别洗净，加水放置30分钟，以文火煮制成粥即可。每天服用1碗，具有滋阴润喉的功效，适用于慢性喉炎，咽喉干燥者。

### 甘蔗萝卜饮

〔**原料**〕 甘蔗汁、萝卜汁各半杯，百合100克。

〔**制作**〕 将百合煮烂后混入两汁备用。每天临睡前服用1杯。具有滋阴降火的功效，适用于嗓音疲劳和慢性喉炎、虚火偏旺、喉干咽燥、面红、手足心热者。

### 芝麻红糖粥

〔**原料**〕 芝麻50克，粳米100克，红糖适量。

〔**制作**〕 先将芝麻炒熟，研成细末。粳米煮粥，待粥煮至黏稠时，拌入芝麻红糖稍煮片刻即可食用。此粥气香味美，适用于肝肾不足、头昏目花、肺燥咳嗽等症。

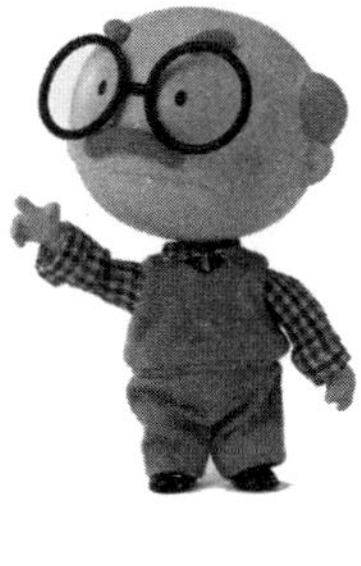

# 第二节 夏季养生

## ★ 夏季精神调养

### 夏季怎样精神养生

夏季暑气当令，烈日酷暑，腠理开泄，汗液外泄，而汗为心之液，心气最易耗伤，即中医所谓“壮火食气”，也正因为“暑易人心”，而“心主神志”，从而产生许多精神方面的症状，如心烦、谵语、神昏等等。长夏天气以湿热为主，表现为气温高、无风，早晚温度变化不明显，这种天气易使人感到心胸憋闷，人们会产生焦躁和厌烦的情绪，易诱发精神病。夏季精神养生的前提，是要保证“心主血脉”的正常进行。

首先，要有好的精神寄托。生活中有许多活动，如绘画、书法、雕刻、音乐、下棋、种花、集邮、钓鱼、旅游等，均能使人精神有所寄托，并能陶冶人们的情感，从而起到怡情养性、调神健身的作用。

其次，要经常注意检查自己的情绪，如存在急躁、焦虑、忧郁、愤怒、狭隘等情绪时，一定要设法不使之再现，这就要加强学习、加强修养。

再次是有计划地进行修身养性之道，用豁达、微笑对待不称心的人和事是人们应具备的涵养。一是有事可做，可使精神不空虚；二是有较好的精神修养，可免除外界不良情绪的干扰，只要这两点做好了，精神自然会饱满，就会“无厌于日”，这就是夏日精神调养的基本法则。

## ★ 起居保健

### 盛夏居室如何布置

夏天，首先要将多余的或暂时不用的家具搬掉，使居室拥有较宽敞的空间。有条件的家庭可将沙发、座椅等家具换成藤、竹质的，这样要凉快得多。每天，将南北两向的门窗打开，呼吸对流而生的自然风，可使居室满屋生凉透爽。其次，用淡绿、浅兰、瓦灰、乳白等色彩装饰墙面、天花板、窗帘、沙发套，因为冷色调，能让人心里滋生舒适爽凉；若在墙上挂一幅《冰山雪峰图》的油画，亦可给人心底生凉的效果。还有，在向阳的外窗户上方装上凉篷，可将烈日直射带来的热量阻之窗外；由于嘈杂的噪声在热天更令人厌烦，因此，使居室有个静谧安逸的环境，是求凉生爽的一个诀窍。夏天，收录机、电视机的音量应小些，家长不要打骂孩子，夫妻之间不要争吵嬉闹，邻里之间应和睦相处，总之"心静自然凉"，静谧能增强凉爽的效果。

## 盛夏防暑

1 不要过量喝冷饮。冷饮过量，尤其在繁重的体力劳动或大运动量锻炼之后，一下子喝太多冷饮，会刺激胃黏膜，影响胃液分泌，易引起消化不良，有时还会引起胃痛或腹泻。所以，应以少量多次饮用为好。

2 不要在砖石、水泥地上睡觉或在外露宿。因砖石、水泥地阴冷潮湿，透湿性和聚湿性很强，容易使人受寒受潮，诱发关节炎、坐骨神经痛等风湿性疾病。在外露宿，容易感受风寒，使身体免疫功能下降，易诱发感冒、病毒性肠胃炎等疾病。

3 不要饭后马上游泳。因为饭后马上游泳，会影响消化系统的功能。同时，人体浸泡在水里，胃部血管受冷刺激引起收缩，容易发生胃痉挛、呕吐和消化不良等。因此，应至少在饭后半小时之后才能下水游泳。

4 不要长时间用冷湿毛巾敷头。这种做法虽然让人暂时感到舒服，但冷刺激会使头部肌肉收缩、血管直径变小、大脑血流量降低，可造成暂时性脑缺血，使人更加头昏脑胀。大脑受冷刺激后会感到所谓清醒，但这种"清醒"是兴奋点不集中，不能提高工作和学习效率。

5 不要拒绝"心静自然凉"。情绪安然，热环境中求自静，避免吵闹，少进行剧烈运动及其他高消耗的活动，同样也能起到以静抗高温酷暑的作用。

6 不要在烈日下曝晒。上午10点至下午4点钟的阳光最为强烈，人们在这一时间段内最好不在日光下活动。外出旅游和在阳光下劳作者，应打伞、戴宽沿帽、穿长裤和长袖衬衣，也可以在暴露的皮肤上涂抹防晒霜。

★ 饮食调养

## 夏季饮食调养方法

夏天的饮食调养是十分必要的,具体方法如下。

### 要补充足够的蛋白质

这是因为高温条件下,人体组织蛋白分解增加,尿中肌酐和汗氮排出增多,从而引起负氮平衡。因此,蛋白质的摄取量应在平常的基础上增加10%~15%,每天的供给量须达100克左右,并注意补充赖氨酸。蛋白质以鱼、肉、蛋、奶和豆类中的蛋白质为好。

### 要补充维生素

这是因为热环境下维生素代谢增加,此外,汗液排出水溶性维生素增多,尤其是维生素C。在新鲜蔬菜及夏熟水果中,如西红柿、西瓜、杨梅、甜瓜、桃、李等含维生素C尤为丰富,维生素B族在粮谷类、豆类、动物肝脏、瘦肉、蛋类中含量较多,夏季人们可适当补充这些食物,亦可适当口服些酵母片。

夏季饮食调养，除了要注意补充一些营养外，还必须多吃一些能够清热、利湿的食物,其中清热的食物宜在盛夏时吃,而利湿的食物,应在长夏时吃。如西瓜、草莓、西红柿、黄瓜等是很好的夏令消暑时鲜瓜果。

## 自制消暑饮料

**三鲜饮**　用鲜竹叶、鲜荷叶、鲜薄荷各30克,加水煎煮约10分钟取汁,再加入适量蜂蜜代茶饮用,可起生津止渴,清热解毒的作用。

**香薷饮**　洁净的香薷10克、厚朴5克,用剪刀剪碎,白扁豆5克炒黄捣碎,放入保温杯中,以沸水冲泡、盖严温浸一小时,代茶频饮,每日两次,对于夏季感冒,以发热、头沉、倦怠、吐泻为主症者,效果较好。

**三仙饮**　用金银花10克,土茯苓20克,生蚕豆30克,加水煎煮,以蚕豆煮熟为度,饮汁食豆,有消暑健身,清热解毒的作用,尤宜用于伏天好生痱子、疮疖者。

★ 防病保健

## 夏季应备哪些药

**金银花露** 有清热解毒，可将药液倒出一部分，对温开水一起饮用。

**板蓝根冲剂** 可以凉血解毒，清热利咽，消肿止痛，可治疗感冒、扁桃体炎、腮腺炎、咽喉肿痛等。

**丝瓜皮** 可清暑热、止烦渴。治疗中毒、心烦、口渴。每次用鲜丝瓜皮20克，分两次煎服。

**竹叶** 有清热除烦、利尿的作用。治疗夏日受热心烦、小便色深黄、量少不畅。每次10克，分两次煎服。如有口舌生疮时，更为相宜。

**西瓜翠衣** 即西瓜的青色外皮。有清暑、止渴、利尿的作用。治疗中暑心烦、燥热、口渴、小便短少。每次用30克，煎服数次。多食西瓜亦有上述作用。

**香薷** 有发汗解表、祛暑化湿的作用。治疗夏日受夜寒后发热无汗、腹痛腹泻等症。每次3~5克。平素体弱、汗出过多及中暑者慎用。

**荷叶** 有清暑利湿的作用。治疗中暑头晕、痱毒、身痒。每次15克，分2~3次煎服。做荷叶粥食，亦有疗效。方法是用大米2~3两，粥煮熟时，用洗净的鲜荷叶一张将仰面即有绿茸面口向下放粥内，浸闷10分钟后可食用。粥色碧绿，气味清香，为夏季良膳。

**佩兰** 有解暑、化湿、醒脾的作用。治疗头晕昏闷、食少、恶心呕吐、腹泻。每次10克，分2~3次煎服；如有鲜佩兰更好，量加至25~30克。

**藿香** 有解暑化湿、理气和胃的作用。治疗感冒头痛、恶心呕吐、腹泻。每次10克，分2~3次煎服；鲜藿香量加至25~35克。

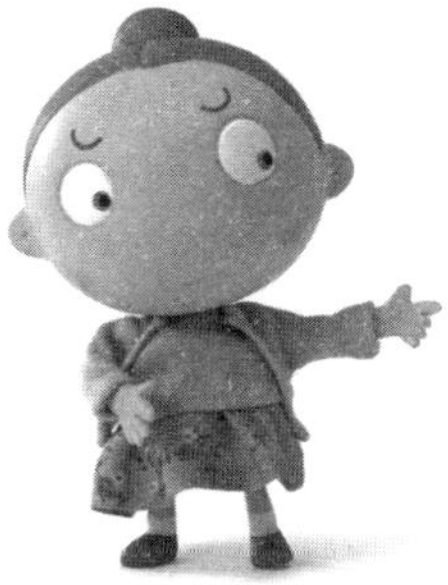

# 第三节 秋季养生

## ★ 秋季精神调养

### 秋季怎样进行精神调养

秋天的“秋风秋雨”易引起人们的情绪低落。那么，怎样克服这种情况呢?其一是要让阳光围绕着你。第二，当情绪不好时，最好的方法是转移一下注意力，去参加体育锻炼，如打太极拳、散步等，或参加适当的体力劳动，用肌肉的紧张去消除精神的紧张，这是因为运动能改善不良情绪，使人精神愉快。

在秋天里，人们一定要保持精神上的安宁，只有这样才能减缓肃杀之气对人体的影响；还要注意不断地收敛神气，以适应秋季容平的特征，并不使神志外驰，以保肺之清肃之气，这就是顺应秋季季节特点，在精神上养收的方法。在这里我们可以用一句话来概括秋天精神调养的原则，即要做到清静养神，而要达到这一点，办法是尽量排除杂念，以达到心境宁静。

### 秋季心理调适

秋天凉爽宜人，但气候干燥，气温变化不定，冷暖交替，给人体心理、生理带来一定影响。尤其是身临草枯叶落的深秋，常在一些人(大多是中老年人)心中引起凄凉、苦闷、垂暮之感，易诱发消沉的心绪。因此，秋季讲究精神调养至关重要。

秋天养生首先要有乐观情绪。不妨静下心来想想收获累累的愉悦，或以哲人眼光判别大自然季节交替所表现的春暖秋凉，保持神志安宁，收神敛气。其次，要主动增加生活情趣。喜怒哀乐，人皆有之，秋天情绪低沉系自然气候影响人体的缘故，而主动增加生活中的乐趣实乃明智之举。如从事自己所嗜好的琴棋书画、养鸟养鱼、花卉盆景、写作、垂钓等等，使自己的情绪得以升华。三是勤于运动。金秋季节，是开展各种运动的大好时光。勤于运动，不仅能增强体质，而且可改善心理状态。运动项目宜选择跑步、太极拳、球类等。重阳节登高远眺，饱览自然风景，能使你有心旷神怡之感。此外，秋天应注意多吃一些有健脑活血作用的食物，诸如鱼类、蛋类、豆制品、核桃仁、牛奶等等，有利调节情绪。亦可酌情饮用一些绿茶、咖啡等饮料，以改善心境。

## ★ 起居保健

### 秋季起居保健要点

1 衣着保健。秋天，由于天气多变，有寒热之异，温燥、凉燥之别，故衣服的增减要适时。秋季有时天气变化无常，即使在同一地区也会有“一天有四季、十里不同天”的情况，要保持体温恒定，就应多预备几件秋装，如夹衣、春秋衫、绒衣、薄毛衣等。

2 护肤保健。随着天气的变冷，人的肌肤一下子适应不了这种变化，血液循环变慢，皮肤干燥，容易出现细碎的皱纹，尤其是在眼睛周围。所以，秋季更要注意对皮肤的护理。

3 性保健。在性生活方面，中医性医学认为，在秋冬之令，应注意顺应自然界“春夏养阳，秋冬养阴”，主收主藏的规律，节制房事，蓄养阴精。这点对于中老年人特别重要。

## ★ 饮食调养

### 秋季养生饮食调理

#### 双耳冬菇

〔用料〕 水发银耳、木耳、冬菇各100克，精瘦肉150克，鸡汤适量，黄酒、香油、盐、淀粉各少许。

〔制作〕 将上料择好洗净放锅内，置火上，用鸡汤或精瘦肉汤爆炖熟透时，放入盐、黄酒、香油少许，再调入淀粉汁，待汤汁黏稠明亮时即可。

〔功效〕 益气、滋阴、止血。体弱消瘦、低热者及出血病患者食用尤为适宜。

### 银耳杏仁白果羹

〔用料〕 银耳100克，甜杏仁、马蹄粉各50克，白果10个，马蹄250克，冰糖适量。

〔制作〕 银耳浸透，洗净；甜杏仁、白果（去壳除心）用水浸泡3小时，洗净；马蹄粉用水调溶；冰糖打碎，马蹄去皮、洗净切小粒；把银耳、甜杏仁、白果放入滚水，锅中武火煮滚，改文火，煮3小时，依次放入冰糖马蹄粒，冰糖溶后搅入马蹄粉即成。

〔功效〕 清肺润燥、敛肺止咳，用于肺痨、肺燥之咳喘痰少、久咳无痰、肺气肿等症。

## 秋食百合解秋燥滋润肺阴

秋天是收获的季节，天高云淡，秋高气爽，非常宜人。秋季阳气收敛，阴气滋生，气候凉爽干燥，燥为秋的主气。按中医理论，秋天与人体肺脏相应，秋燥易伤肺，以致出现皮肤干裂、口干咽燥、咳嗽少痰等各种病症。加上深秋花木凋谢，叶落草枯、睹物伤感、情绪波动、心情烦躁、忧郁不乐。此时如适时调补，可以有效地减轻不适反应。

百合就是一种非常理想的解秋燥、滋润肺阴的佳品。百合质地肥厚，醇甜清香，甘美爽口。性平、味甘微苦，有润肺止咳、清心安神之功，对肺热干咳、痰中带血、肺弱气虚、肺结核咯血等症，都有良好的疗效。

此外，百合还有清热、宁心、安神的作用，可用于热病后余热未清、烦躁失眠，神志不宁，以及更年期出现的神疲乏力、食欲不振、低热失眠、心烦口渴等症状。

**★ 防病保健**

## 秋燥慢性咽炎的防治

秋天之所以要特别重视对咽喉炎的防治，是由于秋天气候多晴少雨、气候干燥。咽喉炎若在急性期得不到彻底治疗，就会成为慢性咽炎。

慢性咽炎为咽部黏膜、黏膜下及淋巴组织的弥漫性炎症，常为上呼吸道慢性炎症的一部分，为耳鼻喉科常见病。慢性咽炎的主要症状是咽部干燥而痛红、暗红，多由阴虚津伤所致，治宜滋阴清热，清利咽喉，可用麦冬3克、甘草1.5克、银花3克、乌梅3克、青果3克，以开水泡，经常服用。在饮食上应常吃绿豆饮或雪梨浆。绿豆饮以绿豆、青果、乌梅煮汤加蜜制成，宜经常服用；雪梨浆以大碗盛清冷甘泉，将梨、荸荠、白萝卜切片，浸入水中，可经常服用；或以梨、荸荠、白萝卜取汁服用。

## 秋天四防

### 秋凉防感冒

秋天气温降低，又常突然变冷，是感冒最容易流行的季节。因此，当天气较冷时要注意保温，及时添衣，若经常使用冷水洗脸洗鼻，也有助于预防感冒。

### 秋冻防过头

常言道，春捂秋冻。秋天适当地让身体经受寒冷的考验，对机体是一种锻炼，能加强人体对疾病的抵抗能力。但一旦冻过了头便事与愿违，不仅不能给身体带来好处，相反还会带来许多疾病，诸如伤风、关节炎、气管炎、消化道疾病等。老年人还会因血管收缩、血压升高而引起中风。

### 秋燥防皲裂

入秋以后，天气逐渐干燥，人的手、脚、脸面若不注意保护就会变得粗糙，皮肤弹性变小，以致产生皲裂。因此，洗脸、洗脚不宜用碱性大的肥皂，并应选用合适的护肤用品保护皮肤。

### 食果防秋痢

秋天瓜果多，带菌多，食用瓜果若不注意卫生，很容易患痢疾，使人腹痛、腹泻、呕吐。故食用瓜果应注意清洁和消毒，霉烂的瓜果不能吃，以防病从口入。

# 第四节　冬季养生

## ★ 冬季精神调养

### 冬季如何进行精神调养

严寒的冬季，朔风凛冽，阳气潜藏，阴气盛极，草木凋零，自然界的蛰虫伏藏，用冬眠状态养精蓄锐，以便为来春生机勃发做好准备。人体的阴阳消长代谢也处于相对缓慢的情形。因此，冬季养生，要着眼于“藏”。意思是说，人们在冬季要保持精神安静，要想办法控制自己的精神活动，要把神藏于内，不要暴露于外。

要使“神藏于内”，首先要加强道德修养，少私寡欲。孔子提出“仁者寿”，“大德必得其寿”，这说明养德可以养气、养神。其次，要能调摄不良情绪。人生活在世界上，总会遇到不称心的事，要学会调摄情绪，如遇事不怒，宠辱不惊。此外，亦可采取疏泄法：就是把积聚、抑郁在心中的不良情绪，通过适当的方式宣达、发泄出去，以尽快恢复心理平衡。

研究证实，人在入静后，生命活动中枢的大脑又回复到人儿童时代的大脑电波波慢状态，也就是人的衰老生化指针得到了“逆转”。经常保持思想清静，可以有效地增强抗病能力，有益身心健康。

预防方法：首先是延长光照时间，因为冬季光照时间短，是情绪抑郁的重要原因。当黑夜来临时，人体大脑松果体的褪黑素分泌增强，它能影响人的情绪，而光照可抑制此激素分泌。其次是加强体育锻炼，因为通过体育锻炼能调整肌体的自主神经功能，使过度兴奋的交感神经得以抑制。三是要多吃富含维生素C的新鲜蔬菜和水果，以及富含维生素$B_1$、$B_2$的豆类、乳类、花生、动物内脏等。因为如果维生素C和B族维生素缺乏，可影响大脑的功能和情绪。

### 调养情志动静有度

祖国医学认为，肾主水，藏精，在志为惊与恐，与冬令之气相应。《黄帝内经·素问·六节脏象论》说：“肾者主蛰，封藏之本，精之处也。”心主火，藏神，只有水火相济，心肾相交，方可神清心宁。因此，在冬月闭藏之时，应调养心肾，以保精养神。《素问·四气调神大论》指出："使志若伏若匿，若有私意，若已有得。"就是要人们避免各种干扰刺激，处于淡泊宁静状态，方可使心神安静自如，含而不露，秘而不宣，给人以愉悦之美。

由于冬季朔风凛冽，阴雪纷纷，易扰乱人体阳气，变得萎靡不振。现代医学研究表明，冬天易引发抑郁症，使人情绪低落，抑郁寡欢，懒得动弹。这就要求在情志养生方面，应做到在风和日丽的天气到外面晒太阳，坚持适度锻炼和参加丰富多彩的娱乐活动，并注意动静结合，动可健身，静可养神，体健神旺，可一扫暮气，精神振奋，充满朝气。

## ★ 起居保健

### 起居有常，心身安康

冬三月，应以敛阳护阴，养"藏"为原则。《素问·四气调神大论》指出："早卧晚起必待日光。"清代石成金在《养生镜》中告诫人们："冬三月乃水藏闭涩之时，最宜固守元阳，以养真气。"这就要求在起居方面，做到作息有时以顺乎自然规律。早睡以养人体阳气，待日出后起床以养阴气。有利于人体"阴平阳秘，精神乃治。"

在穿戴睡卧上要注意防寒保暖，张仲景在《金匮要略》中有"冬衣伸足卧，则一身俱暖"的名言，穿的内衣、棉袄、棉裤以纯棉布为宜，和暖贴身，再套上外衣，可抵御寒冷；冬季手脚易冻，外出要戴手套；鞋袜宜保暖透气、吸湿性好，鞋底要防滑，脚暖则一身皆暖和舒畅。冬季北方多睡火炕，近些年来用电热毯者日益增多，无论采取哪种，以温度适宜为好。同样，无论是用火炉、暖气或空调，室温宜18~20℃，且忌温度过高，以免内扰阳气，使之外泄，或积热于内，形成阴虚火旺，痰热淤血，至春就会发温病、时病，或诱发宿疾复来。此外，冬令养生要特别注意节制房事，以固护阴精。

### 寒冬脚的保暖

俗话说："寒从脚起"，脚离心脏最远，血液供应少且慢，再加上脚的表皮下脂肪层较薄，保温性较差，因此，脚的皮温最低，趾尖温度有时只有25℃。

足部受寒邪，势必影响内脏，可引致胃脘痛、腹泻、行经腹痛、月经不调、阳痿、腰腿痛等病症。尤其是脚还与上呼吸道黏膜之间的神经有着密切的联系，一旦脚部受凉，会引起黏膜的毛细血管收缩，造成血流量减少，抗病能力下降，从而引致上呼吸道感染。

由上可知，人们必须重视在寒冬对脚的保健，具体措施是：冬季鞋袜的尺寸要稍大些，脚与鞋之间应有空隙，也就是利用空气的隔热作用，增强保暖性。鞋底要适当增厚，因为鞋底厚则鞋的防寒性能好。在冰天雪地里工作的人，应穿带毛的高腰皮鞋或长筒皮靴。对于好生冻疮的人应及早穿棉鞋，汗脚的人宜选用透气较好的棉鞋和棉线袜。当袜子和鞋垫汗湿后，要及时烤干，棉鞋内也应常烘晒。鞋袜干燥，方能保持保暖性。

## 冬季勤开窗有利身体健康

寒凝大地，冷气袭人，有些人为了防寒保暖，不注意打开门窗，致使室内长期得不到更新换气。有些家庭为了节煤，甚至把煤炉也搬进了卧室，一边取暖，一边做饭、炒菜，这种做法很不好。

开窗可让阳光照进室内，借紫外线杀菌。从卫生角度来说，冷天还是应该定时开窗换气，使室内保持一定量的新鲜空气，正在密闭的会议室里开长会，并且吸烟的人又很多时，尤应注意。

应轮换打开门窗通风换气，由于冷空气比热空气重，故宜将进风口置于低处，出风口置于稍高处。为此，北边窗户高度应比南边窗户高度略低一些，这样有利于空气的对流交换。而对那些自然通风条件差的房间，可用电风扇机械通风。

### ★ 饮食调养

## 冬季怎样进行饮食调养

中医认为冬季在饮食调养方面，应少食咸，多吃点苦味的食物，道理是冬季为肾经旺盛之时，而肾主咸，心主苦，从五行理论来说，咸胜苦、肾水克心火。若咸味吃多了，就会使本来就偏亢的肾水更亢，从而使心阳的力量减弱，所以应多食些苦味的食物，以助心阳，这样就能抗御过亢的肾水。

冬季饮食切忌黏硬、生冷食物，因为此类食物属阴，易使脾胃之阳受损。但有些冷食对某些人亦可食，如脏腑热盛上火或发烧时。比如：上焦蕴热上火，症状为舌尖红赤、苔黄、多见于风热型感冒、咽喉炎、扁桃体炎或心火上升等情况；中焦热盛上火；症状为尿黄赤、量少、便秘燥结、喜冷饮、苔黄厚；下焦热盛化火，多见于患有肾盂肾炎、膀胱炎、尿道炎等泌尿系统感染，舌根部质红、苔黄厚。在上述情况下，均可适当进饮冷食，冰淇淋、汽水、果冻、果汁露等均含有丰富的营养，并有清热，化滞通燥、通便、利尿、解毒和改善人体新陈代谢功能。但须注意的是，每次吃冷食不宜过多、过量，以防损伤脾胃。

## 药粥与冬季养生

冬季天寒地冻，阳气闭藏，人体吸收功能较好，正是进补的大好时机。而药粥由于易于吸收，特别适合老人、大病初愈者等脾胃功能较差的人服用。中医认为，冬气应肾脏，故应服用温补肾脏的药物。下面列举几例冬季常用的药粥方，供大家选用。

### 人参粥

〔用料〕 取人参3克，粳米100克，冰糖少许。

〔制作〕 将人参打碎或切片，与洗净后的粳米共同放入锅内，加清水适量，同煮成粥。最后将熬成汁的冰糖加入粥中，搅匀即成。

〔功效〕 本粥具有益元气、补五脏、提神益智的功效，适合年老体弱、短气乏力、失眠健忘者服用。

### 胡桃粥

〔用料〕 取胡桃肉10个，粳米100克。

〔制作〕 先将胡桃肉捣碎，粳米淘洗干净，共同放入锅内，加清水适量。用大火煮沸后，改用文火熬至成粥。

〔功效〕 本粥具有补肾、益肺、润肠的功效，适于肾亏腰痛、肺虚久咳、慢性便秘（虚证）者服用。

## 羊肉粥

〔用料〕 取鲜羊肉100克，粳米100克，调味品适量（盐、葱、姜等）。

〔制作〕 羊肉洗净切片，葱、姜切成碎块备用。将粳米淘洗干净，同羊肉及调味品一同放入锅内，加清水适量，先用大火煮沸，再用文火熬至粥成。

〔功效〕 本粥具有益气血、暖脾胃、添精补髓的作用，适于阳气不足、气血亏损、腰膝酸软者服用。

## ★ 防病保健

### 脑血栓病的预防

对于老年人来说，在冷空气侵袭的日子里，由于气温骤变，应当特别注意预防脑血栓。原因是，在气温突降时，老年人的活动大多会有所减少，使体内血流速度迅速减慢，再加上原有的脑血管粥样硬化，血液黏稠度高等原因，易促进血栓形成而使脑血管部分阻塞，从而引起口眼歪斜，语言障碍及肢体功能不全等症状。

另外，老年人的抵抗力大多较一般人为弱，气温突变常易引起感冒、腹泻等病症，而使机体疲劳、心脏功能降低，全身血容量减少还会直接影响血流速度及血液黏稠度。

综上所述，在寒潮来临之时，老年人除了应注意保暖之外，尚需维持正常而有规律的生活，切不可因寒冷而贪眠，并最好在室内做些体育活动。若患点小病，也要积极治疗，以免因此而酿成大病。

### 青光眼的预防

青光眼是一种致盲眼病、其致盲率约占盲人的20%。因为严冬和酷暑是青光眼高发季节，尤以最冷月份发病率最高，故在严寒的冬天要注意对青光眼的预防。办法如下。

1 保持稳定的乐观情绪，避免精神紧张和过分的兴奋，这是因为患者长期忧虑、惊恐、愤怒等情绪波动乃是青光眼发作的诱因。

2 起居有常、生活有节、保证充足睡眠，不在黑暗处久留，防止瞳孔扩张，引起眼压升高。

3 适度参加户外的文体活动，因为这样可增加眼底血管氧气的供应，减少血液中二氧化碳的堆积，避免眼压升高。

4 禁忌长期低头伏案工作，防止眼部淤血。

5 保持大便通畅，忌食刺激性食物，多吃富有营养而易消化的食物，不喝浓茶与咖啡等兴奋饮料。

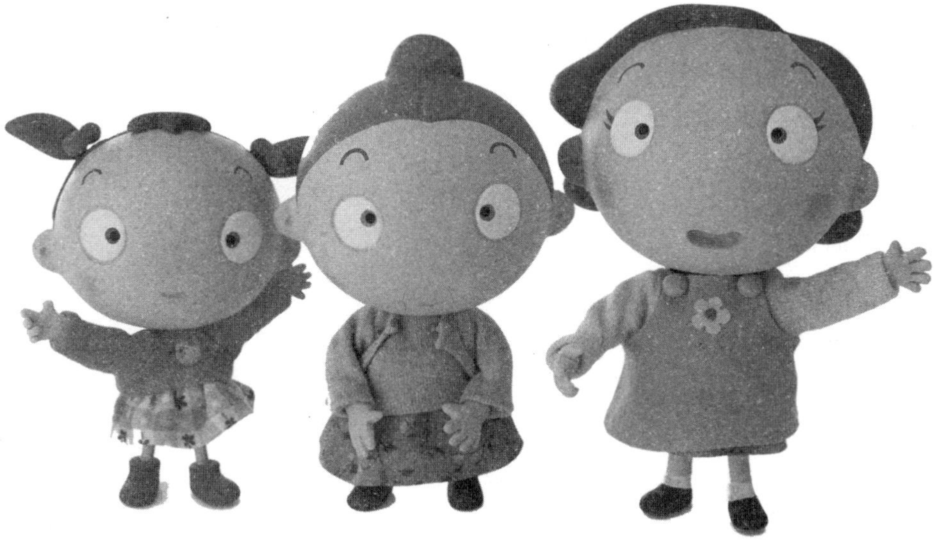

# 第十章　睡眠养生

——休息好，身体好

## 第一节　睡眠的意义和时间

### 睡眠的生理意义

睡眠的生理意义主要有以下几点。

1 睡眠能促进人体生长发育。据研究，促使人体生长发育的“生长素”，只有在睡眠时才大量分泌。所以，儿童的生长速度在睡时要比醒时快3倍，俗话说：“能睡的孩子长得快”，就是这个道理。故要使儿童身高增长，就应当保证睡眠够时间和质量。过去认为老人瞌睡少，这是误解，最能睡的老人才有希望登上寿山。因为老人的生理机能减退，易疲劳，更应多睡。

2 睡眠能消除疲劳、恢复体力。“积劳成疾”不只是一句成语，而且反映了生活经验和医学上的事实。疲劳通常与各种劳动（体力、脑力）的强度、速度及持续的时间有关，速度越快、强度越大、疲劳出现越早，持续时间越长越容易疲劳，疲劳是机体生理功能将接近最高限度的信号，这时非常需要适当休息，而最好的休息方式是睡眠。因为睡眠时，人体一方面把体内蓄积的代谢废物和二氧化碳、尿素等分解排泄出去，另一方面又使自身获得充分的休息。

3 睡眠能保护脑力，使精力充沛。因为睡眠对人的神经系统来说，是一种不可缺少的保护性措施。睡眠和清醒交替进行，是正常生理过程的必要转换，没有这种交替转换人就会发生疾病。

如上所述，睡眠时人体处于相对静止状态，人体大多数功能降低，合成代谢大于分解代谢，有利于营养供给，弥补损耗，储存能量，解除疲劳。人体大脑的皮质细胞具有高度的反应性和复杂的功能活动，它需要丰富的营养，但本身又缺乏储备营养物质的能力，所以特别脆弱。而睡眠能保护大脑皮质的神经细胞，维护皮质这种高度分化的组织功能，有利于防止大脑遭受严重的损伤。

### 睡眠的时间

成年人只要7~8小时就够了；60岁以上的老年人应相应延长睡眠时间，60~70岁老人每天应睡9小时，70~90岁的老人每天应睡10小时以上，不同年龄所需的睡眠时间也不是绝对的，如病人或病愈不久的人，睡眠时间就需要长一些，睡眠质量高，比长时间的浅睡效果好。

有人或许会问，睡眠时间少了不好，那么多了是否与健康有利？回答是：睡得多了非但无益，反而有害。因为睡眠过久可使大脑睡眠中枢负担过重，其程度和思维过度造成思维中枢负担过重一样，使大脑昏昏沉沉，影响大脑正常工作所需的兴奋水平。“久卧伤气”是很有道理的，因为久卧可造成气血流通不畅，机体的新陈代谢水平低下，体内各个器官的生理功能得不到充分的发挥而导致肌肉萎缩，脑力衰退，或痰湿内生等症。

## 第二节　睡眠的质量

### 睡眠的质量

睡眠的好坏，除与时间有关外，还取决于睡眠的质量。所谓睡眠的质量，包括睡眠的深度和快波睡眠占整夜睡眠的比例。

何谓睡眠的深度呢？是说正常的睡眠要求慢波睡眠的中睡和深睡，即3、4期的时间长些，因为这两期睡眠最有利于全身功能的恢复，使人体获得充分的休息。实验证明，大凡在慢波睡波的浅睡或中睡期醒来的人，几乎都否认刚才已经睡着觉了；在深睡期醒来的人，大多数也只是感到迷迷糊糊地睡了片刻；唯有在快波睡眠中醒来的人，才承认自己已睡着觉了，不过其中80%的人都述说正在做梦。至于快波睡眠，其所占的比例对睡眠质量来说，也至关重要。有人对志愿者做过一个实验，当受试者一出现异相睡眠迹象时，立即把他唤醒，这样一连几个夜晚，受试者就出现了焦虑不安、思想涣散等症状，与持续不眠者的情况相似。一般认为，快波睡眠占总睡眠时间的百分比，成年为18.9%~22%、老年为15%。

若达不到睡眠“深度”和“比例”这两项要求，即使时间睡够了，也会反复醒来，乱梦纷纭，醒后仍不解乏，呵欠不断，精神不振，注意力不集中，行为能力下降。由此可知，好的睡眠，既取决于睡眠的时间，也取决于睡眠的质量。

## 第三节　睡眠环境

### 睡床的摆放位置

人生约有1/3的时间是在睡床上度过的，要保证良好的睡眠，除了睡床舒适以外，睡床的摆放也很有讲究。

不宜靠近家电：家电工作时会产生电磁波、辐射，对人体健康有不良影响。如果空调靠近床头，产生的气流也会影响睡眠质量。

不宜太靠近窗户：近窗户处温差变化大，如果开窗睡觉，很容易因伤风感冒而发生头昏脑胀。

不宜靠墙角放置：靠墙角放置不但上下不便，而且空气不易流通，被褥容易受潮，夏季使人感到闷热。

床的摆放位置最好是床头靠墙，两侧留出活动通道，上床下床、铺床叠被都很方便，被褥吸收的潮气也容易散发。除了放床和床头柜外，卧室里最好别再放其他家具，洁净、宽敞的感觉有助于坦然入睡。反之，杂物拥塞，空间狭小，会使人有闭塞郁闷之感，不利于睡眠。

### 判断是否该换枕头的简便自查标准

1 在没有其他身体疾病的情况下，晨起后常常觉得颈部麻木酸胀。

2 枕头已失去弹性，需要拍打好一阵才能使其恢复一些弹性。

3 在好不容易调整完枕头之后，它又迅速回复扁平。

4 枕头有结块、凹凸不平的现象，且填充物有受潮的异味。

## 千万不能常洗枕套而不洗枕头

有人会定期清洗枕套，却从来不清洗枕头。因为很多人认为枕套足以保护枕头，只要按时清洗枕套就可保持枕头的干净卫生。其实不然，睡觉时我们不经意流出的口水、分泌的汗液等都会渗透到枕头里面，滋生细菌，引发过敏与疾病，所以最好每3~6个月清洗一次枕头。

## 枕头多高才合适

通常情况下，枕头的适宜高度，以10~15厘米较为合适，但具体尺寸还要因每个人的生理特征，尤其是颈部生理弧度而定。肩宽体胖者枕头可略高一些，而瘦小的人则可稍低些。

睡眠习惯对于确定枕头的高度也有影响，习惯仰睡的人，其枕头高度应以压缩后与自己的拳头高度（握拳虎口向上的高度为拳高标准）相等为宜；而习惯侧睡的人，其枕头高度应以压缩后与自己的一侧肩宽高度一致为宜。当然，无论仰睡、侧睡都能保持颈部正常生理弧度的枕头是最理想的。

## 枕头软硬度要合适

枕头应该选择稍微柔软些，但又不失一定硬度的类型，一方面可以减少枕头和头皮之间的压强，另一方面又保持了不均匀的压强，使血液可从压力较小的地方通过。枕头只要稍有弹性即可，弹性过大会造成颈部肌肉疲劳和损伤。

## 睡觉的诀窍

1 姿势以侧卧和仰卧为好。仰卧和侧卧，使呼吸道通畅，胸腹部不受任何压力，四肢肌肉易于放松。目前有研究认为，左侧卧位也不至于压迫心脏，故不必拘泥于右侧而卧。

2 枕头的选择。枕头不宜太硬，太硬的枕头会使头颈部血流不畅，影响睡眠，如木枕、竹枕等不利于健康。枕头宜凉不宜热，睡觉时头部不宜太暖，太暖可能出现颜面浮肿等症状。中医主张以夜明砂、菊花或桑叶等凉性中药来填充枕头，既可利于睡眠，又有保健作用，醒后头脑清醒，精神饱满。枕头高低要适度，太高则使颈椎处于过度弯曲状态，久而久之，会影响脊柱健康，而且会导致落枕、打鼾、呼吸不畅等；太低则醒后易感头昏脑胀。

3 床不宜过软。木板床上垫棉褥可使脊柱基本保持正常弯曲度，尤其对老年人或患有慢性腰背痛、腰椎间盘突出症、坐骨神经痛、骨质增生的病人有一定的治疗意义。

4 被子厚薄要适宜。盖被厚薄，应根据地区、气候、个人习惯来决定，但不宜过厚过暖，否则会使体内热量丧失过多，呼吸加速，使人感到咽喉、口鼻干燥。盖得太薄不暖和，肌肉不能充分放松，影响睡眠深度，脑力和体力不易恢复，另外也使尿量增加，尿次增多，影响睡眠。

# 第四节　睡眠须知

## 老人睡眠十二忌

人到老年，睡眠的时间少了。不少老年人都认为睡觉不像年轻时对自己那么重要了。其实这是一个错误观念，充足高效的睡眠，对老年人的健康更为重要。

老年人每天至少应该睡上8小时。在睡眠的准备、姿势和习惯方面还要注意有以下几种忌讳。

**忌临睡前吃东西：**人进入睡眠状态后，机体部分活动节奏放慢，进入休息状态。如果临睡前吃东西，肠胃等又要忙碌起来，这样加重了它们的负担，身体其他部分也无法得到良好休息，不但影响入睡，还有损健康。

**忌睡前用脑过度：**晚上如有工作和学习的习惯，要把较伤脑筋的事先做完，临睡前则做些较轻松的事，使脑子放松，这样便容易入睡。否则，大脑处于兴奋状态，即使躺在床上也难以入睡，时间长了，还容易失眠。

**忌睡前情绪激动：**人的喜怒哀乐都容易引起神经中枢的兴奋或紊乱，使人难以入睡，甚至造成失眠。因此，睡前要尽量避免大喜大怒或忧思恼怒，使情绪平稳。

**忌睡前说话：**因为说话容易使大脑兴奋，思想活跃，从而影响睡眠。

**忌睡前饮浓茶、喝咖啡：**浓茶、咖啡属刺激性饮料，含有能使人精神处于亢奋状态的咖啡因等物质，睡前喝了易造成入睡困难。

**忌仰面睡觉：**睡的姿势，以向右侧身而卧为最好，这样全身骨骼、肌肉都处于自然放松状态，容易入睡，也容易消除疲劳。仰卧则使全身骨骼、肌肉仍处于紧张状态，不利于消除疲劳，而且还容易造成因手搭胸部而产生恶梦，影响睡眠质量。

**忌张口睡觉：**张口入睡，空气中的病毒和细菌容易乘虚而入，造成病从口入，而且也容易使肺部和胃部受到冷空气和灰尘的刺激，引起疾病。

**忌蒙头睡觉：**老人怕冷，尤其是冬天，喜欢蒙头睡觉。这样，因大量吸入自己呼出的二氧化碳，而又缺乏必要的氧气补充，对身体极为不利。

**忌久卧不起：**中医认为久卧伤气，睡眠太多会出现头昏无力，精神萎靡，食欲减退。

**忌迎风睡觉：**房间要保持空气流通，但不要让风直接吹到身上。因为人睡熟后，身体对外界环境的适应能力降低，如果迎风而睡，时间长了，冷空气就会从毛细管侵入，引起感冒风寒等疾病。

**忌眼对灯光睡觉：**人睡着时，眼睛虽然闭着，但仍能感觉光亮。对着光亮而睡。容易使人心神不安，难以入睡，而且即使睡着也容易惊醒。

**忌靠着火炉或暖气睡：**这样做，人体过热，容易引起疖疮等热症。另外，夜间因大小便起床时，离开温暖的环境也容易受凉感冒。

## 冠心病睡眠四注意

得了冠心病，科学睡眠最重要，睡眠时只有注意了以下4个方面，才能有效预防心绞痛、心肌梗死的发生。

## 注意睡前保健

晚餐应清淡，食量也不宜多，宜吃易消化的食物，并配些汤类，不要怕夜间多尿而不敢饮水，进水量不足，可使夜间血液黏稠；睡前娱乐活动要有节制，看电视也应控制好时间，不要看内容过于刺激的节目，否则会影响睡眠；按时就寝，养成上床前用温水烫脚的习惯，然后按摩双足心，促进血液循环，有利于解除一天的疲乏。

## 注意睡眠体位

冠心病人宜采用头高脚低右侧卧位。冠心病人采用右侧卧位睡眠时，全身肌肉松弛，呼吸通畅，心脏不受压迫，并能确保全身在睡眠状态下所需的氧气供给，有利于大脑得到充分休息，减少心绞痛的发生。睡眠时头高脚低，减少回心血量，也可大大减轻心脏负荷，有利于心脏“休息”。冠心病人若病情严重，已出现心衰，则宜采用半卧位，以减轻呼吸困难，避免左侧卧或俯卧。

## 注意晨醒时刻

清晨是冠心病患者心绞痛、心肌梗死的多发时刻，而最危险的时刻是刚醒来的一刹那。因此，早晨醒来的第一件事不是仓促穿衣，而是仰卧5~10分钟，进行心前区和头部的按摩，做深呼吸、打哈欠、伸懒腰、活动四肢，然后慢慢坐起，再缓缓下床，慢慢穿衣。起床后及时喝一杯开水，以稀释因睡眠失水而变稠的血液，加速血液循环，可最大限度防止心脏病猝发。

## 注意午睡健康

医学专家通过实验发现，每天午睡30分钟可使冠心病人的心绞痛发病率下降30%。所以冠心病患者必须午睡。午睡更要注意姿势，有些患有冠心病的老年人习惯坐着打盹，这是很不可取的，这种姿势会压迫胸部，影响呼吸，使患病的心脏负荷加重，且会引起脑部缺血。

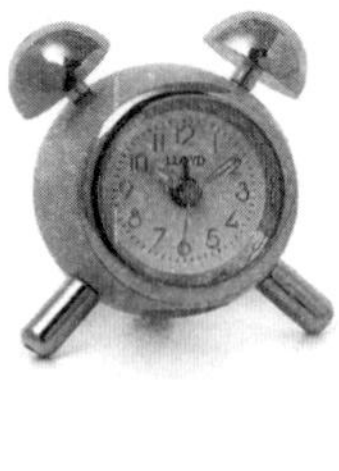

# 第五节 失眠防治

## 中老年人失眠的原因

中老年人失眠由多种原因引起，首先要分析一下失眠的原因。年龄逐渐大了，睡眠需要的时间少，常常由于无聊而早早睡觉，清早醒来又想东思西，难以再度入眠，白天又没有很多需要干的事情，所以往往睡得过多，夜里所需睡眠时间就缩短了。对于这种情况，主要的是给予生活指导，说明老年人睡眠的特点，要使老年人保持有规律的生活，白天干些力所能及的家务和健体活动，如旅行、下棋、画画、看书、看电视等，保持一定程度的神经紧张度，吃过晚饭，也不要睡得太早，要了解到过多的休息和睡眠对于中老年人的身心健康都不利，相反会加速衰老的进程。现代科学研究认为，即使已经发生了老年性痴呆疾病，也主张调动他的残留功能进行锻炼。

失眠还可以发生在有抑郁性疾病或躯体疾病的情况下，老年经常与多病相伴，都会影响到老年人的心理功能，躯体内感不适如心悸、胸闷、胃肠不适、排尿困难等都会影响到人的情绪，也会影响睡眠。中老年人特别是老年人常有情绪抑郁、焦虑及疑病症状，如心境不快，多思多虑，好回忆往事，担忧自己今后的生活和健康。对于身体上的一些感觉也特别敏感，胃口不好想到可能得了肝炎；胃里不舒服就担心得胃癌，等等。总之，对于一般人来说并不显得很重要的躯体不适，对于老年人却可能成了疾病的包袱，大便不通就不敢进食，怕“只进不出”会塞死，这些表现称为疑病症状，上面各种症状表现都可以出现在老年期抑郁症时。这是一种在老年期并不少见的精神疾病，严重时还会有自杀行为。失眠常是这种疾病的早期和发病期的症状之一。遇到这种情况，我们千万不能简单从事，有身体疾病的找医生去医治，如果是属于上面所说的抑郁症，那么就应该及时找精神科医生诊断，不要随便使用安眠药，否则会误事的。

## 老年人服安眠药要小心

对一般性失眠如何使用安眠药的问题，这里并不准备介绍用些什么药，主要是谈谈使用时应注意的一些问题。老年人胃肠对药物的吸收较慢，吸收后在体内的代谢过程也进行得较慢，容易在身体内积累。以最常用的安定之类药物来说，据研究发现，如硝基安定一般的半衰期（指药物在身体内的浓度从最高值下降一半所需的时间）为24小时，老人其半衰期更长；肾脏的排出功能随着年龄增大而减弱。老年人生理变化服用安眠药后出现作用较迟，维持的时间较长，加上老年人对于药物的敏感性较高，所以用与青年人同样的药量，在老年人身上会出现很大的反应，这一特点在应用其他类药物时固然存在，在用治疗精神病的药和安眠药时更加突出，所以药量上就应该用得少些，特别在开始时，一般应相当于青年人的1/3或1/2。不要连着用，因为大多数的安眠药容易成瘾，老年人更是如此。还有一点要注意的，老年人记性不好，听觉又差，眼睛又花，服什么药，什么时候用药要听得很清楚，最好别人代为照顾，这样不会吃错药或者多吃药，这些对老年人来说都是很危险的。

## 抗失眠十大良方

失眠，不会令人死亡，但是使人非常不好受。估计，20%的人睡眠不好，以下是十一种达到良好睡眠的方法，或许有一种适合你，你不必再数绵羊了。

避免刺激物。包括尼古丁和咖啡因。除了咖啡和茶外，可可、可乐汽水、巧克力、止痛的成药等均含咖啡因。妨碍睡眠的药物包括：高血压药、抗哮喘药。吃加味精的食物，会引起睡眠问题；强烈的运动和繁重的工作，也要避免；唯一有利睡眠的刺激而强烈的活动，是性爱，不过它作用于男性的效用较佳。

饮少量酒助睡眠。但是，切勿过量。饮酒多虽然可助你入睡，但大多数时候在几小时内会使你醒来，因为饮酒多对脑的睡眠节律产生扰乱的影响。

♨ 饮些以牛奶和麦片为主要成分的饮料，有助睡眠。这样的饮料中含氨基酸色氨酸，它在脑部转化为引起睡眠的化学物质血清素。

♨ 一些失眠者发觉，在睡前服1 000至1 500毫克的色氨酸胶囊，有助睡眠。另一些失眠者报告，肌醇（复合维生素B的一部分）有用，或者单独服用，或者结合500毫克的维生素C和微量的维生素$B_6$服用。服用1 000至1 500毫克的钙和200至500毫克的镁亦可。

♨ 饮蔬果混合饮料有利睡眠。西红柿、花椰菜、胡萝卜、菠菜、芦笋、黑莓等混合榨成的汁，有助入睡，因其中含维生素$B_6$、镁、钙和叶酸。试验表明，这些物质易引起睡眠。

虽然食物有助睡眠，但是，约10%的人有食物不耐的症状之一，是失眠，通常伴发醒来困难，然后整个上午感到不适。如果你有这样的现象，向专家咨询应付的方法。

♨ 一些人患失眠系因低血糖引起。矛盾的是，这通常由食用太多的糖引起。糖太多导致血液中的胰岛素涌现，因此，血糖下降。症状包括：心怦怦跳、忧虑。如果你多次有这样的症状，晚上吃一碗浓的麦片粥、吃一块卷饼也有用。专家认为，吃这样的食物有镇静的作用。

♨ 莴苣和芹菜具有柔和的镇静作用，两种蔬菜中有微量的镇静化学物质。专家认为，薰衣草、蛇麻草（以上二者可服用或置于枕下）、茴香籽、香黄菊、三金花、茴香、牙买加山茱萸、酸橙、西番莲、拔地麻等，均有镇静作用。

♨ 精油有助睡眠。主要有：罗勒油、佛手柑樟脑油、春黄菊油、柏树油、乳香油、草叶油、茉莉油、桧油、薰衣草油、橘皮油、牛至油、蜜蜂花油、长春花油、橙花油、玫瑰油、檀油、百里香油、香根草油等。不同的人喜欢不同的芳香，因此，要选择自己喜好的芳香油。睡前，在枕上滴数滴，有良好的助睡眠作用。5滴春黄菊油、3滴香根草油、2滴蜜蜂花油共加至温浴水中，浸泡后，助眠作用大。

♨ 逐渐转慢的音频录音带，可在夜间帮助脑波平静下来。床头灯用蓝色的灯泡，也有助眠作用。耳塞、眼罩也有用。玫瑰红石英和紫水晶，被认为可消除大气产生的负振动和负能，有镇静的作用。

♨ 黄昏时，避免争吵。藏在心内的怒气会影响睡眠，因此，最好在睡前好好交谈，消除怒气。如果不可能交谈，你只好求助捶击枕头的消怒法。你用力捶击那无助的枕头，同时疯狂地喊叫，直至疲倦为止。此后，你可能慢慢入睡。

有时，失眠由疾病引起，只有治好疾病，才可解决失眠的问题。惊厥可引起失眠，如接受激素补充治疗，会使失眠加重。情绪低沉、心脏疾病、哮喘、间歇和慢性疼痛，均可引起失眠。向医生咨询是必要的。睡前轻松散步、冥想、催眠或作瑜伽术，都有助眠的作用。

## 自我催眠法

夜深人静，仍然辗转反侧，难以入睡，脑海中塞满了白天发生的各种事情。对此，专家研究出了几种自我催眠的方法，遇到失眠时，不妨试用一下。

1 仰卧在床上，手脚舒适地伸展放平，闭上眼睛，作1分钟缓慢的深呼吸，幻想自己身处一个远离世俗的世外桃源。

2 幻想前面是绿色的山头与辽阔的草原，清风徐徐吹来，令人有说不出来的舒畅感觉。进而放慢呼吸节奏，会感到像飘浮于半空之中，身轻如燕，此时开始陷于昏睡状态。

3 幻想仰卧在一个水清沙白的海滩上，沙细而柔软，浑身暖洋洋的，耳边响起一阵阵美妙的涛声，愁烦全然忘记，只让蓝天碧海洗涤身心，闭上眼睛安然躺在大自然的怀抱中，慢慢地睡着了。

4 如果觉得有一股怨气积聚在胸中，就从心里幻想那正是一切烦恼储存的仓库。然后深深地吸一口气，再长长地呼出，紧接着是几下呼气。不断重复这个动作，使假设的愁闷也随着呼出的空气而消散殆尽。

5 幻想眼前正是日落西山的景象，在心中响起一阵悦耳的笛子声，心思被带至遥远的地方，呼吸变得又长又漫，好像慢慢地往谷底下沉，从而进入梦乡。

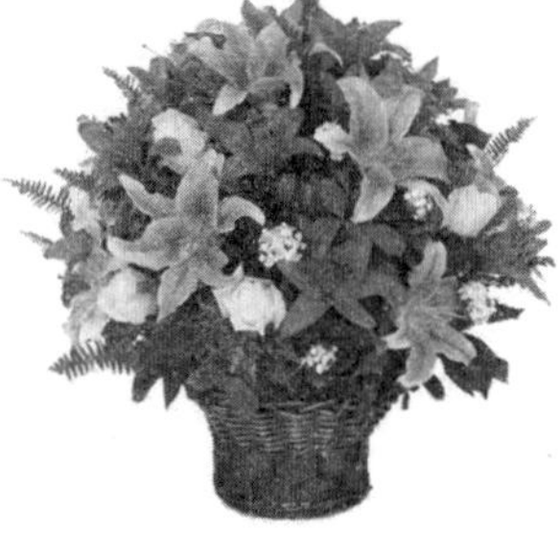

# 第十一章 体质养生

——健康是长寿的“本钱”

## 第一节 体质分类与养生

### 体质是什么

中医一贯重视对体质的研究，早在两千多年前成书的《黄帝内经》里，就对体质学说进行了深入的探讨。人们的养生保健亦与体质有密切关系，如同样的致病条件，有的人继而生病，有的人却安然无恙，而既病之后，病的症候又很不相同。这正像吴德汉在《医理辑要·锦囊觉后篇》中说的：“要知易风为病者，表气素虚；易寒为病者，阳气素弱；易热为病者，阴气素衰；易伤食者，脾胃必亏；易劳伤者，中气必损。”从而说明体质决定着对某些致病因素的易感性，这就为因人摄生提供了重要的理论根据。

### 体质的分类

先天禀赋有强弱，饮食气味有厚薄，方位地势有差异，贫富贵贱苦乐各不相同，从而导致了个体差异。因此，中医非常重视对不同人体特征进行分析，从多方面对体质进行分类。

#### 阴阳五行分类

《灵枢·阴阳二十五人》根据人的体形、性格特征、对季节的适应能力等将体质分为木、火、土、金、水五大类型。每类型再比类于古代乐谱，分角、徵、宫、商、羽五小型，共二十五型。本法强调对季节的适应能力为体质分类的依据之一。这种分类揭示了人体的不同生理特征，从而可以提高防治措施的针对性。如原文曰："火型之人……急心，不寿暴死"，说明体质对寿命的长短有一定的影响，这对进一步探讨体质与寿命的关系，研究衰老的原因，有一定的启发作用。

## 阴阳太少分类

这种体质分类，是根据人体的阴阳多少，并结合体态、性格特征进行分类的。《灵枢·通天》认为，人体阴阳有盛阴、多阴少阳、多阳少阴、盛阳、阴阳和平之分，从而将人体分为太阴之人、为阴之人、太阳之人、少阳之人、阴阳和平之人五类。这种分类与巴甫洛夫根据高级神经类型的分类颇有相似之处。如太阳之人，相似巴氏的强而不均衡型；太阴之人，相似巴氏的弱型之人；少阳之人、阴阳和平之人相似巴氏的强而均衡型。

## 体型肥瘦分类

这是以体型特征为主，结合气血状态进行体质分类的。《灵枢·逆顺肥瘦》，将人体分为肥人、瘦人、肥瘦适中人三型。《灵枢·卫气失常》则将肥胖之人又分为膏型、脂型、肉型。由于人到老年形肥体胖者较多，所以本法可以说是最早的关于老年人体质的分型方法。

## 形志苦乐分类

形，指形体；志，是指精神。如果形体与精神相互依存，统一协调，人体的生命活动就能正常进行。正如《素问·上古天真论》云："故能形与神俱，而尽终其天年，度百岁乃去。"若劳逸失调，喜乐失宜，形体和神志遭受苦乐等致病因素的损伤，破坏了二者的协调，就会产生疾病。据此，《素问·血气形志篇》提出了形乐志苦，形乐志乐，形苦志乐，形苦志苦，形数惊恐"五形志"问题。原文曰："形乐志苦，病生于脉，治之以灸刺；形乐志乐，病生于肉，治之以针灸；形苦志乐，病生于筋，治之以熨引；形苦志苦，病生于咽嗌，治之以百药；形数惊恐，经络不通，病生于不仁，治之以按摩醪药，是谓五形志也"。这里清楚地论述了由于形志苦乐的不同，发病也不同，并且提出了五种不同的治疗原则。

## 禀性勇怯分类

人体脏气有强弱之分，禀性有勇怯之异。《灵枢·论勇》根据人之不同禀性，再结合体态、生理特征，将人体分为两类：心胆肝功能旺盛，形体健壮者，多为勇敢之体；心肝胆功能衰减，体质孱弱者，多系怯弱之人。这样分类有利于分析病机，诊断疾病。

# 不同体质的养生

中医认为，根据临床上的症候表现、脉象、舌苔，主要有以下八种体质：阴虚体质、阳虚体质、气虚体质、血虚体质、阳盛体质、血淤体质、痰湿体质、气郁体质，其具体养生方法如下。

## 阴虚体质养生法

### 体质特点

形体消瘦、面色潮红、口燥咽干、心中时烦、手足心热、少眠、便干、尿黄、不耐春夏、多喜冷饮、脉细数、舌红少苔。若患病则上述诸症更加明显，或伴有干咳少痰、潮热盗汗（肺阴虚）；或心悸健忘、失眠多梦（心阴虚）；或腰酸背痛、眩晕耳鸣、男子遗精、女子月经量少（肾阴虚）；或胁痛、视物昏花（肝阴虚）。

### 养生原则

补阴清热，滋养肝肾，阴虚体质者关键在补阴；五脏之中，肝藏血，肾藏精，同居下焦，所以，以滋养肝肾二脏为要。

### 养生方法

**精神调养**：此体质之人性情较急躁，常常心烦易怒，这是阴虚火旺，火扰神明之故，故应遵循《黄帝内经》中"恬淡虚无""精神内守"之养神大法。平素在工作中，对非原则性问题，少与人争，以减少激怒，要少参加争胜负的文娱活动。

**环境调摄**：此种人形多瘦小，而瘦人多火，常手足心热，口咽干燥，畏热喜凉，冬寒易过，夏热难受，故在炎热的夏季应注意避暑。

**饮食调养**：应保阴潜阳，宜清淡，远肥腻厚味、燥烈之品；可多吃些芝麻、糯米、蜂蜜、乳品、甘蔗、鱼类等清淡食物，对于葱、姜、蒜、韭、薤、椒等辛味之品则应少吃。

**节制性欲：**因为精属阴，阴虚者当护阴，而性生活太过可伤精，应节制性生活。

**药物治疗：**肺阴虚者，宜服百合固金汤；心阴虚者，宜服天王补心丸；肾阴虚者，宜服六味地黄丸；肝阴虚者，宜服一贯煎；其他滋阴生津中药女贞子、山茱萸、旱莲子亦可选用。

## 阳虚体质养生法

### 体质特点

形体白胖或面色淡白无华、平素怕寒喜暖、四肢倦怠、小便清长、大便时稀、唇淡口和、常自汗出、脉沉乏力、舌淡胖。其人患病则易从寒化、可见畏寒蜷卧、四肢厥冷或腹中绵绵作痛、喜温喜按；或身面浮肿、小便不利；或腰脊冷痛、下利清谷；或阳痿滑精、宫寒不孕；或胸背彻痛、咳喘心悸；或夜尿频多、小便失禁。

### 养生原则

祛阳法寒，温补脾肾，因为阳虚者关键在补阳。五脏之中，肾为一身的阳气之根，脾为阳气生化之源，故当着重补之。

### 养生方法

**精神调养：**《黄帝内经》中说："肝气虚则恐"，意思是肝脏功能差的人，容易恐惧，又指出："心气虚则悲"，这是说心脏功能低下者精神上易出现悲哀的情绪。中医认为，阳虚是气虚的进一步发展，故而阳气不足者常表现出情绪不佳，易于悲哀，故必须加强精神调养，要善于调节自己的情感，去忧悲、防惊恐、和喜怒、消除不良情绪的影响。

**环境调摄：**此种体质多形寒肢冷，喜暖怕凉，耐春夏不耐秋冬，故阳虚体质者尤应重环境调摄，提高人体抵抗力。有人指出，若在夏季进行20~30次日光浴，每次15~20分钟，所得的紫外线将能使用一年。对于年老及体弱之人，夏季不要在外露宿，不要让电扇直吹，亦不要在树荫下停留过久。

**加强体育锻炼：**因为"动则生阳"，春夏秋冬，每天进行1~2次，具体项目因体力而定。

**饮食调养：**多食有壮阳作用的食品，如羊肉、狗肉、鹿肉、鸡肉，根据“春夏养阳”的法则，夏日三伏，每伏可食羊肉附子汤一次，配合天地阳旺之时，以壮人体之阳。

**药物治疗：**偏心阳虚者，宜用桂枝加附子汤；偏脾阳虚者，选理中汤；偏肾阳虚者，宜服金匾肾气丸。

## 气虚体质养生法

### 体质特点

形体消瘦或偏胖，体倦乏力，面色苍白，语声低怯，常自汗出，且动则尤甚，心悸食少，舌淡苔白，脉虚弱，是其基本特征。若患病则诸症加重，或伴有气短懒言、咳喘无力；或食少腹胀、大便溏泄；或脱肛、子宫脱垂；或心悸怔忡、精神疲惫；或腰膝酸软、小便频多，男子滑精早泄、女子白带清稀。

### 养生原则

补气养气，因肺主一身之气，肾藏元气，脾胃为“气生化之源”，故脾、胃、肺、肾皆当温补。

### 养生方法

**运动锻炼：**肾为元气之根，故气虚宜作养肾功；其功法如下。

**屈时上举：**端坐，两腿自然分开，双手屈肘侧举，手指伸直向上，与两耳平。然后双手上举，以两胁部感觉有所牵动为度，随即复原，可连做十次。本动作对气短、吸气困难者，有缓解作用。

**抛空：**端坐，左臂自然屈肘，置于腿上，右臂屈肘，手掌向上，做抛物动作3~5次，然后右臂放于腿上，左手做抛空动作，与右手动作相同，每日可做五遍。

**荡腿：**端坐，两脚自然下垂，先慢慢左右转动身体3次，然后两脚悬空，前后摆动十余次。本动作可以活动腰、膝，具有益肾强腰的功效。

**摩腰：**端坐，宽衣，将腰带松开，双手相搓，以略觉发热为度；再将双手置于腰间，上下搓摩腰部，直到腰部感觉发热为止。搓摩腰部，实际上是对腰部命门穴、肾俞、气海俞、大肠俞等穴的自我按摩，而这些穴位大多与肾脏有关。待搓至发热之时，可起到疏通经络、行气活血、温肾壮腰之作用。

**“吹”字功：**直立，双脚并拢，两手交叉上举过头，然后弯腰，双手触地，继而下蹲，双手抱膝，心中默念“吹”字音，可连续做十余次，属于“六字诀”中的“吹”字功，常练可固肾气。

**饮食调养**：可常食粳米、糯米、小米、黄米、大麦、山药、籼米、莜麦、马铃薯、大枣、胡萝卜、香菇、豆腐、鸡肉、鹅肉、兔肉、鹌鹑、牛肉、狗肉、青鱼、鲢鱼。若气虚甚，当选用“人参莲肉汤”补养。

**药物养生**：平素气虚之人宜常服金匮薯蓣丸。脾气虚，宜选四君子汤，或参苓白术散；肺气虚，宜选补肺汤；肾气虚，多服肾气丸。

## 血虚体质养生法

### 体质特点

面色苍白无华或萎黄、唇色淡白、头晕眼花、心悸失眠、手足发麻、舌质淡、脉细无力。

### 养生方法

**起居调摄**：要谨防“久视伤血”，不可劳心过度。

**饮食调养**：可常食桑葚、荔枝、松子、黑木耳、菠菜、胡萝卜、猪肉、羊肉、牛肝、羊肝、甲鱼、海参、平鱼等食物，因为这些食物均有补血养血的作用。

**药物养生**：可常服当归补血汤、四物汤或归脾汤。若气血两虚，则须气血双补，选八珍汤、十全大补汤或人参养蓉汤，亦可改汤为丸长久服用。

**精神休养**：血虚的人，时常精神不振、失眠、健忘、注意力不集中，故应振奋精神。当烦闷不安、情绪不佳时，可以听一听音乐，欣赏一下戏剧，观赏一场幽默的相声或哑剧，能使精神振奋。

## 阳盛体质养生法

### 体质特点

形体壮实，面赤时烦，声高气粗，喜凉怕热，口渴喜冷饮，小便热赤，大便熏臭为其特点。若病则易从阳化热，而见高热，脉洪大，大渴，饮冷等症。

### 养生方法

**精神修养**：阳盛之人好动易发怒，故平日要加强道德修养和意志锻炼，培养良好的性格，用意识控制自己，遇到可怒之事，用理性克服情感上的冲动。

**体育锻炼**：积极参加体育活动，让多余阳气散发出去。游泳锻炼是首选项目，还有跑步、武术、球类等，也可根据爱好选择进行。

**饮食调理：**忌辛辣燥烈食物，如辣椒、姜、葱等，对于牛肉、狗肉、鸡肉、鹿肉等温阳食物宜少食用。可多食水果、蔬菜，像香蕉、西瓜、柿子、苦瓜、西红柿、莲藕，可常食之。酒性辛热上行，阳盛之人切忌酗酒。

**药物调养：**可以常用菊花、苦丁茶沸水泡服。大便干燥者，用麻子仁丸，或润肠丸；口干舌燥者，用麦门冬汤；心烦易怒者，宜服丹栀逍遥散。

## 血淤体质养生法

### 体质特点

面色晦滞，口唇色暗，眼眶暗黑，肌肤甲错，易出血，舌紫暗或有淤点，脉细涩或结代。若病则上述特征加重，可有头、胸、胁、少腹或四肢等处刺痛。口唇青紫或有出血倾向、吐血、便黑等，或腹内有症瘕积块，妇女痛经、经闭、崩漏等。

### 养生方法

**运动锻炼：**多做有益于心脏血脉的活动，如各种舞蹈。太极拳、八段锦、长寿功、内养操、保健按摩术，均可实施，以全身各部都能活动，以助气血运行为原则。

**饮食调理：**可常食桃仁、油菜、慈姑、黑大豆等具有活血祛淤作用的食物，酒可少量常饮，醋可多吃。山楂粥、花生粥亦颇相宜。

**药物养生：**可选用活血养血之品，如地黄、丹参、川芎、当归、五加皮、地榆、续断、茺蔚子等。

**精神调养：**血淤体质在精神调养上，要培养乐观的情绪。精神愉快则气血和畅，营卫流通，有利血淤体质的改善。反之，苦闷、忧郁则可加重血淤倾向。

## 痰湿体质养生法

### 体质特点

形体肥胖、嗜食肥甘、神倦、懒动、嗜睡、身重如裹、口中黏腻或便溏、脉濡而滑、舌体胖、苔滑腻。若病则胸脘痞闷，咳喘痰多；或食少，恶心呕吐，大便溏泄；或四肢浮肿，按之凹陷，小便不利或浑浊；或头身重困，关节疼痛重着、肌肤麻木不仁；或妇女白带过多。

### 养生方法

**环境调摄：**不宜居住在潮湿的环境里；在阴雨季节，要注意湿邪的侵袭。

**饮食调理：**少食肥甘厚味，酒类也不宜多饮，切勿过饱。多吃些蔬菜、水果，尤其是一些具有健脾利湿、化痰祛痰的食物，更应多食之，如白萝卜、荸荠、紫菜、海蜇、洋葱、枇杷、白果、大枣、扁豆、薏苡仁、红小豆、蚕豆、包菜等。

**运动锻炼：**痰湿之体质，多形体肥胖，身重易倦，故应长期坚持体育锻炼，散步、慢跑、球类、游泳、武术、五禽戏，以及各种舞蹈，均可选择。活动量应逐渐增强，让疏松的皮肉逐渐转变成结实、致密之肌肉。

**药物养生：**痰湿之生，与肺脾肾三脏关系最为密切，故重点在于调补肺脾肾三脏。若因肺失宣降，津失输布，液聚生痰者，当宣肺化痰，方选二陈汤；若因脾不健运，湿聚成痰者，当健脾化痰，方选六居子汤，或香砂六君子汤；若肾虚不能制水，水泛为痰者，当温阳化痰，方选金匮肾气丸。

## 气郁体质养生法

### 体质特点

形体消瘦或偏胖，面色苍暗或萎黄，平素性情急躁易怒，易于激动，或忧郁寡欢，胸闷不舒，时欲太息，舌淡红，苔白，脉弦。若病则胸胁胀痛或窜痛；或乳房小腹胀痛，月经不调，痛经；或咽中梗阻，如有异物；或颈项瘿瘤；或胃脘胀痛，泛吐酸水，呃逆呃气；或腹痛肠鸣，大便泄利不爽；或气上冲逆，头痛眩晕，昏仆吐衄。

### 养生方法

**调摄情志：**此种人性格内向，神情常处于抑郁状态，根据《内经》“喜胜忧”的原则，应主动寻求快乐，多参加社会活动、集体文娱活动，常看喜剧、滑稽剧，听相声，看富有鼓励、激励意义的电影、电视，勿看悲剧、苦剧。多听轻快、开朗、激动的音乐，以提高情志。多读积极的、鼓励的、富有乐趣的、展现美好生活前景的书籍，以培养开朗、豁达的意识，在名利上不计较得失，知足常乐。

**多参加体育锻炼及旅游活动：**因体育和旅游活动均能运动身体，流通气血，既欣赏了自然美景，调剂了精神，呼吸了新鲜空气，又能沐浴阳光，增强体质。

**饮食调养：**可少量饮酒，以活动血脉，提高情绪。多食一些能行气的食物，如佛手、橙子、橘皮、荞麦、韭菜、茴香菜、大蒜、火腿、高粱皮、刀豆、香橼等。

**药物养生：**常用以香附、乌药、川楝子、小茴香、青皮、郁金等疏肝理气解郁的药为主组成的方剂，如越鞠丸等。若气郁引起血淤，当配伍活血化淤药。

# 第二节　生物钟养生

## 人体生物钟之谜

1997年5月17日，美国西北大学的研究人员找到了控制实验鼠生物钟的一种基因，首次揭示了哺乳动物生物钟的作用机制之谜，这对了解人类自身生物钟的运行机制具有重要意义。

以西北大学约瑟夫·塔卡哈什为首的研究小组在5月17日出版的《细胞》杂志上报道说，他们通过人工培养生物节律发生混乱的实验鼠，找到了控制其生物钟的一种关键化学物质，然后确定了决定这种化学物质存在的一种叫作“时钟”的基因。

## 什么叫生物钟养生法

“生物钟”又称人体生物节律。目前，人们正在寻求更有效的延寿途径，这就是适应人体内部规律的“生物学延寿法”，生物钟养生法便是其中之一。近代科学研究证明，人的节律性主要受太阳、地球、月亮等宇宙节律的影响。研究表明，人体存在着以23天为周期的体力盛衰期，以28天为周期的情绪波动期和以33天为周期的智力强弱期。生物钟运转的紊乱是疾病、衰老、死亡（短寿）的主要原因。可见，欲达健康长寿，就要“顺应生物钟”，“保养生物钟”。

顺应生物钟，即人的一切活动要与生物钟的运转“合拍”“同步”。众所周知，大脑皮质是人体各种生理活动的最高调节器官，它的基本活动方式是条件反射。人们长期定时地从事某项活动，便会建立良性的条件反射，生理学上称之为“动力定型”。它一旦形成，便会使身体各组织器官都高度规律化、自动化，在生活中便有“预见性”和适应性。这对保证健康和提高活动效率都十分重要。例如按时工作、按时起居习惯的养成可保证全天精力充沛，不易生病。定时进餐的习惯使消化腺到时候便会自动分泌。每天在固定的时间学习和钻研某一内容，日子久了，效率便特别高，从而形成了自己的“创作高潮期”或“记忆高潮期”。每天定时大便，预防便秘比吃任何药物都好。甚至每天定时洗漱、洗澡等都可形成“动力定型”，从而使生物钟“准点”。

值得注意的是已经形成的“动力定型”不要随意打乱。老年人尤其不要打乱已养成的生活习惯，否则会引起不良后果。欧美名酒威士忌的商标是一长寿老人的头像，叫托马斯·伯尔，他活了152岁零9个月。当时的英国国王查理一世想见见这位难得的老人，派人从其家乡(什罗普郡)把他请到皇宫，尽情吃喝玩乐。这种生活规律的骤然改变竟使这位高寿老人在一周内死去。

生物钟的运转可受许多因素的干扰而紊乱。因此，必须克服这些因素以“保养”它。例如，生气可使脉搏、心跳、呼吸加快，出现所谓气得发抖；急躁则使肾上腺素分泌增加，不仅容易引发越轨行为，即所谓气头上的意气用事，而且还会出现身体损害，如中枢神经紧张、血压升高，气得头痛、头晕等现象；忧伤过度会造成消化液分泌减少，以致伤心气得吃不下饭。这些都会严重地影响生物钟的正常运转，所以要尽量控制不良情绪。另外，狂喜、恐惧、嫉妒、说谎、多疑、怨悔、憎恨等都应尽量避免。尤其是老年人的“心理衰老”，认为自己不中用了，过多地期望照顾、同情或有“等死”思想等，都是老年人的大忌，易引起生物钟紊乱。

## 生物钟养生法

人是大自然的产物，人体的生物规律与自然的规律有着内在联系，这样人体的生物规律称生物钟。生物钟的正常运转是人体健康、长寿、益智、欢愉、增美的保证。

人体一天中的各种生理波动如下。

1点钟：处于深夜，大多数人已经睡了3~5小时，由入睡期—浅睡期—中等程度睡眠期—深睡期，此时进入有梦睡眠期。此时易醒、有梦，对痛特别敏感，有些疾病此时易加剧。

2点钟：肝脏仍继续工作，利用这段人体安静的时间，加紧产生人体所需要的各种物质，并把一些有害物质清除体外。此时人体大部分器官工作节律均放慢或停止工作，处于休整状态。

3点钟：全身休息，肌肉完全放松，此时血压低，脉搏和呼吸次数少。

4点钟：血压更低，脑部的供血量最少，肌肉处于最微弱的循环状态，呼吸仍然很弱，此时人容易死亡，全身器官节律仍放慢，但听力很敏锐易被微小的动静所惊醒。

5点钟：肾脏分泌少，人体已经历了3~4个“睡眠周期”（无梦睡眠与有梦睡眠构成睡眠周期），此时觉醒起床，很快就能进入精神饱满状态。

6点钟：血压升高，心跳加快，体温上升，肾上腺皮质激素分泌开始增加，此时机体已经苏醒，想睡也睡不安稳了，此时为第一次最佳记忆时期。

7点钟：肾上腺皮质激素的分泌进入高潮，体温上升，血液加速流动，免疫功能加强。

8点钟：机体休息完毕而进入兴奋状态，肝脏已将身体内的毒素全部排出，大脑记忆力强，为第二次最佳记忆时期。

9点钟：神经兴奋性提高，记忆仍保持最佳状态，疾病感染率降低，对痛觉最不敏感。此时心脏开足马力工作，精力旺盛。

10点钟：积极性上升，热情将持续到午饭，人体处于第一次最佳状态，苦痛易消。此时为内向性格者创造力最旺盛时刻，任何工作都能胜任，此时虚度实在可惜。

11点钟：心脏照样有节奏地继续工作，并与心理处于积极状态保持一致，人体不易感到疲劳，几乎感觉不到大的工作压力。

12点钟：人体的全部精力都已调动起来。全身总动员，需进餐。此时对酒精仍敏感。午餐时一桌酒席后，下半天的工作会受到重大影响。

13点钟：午饭后，精神困倦，白天第一阶段的兴奋期已过，此时感到有些疲劳，宜适当休息，最好午睡30分钟到1小时。

14点钟：精力消退，此时是24小时周期中的第二个低潮阶段，此时反应迟缓。

15点钟：身体重新改善，感觉器官此时尤其敏感，人体重新走入正轨。工作能力逐渐恢复，是外向型性格者分析和创造最旺盛的时刻，可持续数小时。

16点钟：血液中糖分增加，但很快又会下降，医生把这一过程称为“饭后糖尿脖”。

17点钟:工作效率更高,嗅觉、味觉处于最敏感时期,听觉处于一天中的第二高潮。此时开始锻炼比早晨效果好。

18点钟:活动的体力和耐力达一天中最高峰,想多运动的愿望上升。此时痛感重新下降,运动员此时应更加努力训练,可取得好的运动和训练成绩。

19点钟:血压上升,心理稳定性降到最低点,精神最不稳定,容易激动,小事可引起口角。

20点钟:当天的食物、水分都已充分贮备,体重最重。反应异常迅速、敏捷、司机处于最佳状态,不易出事故。

21点钟:记忆力特别好,直到临睡前为一天中最佳的记忆时间(第四次,也是最高效时)。

22点钟:体温开始下降,睡意降临,免疫功能增强,血液内的白细胞增多。呼吸减慢,脉搏和心跳降低,激素分泌水平下降。体内大部分功能趋于低潮。

23点钟:人体准备休息,细胞修复工作开始。

0点钟:身体开始其最繁重的工作,要换已死亡的细胞,建立新的细胞,为下一天做好准备。

生物养生的特点是采取综合措施养生。对此,提出“养生木桶论”来加以说明。

木桶是由几块木板箍成的,它的盛水量是由好几块木板共同决定的。若其中的一块木板很短,则此木桶的盛水量即由此块木板决定的。其他的木板再长也没有用。这块短木板就成了木桶盛量的限制因素,只有加长这块木板,才能加大木桶的盛水量。

养生保健也是如此,要采取全面措施和“补短措施”。

**生物钟养生要采取三大措施。**

1 顺应生物钟,减少生物钟磨损,保证生物钟“准点”。生物钟“准点”是长期健康的基础。

2 保养生物钟,生物钟难免错点,不能等到出了问题时才注意,而要经常保养,进行健康充电。

3 “维修”生物钟,生物钟“错点”已表现出来,但还不严重,还未出现疾病,此时需要维修,以免继续发展。顺应生物钟、保养生物钟、维修生物钟称为“康寿三诀”。

# 第十二章 食疗养生

——食养食疗，健康的养料

## 第一节 食养与原则

### 食养源流

食养食疗是我们祖先的一大发明，商汤宰相伊尹，在继承前人理论和经验的基础上，结合个人研究所得，撰成有史以来第一部食疗与汤液专著——汤液经。

《周礼·天官》中已有“五味、五谷、五药以养其病”的记载，并且设有“食医”，掌管宫廷的“六食、六饮、六膳、百羞、百酱、八珍之齐。”《神农本草经》，是我国现存最早的药学专著。魏、晋、隋、唐时期，我国食养食疗学已初步形成，有关专著相继问世，北魏崔浩的《食经》、梁代刘休的《食方》等都对饮膳延寿的发展做出了积极的贡献，孙思邈对老年的饮膳之学造诣颇深，他指出老人的饮食最宜清、淡、温、软、简；最忌腻、厚、生、冷、杂。孙氏是我国食疗学的奠基者之一。他认为不懂饮食宜忌、食养食疗的人是不能抗衰防老、寿蔽天地的。

我国第一部食疗专著——《食疗本草》的残卷是在光绪年间发现的。本书作者孟诜，继承了业师孙氏之学，对养生之道颇有研究，而且他自己靠饮膳延寿活了93岁。孟氏在《千金·食治》的基础上，广征博采、取精用宏，撰成食疗专著。其后，南唐陈士良《食性本草》、元代吴瑞《食物本草》、忽思慧《饮膳正要》、明代卢和《食物本草》等，都是在孟诜影响下，逐渐发展为一门完善的有益于老年人的食疗科学的。

现代研究表明，孟诜等人的食疗著作，对中老年人特别相宜，是养生延寿学的重要组成部分。书中所载圆白菜、萝卜、胡萝卜、绿豆芽、胡桃等有一定抗癌作用；南瓜、洋葱、苡米、海带、红小豆等有一定降血糖的作用；大蒜、洋葱、生山楂等有防治高脂血症的作用；芹菜、淡菜、黑芝麻、醋泡花生米、蜂蜜等有一定的降压作用；萝卜、胡桃、杏仁、银耳等有防治慢性气管炎的作用；牛奶、花菜、虾、苋菜、芥菜、墨鱼、豆浆、海带等有防治老年骨质疏松的作用。由于孟诜等人的努力，使汉唐以来食养食治得到发展和延长，从而形成了我国养生史中独具特色的流派——饮膳养生派。

## 饮食养生的原则

### 合理调配

现代营养学把食物分成两大类：一类主要是供给人体热能的，叫热力食品，也叫主食，在我国主要是粮食；另一类是副食，主要是更新、修补人体的组织，调节生理机能的，又叫保护性食品，如豆制品、蔬菜、食油等。以从事轻体力劳动65公斤体重的成年男子为例，每天吃主食500克、动物性食品100克、豆类食品50克、蔬菜500克、食用油20克，便可接近营养平衡。主食的种类很多，它们所含氨基酸、维生素、无机盐的种类和数量又互不相同，故不能只用一种粮食作主食，应做到粗细粮合理搭配，干稀搭配。副食中的肉类、蛋类、奶类、鱼类、海产类、豆类和蔬菜等，都能提供丰富的优质蛋白质和人体必需的脂肪酸、磷脂、维生素、钙、磷、镁、碘等重要营养素，对人体健康起着非常重要的作用。但副食在营养上也各有长短，因此，也应搭配食用和变换食用。

此外，根据中药学的理论，还应注意食物的配伍问题。食物的配伍分协同与颉颃两方面。在协同方面又分相须、相使，在颉颃方面分为相反、相杀、相畏和相恶。这些知识对于我们调配饮食也是很重要的。

所谓相须，是指同类食物相互配伍使用，可起到相互加强的功效，如百合炖秋梨，共奏清肺热、养肺阴之功效。所谓相使，是指以一类食物为主，另一类食物为辅，使主要食物功效得以加强，如姜糖饮，温中和胃的红糖，增强了温中散寒的功效。所谓相反，是指两种食物合用，可能产生不良作用，如柿子忌茶，白薯忌鸡蛋。所谓相杀，是说一种食物能减轻另一种食物的不良作用。所谓相恶，是指一种食物能减弱另一种食物的功效。所谓相畏，是指一种食物的不良作用能被另一种食物减轻，如扁豆的不良作用（可引起腹泻、皮疹等）能被生姜减轻。

## 烹调有方

合理的烹调可以使食品色、香、味俱全，不仅增加食欲，而且有益健康。如炒菜时要急火快炒，避免长时间炖煮，而且要盖好锅盖，防止溶于水的维生素随水蒸气跑掉，也防止在加热情况下，本已容易氧化破坏的维生素C得到充足的氧气供应而加速氧化破坏。在炒菜时，应加 点醋，既可调味，又可保护维生素C少受损失，这是因为维生素C是一种还原性物质，在酸性环境中比较稳定，而在中性或碱性环境中加热，很容易氧化成二酮古洛糖酸，失去作用。

在多种烹调方法中，以蒸对营养素的损失最少，其次是炸，再其次是煎、炒。对营养素破坏最厉害的是煮。不论哪种方法，最好能够做到热力高，时间短。总之，要掌握做菜的火候恰到好处。在主食方面，煮饭、煮粥、煮豆，皆不要放碱，因为碱容易加速维生素C以及维生素B族的破坏。中医营养学还主张在食物的制作过程中，应注意调和阴阳、寒热；对老人饮食还提倡温热、熟软，反对黏硬、生冷。

## 调和阴阳

所谓制作中的调和阴阳，是指在助阳食物中，需加入青菜、青笋、白菜根、嫩芦根、鲜果汁以及各种瓜类甘润之品，这样能中和或柔缓温阳食物辛燥太过之偏；而在养阴食物中加入花椒、胡椒、茴香、干姜、肉桂等辛燥的调味品，则可调和或克制养阴品滋腻太过之偏。

所谓制作中的调和寒热，是指体质偏寒的人，烹调时，宜多加姜、椒、葱、蒜等调味；体质偏热的人，则应少用辛燥物品调味，并须注意制作清淡、寒凉的食品，如蔬菜、水果、瓜类。

老年人因脾胃虚弱，烹调时应多加注意。《寿亲养老新书》中说："老人之食，大抵宜温热、熟软，忌黏硬生冷"，黏硬之食难以消化，筋韧不熟之肉更易伤胃，胃弱年高之人，每因此而患病。故煮饭烹食，以及制作鱼、肉、瓜、菜之类，均须熟烂方食。

还应注意的是，饭菜宜淡不宜咸，这亦是烹调中要注意的一条原则。食盐是我们生活中不可缺少的必需品，它对人体的作用一是调味，二是为身体提供维持正常生理代谢功能的钠和氯。但食盐不能多吃，许多调查表明，吃盐过多，高血压、冠心病、脑溢血甚至癌症发病率都明显增高。一般来说，每人每天从食物中获得的食盐量最多不应超过10克。但也有特殊的时候，如盛夏季节，人们因大量出汗，使体内盐分失去过多时，就要随时注意补充丢失的盐。

## 五味调和

所谓五味，是指酸、苦、甘、辛、咸。这五种类型的食物，不仅是人类饮食的重要调味品，可以促进食欲，帮助消化，也是人体不可缺少的营养物质。

中医认为，味道不同，作用不同。如酸味有敛汗、止汗、止泻、涩精、收缩小便等作用，像乌梅、山楂、山萸肉、石榴等；苦味有清热、泻火、燥湿、降气、解毒等作用，像橘皮、苦杏仁、苦瓜、百合等；甘味即甜味，有补益、和缓、解痉挛等作用，如红糖、桂圆肉、蜂蜜、米面食品等；咸味有泻下、软坚、散结和补益阴血等作用，如盐、海带、紫菜、海蜇等；辛味有发散、行气、活血等作用，如姜、葱、蒜、辣椒、胡椒等。因此，在选择食物时，必须五味调和，这样才有利于健康、若五味过偏，会引起疾病的发生。《黄帝内经》就已明确指出："谨和五味，骨正筋柔，气血以流，腠理以密，如是则骨气以精，谨道如法，长有天命。"说明五味调和得当是身体健康、延年益寿的重要条件。

要做到五味调和，一要浓淡适宜；二要注意各种味道的搭配，酸、苦、甘、辛、咸的辅佐，配伍得宜，则饮餐具有各种不同特色；三是在进食时，味不可偏亢，偏亢太过，容易伤及五脏，于健康不利。对于最后一点，《黄帝内经》中指出："多食咸，则脉凝位而变色；多食苦，则皮槁而毛拔；多食辛，则筋急而爪枯；多食酸，则内脏而唇揭；多食甘。则骨痛而发落，此五味之所伤也。"即咸味的东西吃多了，会使流在血脉中的血淤滞，甚至改变颜色；苦味的东西吃多了，可使皮肤枯槁、毛发脱落；辣味的食品吃多了，会引起筋脉拘挛、爪甲干枯不荣；酸的东西吃多了，会使肌肉失去光泽、变粗变硬，甚至口唇翻起；多吃甜味食品，能使骨骼疼痛、头发脱落。以上都是因五味失和而影响机体健康的情况，从反面强调了五味调和的重要性。

## 平衡营养

食物中的各种营养素都有它的特殊生理功能，任何一种营养素都是不可缺少的。因此，科学地调配饮食，对于养生延寿是很重要的。我国古代养生家很重视合理饮膳，使营养平衡。

《素问·藏气法时》说："五谷为养，五果为助，五畜为益，五菜为充，气味合而服之，以补益精气。"这实在是一个具有中国特色的混合型食谱，其中主食、副食、动物食品与新鲜蔬菜无不具备，这种食谱对健康长寿当然是有利的。

此外，此篇还根据食物性味归经进一步指出：肝色青，宜食甘，粳米、牛肉、枣、葵皆甘。心色赤，宜食酸，小豆、犬肉、杏、韭皆酸。肺色白，宜食苦，麦、羊肉、枣、薤皆苦。脾色黄，宜食咸，大豆、猪肉、栗、藿皆咸，肾色黑，宜食辛，黄黍、鸡肉、桃、葱皆辛。"这一论述可谓开后世食养之先河。

现代营养学指出：人体所必需的营养分六大类：蛋白质、碳水化合物、脂肪、无机盐、维生素和水。它们都是人类所必需的。

其中蛋白质、脂肪和糖，能供给人体所需的热能，是构成身体组织的主要成分；维生素、无机盐和水，虽不直接供给人体热能，但有调节生理功能的作用，如果食物的营养素不足，就不能补充人体的消耗。其次，各种营养素配合要适当。通常，一种食品主要含某几种营养素，例如，猪肉含有丰富的蛋白质、脂肪和一些无机盐，而缺乏糖和维生素；大米富含糖和硫胺素，而缺少脂肪、钙和维生素A；蔬菜含有丰富的无机盐和抗坏血酸，但缺乏硫胺素。所以，一个人每天除了吃米、面、肉类外，还要吃豆类和蔬菜，才能获得人体所必需的各种营养素，才能保证和促进健康。

## 饮食有节

中国养生学认为人能长寿的主要原因之一就是"饮食有节"。

这是说人们吃东西不要太多，也不要太少，要恰到好处，饥饱适中。人体对饮食的消化、吸收、输送、储存，主要靠脾胃来完成。现代研究证明：经常饱食，会使胃肠的负担加重，消化液的分泌供不应求，以致引起消化不良。此外，过饱还会使血液过多集中在肠胃，而使心、脑等重要器官缺血，以致精神困乏，甚至诱发心绞痛。长期饱食，摄入量超过身体的需要，就会变成脂肪而发胖，人一发胖，高血压、冠心病、糖尿病就会接踵而来，并常诱发胆囊炎、胆石症。

许多医家、养生家还指出：连续长期饱食会使人未老先衰，折损寿命；反之，如果把食物发热量减少到维持人体正常体重所要求的三分之一，但在其成分中保留全部必要的营养物质，就可大大地延长人的寿命。他们据动物实验推断，靠少消耗饮食量，人能延长生命40年。

所谓饮食有节，是指饮食要有节制，不能随心所欲，要讲究吃的科学和方法。具体地说，是要注意饮食的量和进食时间。

### 饮食应定时

“不时，不食”，这是孔子的饮食习惯，即不到该吃饭的时候，就不吃东西，这是正确的。一日三餐，食之有时，脾胃适应了这种进食规律，到时候便会作好消化食物的准备。好吃零食的人，到了该吃饭的时候，常会没有饥饿感，勉强塞进些食品，也不觉有何滋味，而且难以消化。对饮食宜定时这一点，《尚书》早就指出了“食哉惟时”，意思是，人们每餐进食应有较为固定的时间。这样才可以保证消化、吸收正常地进行，脾胃活动时能够协调配合、有张有弛。中医学认为，一日之中，机体阴阳有盛衰之变，白天阳旺，活动量大，故食量可稍多；而夜暮阳衰阴盛，即待寝息，以少食为宜。因此古人有“早餐好，午餐饱，晚餐少”的名训。清代马齐《陆地仙经》中提到：“早饭淡而早，午饭厚而饱，晚饭须要少，若能常如此，无病直到老”。按现代营养学的要求，一日三餐的食量分配比例应该是3：4：3，即如果一天吃500克粮食的话，早晚餐各吃150克，中午吃200克，这样比较合适。有人观察，每天早餐进食2000千卡的热量，对体重并无明显的影响，而把这么多热量放在晚餐，人的体重就会明显增加。这说明，对于体重的影响，“什么时候吃比吃什么还重要”。

## 中年限食可长寿

瑞士的研究人员用减少热量摄入等特殊措施，使老鼠、苍蝇的寿命延长了1.2倍。据此，人们推论，从中年时期开始限量进食，可能使人的寿命延长。

目前，一些研究者对限食使人长寿的科学道理的解释是：限食长寿与“活性氧损伤理论”有相同的含义。“活性氧损伤理论”认为，生物呼吸作用吸收的氧，约有2%被黄素酶或其他氧化酶所催化，分别形成过氧化离子或超氧化离子。这些离子能在细胞中进一步形成活性化合物，如脂过氧自由基、羟自由基等。活性氧就是这些自由基和非自由基的总称。这种活性氧超过一定浓度，就会损伤生物大分子的细胞，例如蛋白质、酶、胶原蛋白、大脑中的神经递质、核酸以及细胞膜的重要成分脂肪酸等。因此，研究者指出，氧化损伤是共同的损伤，DNA、蛋白质及脂类都冒着氧化损伤的危险。活性氧在人体皮肤及各种脏器的细胞内蓄积沉淀，便成为褐脂质，在皮肤内部形成老龄斑，使皮肤粗糙，失去光泽和弹性。

因此，所谓延年益寿的过程，也就是不断清除体内有害活性氧的过程，维持这种平衡，依赖于体内能清除活性氧的酶及有关的酶系统。其中超氧化酶和过氧化氢酶是最重要的抗氧化酶，因为这些酶能将活性氧转化为无害的氧。抗氧化酶的产生是由抗氧化酶基因主控的。限制热量的摄入，可以增强某种保护抗氧化酶的含量，维护体内活性氧的平衡。

瑞士的研究人员证实，在老年人身上，能量供应的遗传物质已发生了变化，人体摄入的能量越大，产生的活性氧就越多，老化进程也就越快，这就是限食长寿的科学道理。当然，这里所说的限食其内涵应为：一是不能过饱，更不能暴食，每餐吃八成饱即可；二是在食谱中，要减少动物脂肪和糖的摄入量。

## 老年人的膳食营养特点

### 食物要粗细搭配，易于消化

随着年龄的增加，人体各种器官的生理功能都会有不同程度的减退，尤其是消化和代谢功能，直接影响人体的营养状况，如牙齿脱落、消化液分泌减少、胃肠道蠕动缓慢，使机体营养成分吸收利用下降。故老年人必须从膳食中获得足够的各种营养素，尤其是微量营养素。

老年人胃肠功能减退，应选择易消化的食物，以利于吸收利用。但食物不宜过精，应强调粗细搭配。一方面主食中应有粗粮细粮搭配，粗粮如燕麦、玉米所含膳食纤维较大米、小麦为多；另一方面食物加工不宜过精，谷类加工过精会使大量膳食纤维丢失，并将谷粒胚乳中含有的维生素和矿物质丢失。

膳食纤维能增加肠蠕动，起到预防老年性便秘的作用。膳食纤维还能改善肠道菌群，使食物容易被消化吸收。近年的研究还说明膳食纤维尤其是可溶性纤维，对血糖、血脂代谢都起着改善作用，这些功能对老年人特别有益。随着年龄的增长，非传染性慢性病如心脑血管疾病、糖尿病、癌症等发病率明显增加，膳食纤维还有利于这些疾病的预防。

胚乳中含有的维生素E是抗氧化维生素，在人体抗氧化功能中起着重要作用。老年人抗氧化能力下降，使非传染性慢性病的危险增加，故从膳食中摄入足够量抗氧化营养素十分必要。另外某些微量元素，如锌、铬对维持正常糖代谢有重要作用。

### 积极参加适度体育活动，保持能量平衡

老年人基础代谢下降，从老年前期开始就容易发生超重或肥胖。肥胖将会增加非传染性慢性病的危险，故老年人要积极参加适宜的体力活动或运动，如走路、太极拳等，以改善其各种生理功能。但因老年人血管弹性降低，血流阻力增加，心脑血管功能减退，故活动不宜过量，否则超过心脑血管承受能力，反使功能受损，增加该类疾病的危险。因此老年人应特别重视合理调整进食量和体力活动的平衡关系，把体重维持在适宜范围内。

## 怎样增进老年人的食欲

老年人吃起食物来，总没有年轻人那样有滋有味。老年人的食欲降低，除了与胃肠消化功能有关外，营养摄入状况、咀嚼功能和口腔卫生也是很重要的方面。

**营养摄入状况：**有些老年人只吃清淡素食，甚至不吃肉、鸡蛋、牛奶，这种偏食习惯不符合生理对营养的需要，会使营养素失去平衡，影响食欲。老年人在饮食上要克服偏食习惯，最好是荤素搭配，食物多样化，既可增进食欲又有益健康。

**咀嚼功能：**人到老年牙齿松动或脱落，影响对食物的咀嚼，使味觉逐渐减退，从而引不起食欲。为了更好地咀嚼食物，对于病牙、朽牙和残根应及早拔除，并在拔牙2~3个月后镶上假牙，以便恢复咀嚼功能。老年人平时进食应适当多加咀嚼，因为咀嚼能增加唾液，唾液可增进味觉，而味觉又可促进

食欲。

**口腔卫生：**一个不清洁的口腔是尝不出食品滋味的。老年人在刷牙时可刷一刷舌面，刷舌不仅对增加味觉有意义，而且可以减少舌背部的微生物，对预防龋齿也有帮助。吸烟不但污染口腔，而且影响味觉，即使是进食美味佳肴也觉得平淡无味，因此，戒烟有利于增加食欲。

此外，为了增进老年人的食欲，在为老年人烹制饭菜时，除注意软烂外，还要尽量调剂得鲜美适口。为此，在烹调食物时，适当加入一些调味品或吃时用些相宜的佐料，均可刺激味觉以增加对食物的兴趣。但应注意不要太咸，过量的食盐对患有心血管病和肾脏病的人特别有害，其他调味品也不应过量。还有，葡萄酒能增进人体对锌的吸收，因此，喜欢饮点酒的老年人，适量喝点葡萄酒，对促进食欲是有裨益的。

## 可补足每天钙量的两种蔬菜

营养学家测定，绿色蔬菜中萝卜和菠菜含钙量很高，如100克萝卜含钙190毫克，100克菠菜含钙120毫克，而且吸收与利用率也高，胆固醇又较少。成人每天吃500克这类蔬菜，再喝上一杯牛奶，不仅能补充足够的钙，同时又摄入了蛋白质、脂肪和各种维生素。而且，补钙也不是越多越好，若是钙的摄入量够了，还要服用大量的补钙品，易导致高血钙，增加尿路结石的危险。在补钙的同时，需要补充一定量的维生素D帮助钙的吸收，维生素D的来源一是通过饮食摄入，二是通过阳光的紫外照射皮肤合成。额外补充维生素D过量很容易引起中毒，而通过阳光照射产生与药物剂量相同的维生素D却不会有任何副作用。

## 怎样用食疗方治疗高脂血症

**山楂消脂饮：**鲜山楂30克，生槐花5克，嫩荷叶15克，草决明10克。上药洗净，一同放入锅中煎煮15~20分钟，去渣取汁，加白糖少量调味，频频饮之。每日1剂，连用10天为1疗程。伴有血糖偏高者忌在药液内加糖调味。

**首乌降脂粥：**何首乌50克，芹菜100克，瘦猪肉末50克，粳米100克，盐、味精适量。先将首乌入砂锅煎后取汁，以药汁与粳米同煮，粥将好时，加入瘦肉末、芹菜，煮至米烂，加盐、味精调味后，分早、晚服食，可长期食用，对延缓动脉粥样硬化及防治心脑血管病颇为有益。

**玉米降脂粥**：粳米100克，玉米粉50克。先将粳米放入锅内，加水500~1000毫升，煮至米开花后，调入玉米粉，同煮成粥。每日3餐均可食用。常服可取得良好的降脂功效。

**黑芝麻降脂粥**：黑芝麻30克，大米40克，桑椹30克，白糖10克。先将黑芝麻、大米、桑椹洗净，然后一同放入臼中捣碎，再放入砂锅内加清水1000毫升，煮成糊状后，加入白糖后即可食用。

**草决明海带汤**：草决明10克，海带20克。一同放入砂锅内，加清水500~800毫升，煎至250毫升时，去渣饮汤。每日1剂。30天为1疗程。本方对高脂血症伴头晕目眩、视物昏花者，有显著疗效。

**蘑菇烩春笋**：春笋200克，鲜蘑菇200克。先将春笋去壳洗净，放入水中煮熟，出锅晾凉后切成片状，再将蘑菇洗净，切成片。二者同放入热油锅内煸炒，加少许食盐调味，后加入清水100毫升，待烧沸后，用淀粉勾上芡，即可起锅入碗食用。

**荷叶糖粥**：鲜荷叶一大张，粳米100克，冰糖适量。先煎荷叶，去渣取汁，加粳米煮成粥，加入冰糖后，再煮10分钟即可食用。可常服。

**山楂菊花饮**：山楂、菊花、银花等各20克。同放入茶杯内，冲入开水，加盖片刻即可饮用。可代茶常饮，具有良好的降脂效果。

## 老年人饮食营养新标准

世界卫生组织的营养专家小组，提出了老年人饮食营养的新标准，具体是如下。

**脂肪**：应占饮食总量的15%，其中包括饱和脂肪酸0~10%，不饱和脂肪酸3%~7%。代表食物主要有米糠油、豆油、玉米油、芝麻油、花生油、菜籽油等。脂肪摄入量不宜过多，否则对健康不利。

**蛋白质**：应占饮食总热量的10%~15%。其余85%~90%的热量由脂肪、碳水化合物提供，其中复合碳水化合物应占50%~70%，它们主要存在于小米、玉米、绿豆等食物中。

**微量元素锌也不可缺少**：老年人应当适量多吃一些含锌的食物，这些食物为沙丁鱼、胡萝卜、牛肉、花生、核桃仁、杏仁、糙米等。

**游离糖**：主要指从甜菜、甘蔗中提炼的游离糖。水果、蔬菜、牛乳中天然存在的糖不包括在内。游离糖食用总量的上限，为食物总量的10%。

**食用纤维**：每日应摄食16~24克。芝麻、香椿、豆类、竹笋、萝卜、海藻等食物中的食用纤维含量丰富，可以适当多吃。

**食盐**：每日摄入的上限为6克，无下限量。

**食物胆固醇**：每日摄入的上限为300毫克，无下限量。

营养专家认为，老年人只要按照这一饮食营养新标准来合理安排自己的饮食，就能达到健康长寿的目的。

## 第二节 饮剂与营养

### 中老年人应多饮水

水是人体的重要组成部分。科学家发现，水分与冠心病发作有千丝万缕的关系。心绞痛与心肌梗死多在睡眠时或早晨发生，其原因之一是由于经过一夜的呼吸、出汗、排尿，丧失了大量的水分，冠状动脉管相对变狭，或血液过度浓缩形成血栓，使血管闭塞，而使心肌出现急性供血不足或局部心肌坏死。心血管系统的疾患是中老年人的多发病，因此，人到中年多饮水是很有好处的，每天至少饮水1000毫升。天气炎热、出汗多或发热腹泻时，还要相应增加。更要养成清晨起床后饮水的习惯。美国约翰博士研究发现，煮沸后自然冷却至20~25℃的凉开水，具有特异的生物活性，它比较容易透过细胞膜并能促进新陈代谢，增加血液中血红蛋白的含水量，改善免疫功能。凡是习惯喝凉开水的人，体内脱氢酶活性较高，肌肉组织中的乳酸积累减少，并不易感到疲劳，也不易患上咽炎。但如果让凉开水暴露在空气中连续4小时以上，这些奇妙的生物活性将丧失70%以上。因此，以喝迅速冷却的凉开水最好。

#### 清晨一杯水

许多长寿老人，都喜欢在早上用凉开水或淡盐水先漱口，再徐徐地饮适量水。事实证明，清早饮水持之以恒，确实能祛病强身，延年益寿。

中医认为，脾胃是体内一切精、血、气的生化之源，称之“后天之本”。凡脾胃机能强盛的人，精力就旺盛，身体就健壮。人在经过一夜睡眠后，清早的胃和小肠所储存的食物都消化吸收了，将吸收不了的东西送到大肠。喝水以后，排空的肠胃，就被洗刷一遍，使其干净清洁，有助于当天进食更好的消化和吸收。喝水后一般要停一会再去运动。经过运动，腹部肌肉的收缩，使水分在肠胃里来一次更有力的冲洗。人的胃肠内壁，粗看上去是光滑的黏膜，实际上包着无数微小的绒毛，饮入一定量的水，经过运动冲刷，能更好地将绒毛间的一些污垢废物洗刷干净，就像洗瓶子，经过晃荡达到清洁一样。这不仅利于对食糜营养素的吸收，而且使肠胃每天得到洗刷清理，粪便不会淤积干结，有助于排泄。排泄固然与神经中枢的控制有关，但排的难易程度与水也有密切关系。比较柔弱的粪便，含有足够的水分，易于排出。不少人往往由于上班工作紧张而忘掉饮水，到下班时要吃饭了，才感到口渴，急忙大量喝水，势必会冲淡胃肠的消化液，影响进食的消化。

根据生老病死的规律，人体内固有的水分随着年龄增长会逐渐减少，也就是中老年人生理性失水的现象。不爱喝水的中老年人，皮肤显得干燥，皱纹也出现较早。由于皮肤分泌减少，抵抗力减弱，细菌就容易活动滋生，因而也容易引起疖、肿等皮肤病。随着中老年人身体内的水分减少，还会使肠内正常的黏液分泌减少，产生中医中的“津液不足”现象，引起大便干燥，加上腹部肌力较软弱，使粪便不易排出。粪便在肠内停留过久，便产生含有肠菌的有害物质，这些东西积累较久，被肠壁吸收后，会使人头痛、头晕、精神不振，就容易导致神经衰弱等病。此外，老年人便秘又与肠癌的发生有一定关系。

坚持清早饮水，一般能满足人体一天内对水的起码需要量。当然，最好是饮凉开水，会对肠胃有轻微的刺激作用，能促进胃肠收缩。如果不适应，微温的开水也可以，但不宜用烫开水，因为烫开水不能很快地饮完，起不到冲洗胃肠的作用。有人也喜欢饮用淡盐水，这并非坏事，但盐的用量绝不宜多，略有一点淡淡的咸味就行了，长期摄入过多的钠，反而影响血压和水分滞留。

## 晨起饮水的5大益处

**补充水分**：人体在夜晚睡觉的时候从尿、皮肤、呼吸中消耗了大量的水分，早晨起床后人体会处于一种生理性缺水的状态。一个晚上人体流失的水分约有450毫升，晨起喝水可以补充身体代谢失去的水分。

**防止便秘**：清晨起床后饮水还能刺激胃肠的蠕动，湿润肠道，软化大便，促进大便的排泄，防治便秘。

**冲刷肠胃**：早上起床后胃肠已经排空，这时喝水可以洗涤清洁肠胃，冲淡胃酸，减轻胃的刺激，使胃肠保持最佳的状态。

**清醒大脑**：起床后喝的水会很快被肠黏膜吸收进入血液，可有效地增加血溶量，稀释血液，降低血液黏稠度，促进血液循环，防止心脏血管疾病的发生，还能让人的大脑迅速恢复清醒。

**美容养颜**：早上起床后为身体补水，让水分迅速输送至全身，有助于血液循环，还能帮助肌体排出体内毒素，滋润肌肤，让皮肤水灵灵的。

## 蜜水盐汤有益健康

1千克的蜂蜜提供给人体的能量相当于4千克牛奶，不仅远比蔗糖甜，而且比蔗糖对人体有益，蜂蜜含有多种维生素、微量元素以及9种人体所必需的氨基酸。传说古希腊的思想家希伯克拉底和哲学家德谟克里特常年服用蜂蜜，都活过了百岁。法国农业科学院阿林萨拉斯对欧洲养蜂人做了调查，发现很难找到患癌症的养蜂人。

盐能“去烦热、明目镇心”，特别是在大汗淋漓之后需要大量补充水分时，喝一些淡盐开水，不仅能够解渴，还能使体内丢失的盐分恢复，口中无乏味之感。这比喝白开水、冷开水或冷饮料（包括汽水、可乐、棒冰等）都有益于人体健康。冷饮常常会引起胃肠血管收缩、功能紊乱等。因此，在我国很多地方从古代起就流传一句民谚叫作“晚晚蜜水，朝朝盐汤”，意思是每晚临睡前喝一杯蜜糖水，每天早上起床后喝一杯淡淡的盐水。不过蜜糖水要用低于60℃的温开水调服。这种养生办法，能够清除胃肠中的结热，消除便秘，有利于消化。

## 老年人应多喝牛奶

牛奶含有蛋白质、脂肪、碳水化合物、矿物质、维生素和水等六大营养素，对于老年人来说，是一种理想的完全食品。因此，多喝牛奶对他们大有好处。

牛奶中含有0.7%~0.75%的矿物质，其中有钾、钙、磷、硫、镁、锌、酮、碘、锰等12种必要的矿物质，尤其钙、磷、铁和碘最为重要。与其他食物相比，老年人更易吸收和利用牛奶中的钙和磷。

另外，老年人患肝、胆疾病和糖尿病时可以喝牛奶，奶中的乳蛋白能促进细胞生成。高血脂老人可以饮脱脂牛奶，牛奶中乳清酸可以清除附在血管壁上的胆固醇。轻度肾功能损害的老人喝牛奶，肾脏的排泄功能可以得到提高。高尿酸血症和痛风的老年人可以喝牛奶，因为其乳蛋白不含嘌呤。老年人如发生汞、铝等重金属中毒，在缺乏急救药物时，可喝牛奶（或灌牛奶）以解毒。如今，市上供应的乳制品除有一般的鲜牛奶、脱脂奶和酸奶外，还有专供老人食用的老年奶粉。老年奶粉是在普通奶粉的基础上，调整了蛋白质的组成，增加了不饱和脂肪酸的含量，强化了老年人所需要的多种维生素，这样的营养搭配更合理。

## 老年人饮牛奶腹泻怎么办

牛奶含有一种特有的物质就是乳糖，正常情况下，乳糖在小肠经乳糖酶的作用而被消化吸收，但乳糖酶随年龄的增长，活性逐渐降低。若饮用牛奶后，乳糖不能被分解而停留在大肠内发酵，产生水、二氧化碳和乳酸，乳酸不被人体吸收，就会引起腹胀腹泻。国内文献报道，汉族人乳糖酶缺乏者为75%~92.4%。生活中可观察到很多老年人饮用牛奶后腹胀、腹泻，这多由于没有饮用过牛奶，造成对牛奶乳糖的不耐受。虽然乳糖酶缺乏者多，但仍然可以采用一些办法逐渐适应饮用牛奶：1.一次少量饮用，不超过250毫升，一般不会产生症状；2.改用酸奶或奶酪，酸奶中含β-半乳糖苷酶，可消化乳糖；酸奶乳糖经发酵后减少了近1/5，容易消化，较长时间地饮用后，肠道就会逐渐适应饮用奶类。有类似情况的老年人不妨试用酸奶。

## 善饮者长寿

多种饮品都似与长寿结有不解之缘。

**红葡萄酒**：经测定，葡萄酒中含250种以上营养成分，有活血化淤、降血脂、软化血管等多种功效。据近年法国报道，日饮三杯干型葡萄酒，可降低心血管病及癌症死亡率达50%，可使老年痴呆症减少3/4，对65岁以上老人可使衰老速度减缓80%。

地中海沿岸诸国之所以能成为世界长寿地区者，显然也与喜饮葡萄酒的习惯有关。

**酸牛奶**：饮用酸奶可使肠内pH变化，不利杂菌生长，加以酸奶中含有酶类抗生物质，更可控制腐败菌的滋生，从而减少机体自我中毒而延年益寿。此外，酸奶中多种营养成分，兼具防治老年心血管病及癌症的功效，助人长寿，当在意料之中。

**蜂蜜**：有人调查百余位百岁老人，发现其中80%均有常年食用蜂蜜的生活习惯。俄国高加索地区居民喜食蜂蜜而成为长寿之乡，百岁老人中90%均为养蜂人。蜂蜜中营养丰富且易吸收，特别是蜂王浆能刺激大脑及促进主要分泌腺的功能，促进组织供氧，增强细胞活力，从而大大推迟衰老过程。

当然，除以上外，老年人还可选用适当的蔬菜汁，水果汁及保健饮料，尤对高龄缺齿老人，均不失为饮用珍品。

## 抗老益寿类汤

### 人参汤

〔原料〕 人参3~5克，陈皮10克，砂糖30克。

〔制作〕 将二味熬汤取汁，调入砂糖即成。

〔服法〕 代茶频饮。

〔疗效〕 益气健脾化痰。适用于脾气虚弱之倦怠乏力，食少痰多、心悸不宁等症。

## 山参鹌鹑汤

〔原料〕 山药、党参各20克，鹌鹑1只，精盐适量。

〔制作〕 将鹌鹑洗净，切块，放砂锅中加入山药、党参及适量精盐、清水，用文火炖煮30分钟即可。

〔服法〕 食肉，饮汤。

〔疗效〕 健脾益胃、强壮身体。适宜于体质虚弱、脾胃不足的食欲不振、消化不良、四肢倦怠等症。

## 山药鱼片汤

〔原料〕 鱼肉250克，山药20克，海带丝、豆腐、调料等适量。

〔制作〕 将鱼肉切片，山药研成粉末；在锅中加水，放入海带丝和山药粉，煮开后放入豆腐块和鱼片及适量盐，煮熟后加入葱花、胡椒粉等即可。

〔服法〕 佐餐食用。

〔疗效〕 健脾益胃、滋补强壮。适用于脾胃虚弱、消化不良、病后无力等症。

## 百合乌龟汤

〔原料〕 百合瓣30克，大枣10余枚，净龟肉50克，调味品各适量。

〔制作〕 将乌龟肉切块，大枣去核；3味共放砂锅中，加入调味品及清水适量，以文火炖煮至龟肉烂熟即可。

〔服法〕 食肉，饮汤。

〔疗效〕 补肾养心，滋阴生血。适宜于心肾阴虚所致的心烦失眠等症。

## 红 枣 汤

〔原料〕 红枣15枚。

〔制作〕 将红枣洗净，加水2碗，浓煎成一碗。

〔服法〕 吃枣喝汤，早晚空腹食用。连服7日左右。

〔疗效〕 补脾胃、益气血。适用于脾虚便溏、胃虚食少、气血不足以及过敏性紫癜、血小板减少等症。

## 牡瓦鸡肝汤

〔原料〕 生牡蛎、瓦楞子各15克；公鸡肝1具。

〔制作〕 先将牡蛎、瓦楞子研碎、煎煮30分钟；再将鸡肝切开，入锅中煮30分钟即成。

〔服法〕 食肉，饮汤。

〔疗效〕 补肝益肾、消积化痰。适宜于慢性咳嗽、低热以及慢性肺结核的辅助治疗。

### 鱿鱼补益汤

〔原料〕 鱿鱼2尾，调料适量。

〔制作〕 将鱿鱼洗净入锅，加适量水入生姜、胡椒等至鱼熟即可。

〔服法〕 佐餐食用。

〔疗效〕 补元气、益脏腑。适用于脏腑不足、元气虚弱等症。

### 兔肝鸡蛋汤

〔原料〕 新鲜兔肝1具，红皮鸡蛋2只，植物油、精盐、香菜等各适量。

〔制作〕 先将油烧热加盐，加水适量，烧沸；兔肝洗净，去胆囊，切为数片放在锅中，至肝变色，放香菜，鸡蛋去壳搅匀，倒入锅中至熟即可。

〔服法〕 食肉，饮汤。

〔疗效〕 补阴养血、滋肝明目。适宜于肝血不足之夜盲症。也可用于肝经有目赤肿痛等症的治疗。

## 第三节 膳食与营养

### 吃什么能长寿

日本东北大学名誉教授在一篇研究报告中指出，要想长寿，可从以下六方面来看待这个问题。

1 偏食或多食稻米的地区，寿命都短。几乎以米为主食的地方口味都很重（即喜欢吃咸食），因而高血压、脑中风“应运而生”。

2 长寿区域都是经常吃鱼或大豆的地方，尤其是爱好吃全鱼，即连内脏一起吃（通常是指小鱼虾）的人，寿命更长。没有鱼而又能长寿的地方，都是摄取了丰富的大豆制品。

3 长寿地区是蔬菜丰产的地区，而且都是喜吃萝卜、南瓜的地方。

4 常吃海藻的地方，脑血管发生意外的就少，故长寿者也很多。

5 虽然对鱼的摄取丰富，但蔬菜缺乏，也必定短命。吃鱼一定要配合着吃蔬菜，这样才能长寿，否则易导致心脏病而早亡。

6 水果和长寿没有多大关系。

## 常吃鱼可能使人长寿

经常吃鱼能使人长寿。科学家发现鱼肉中富含一种叫N3的脂肪酸物质，它对人体的脂肪代谢很有影响。能预防动脉硬化和冠心病的发生，从而使人长寿。其次，N3脂肪酸可抑制血管发生炎症，从而延缓了动脉硬化的形成。因此常吃鱼能使人长寿。

## 控制饮食可以降低血液黏稠度

血液黏稠度增高是高脂血症的一个主要特征，但不少正常人也存在这种现象。血液黏稠度增高，可导致血液流动不畅，长期发展就有可能诱发心绞痛、心肌梗死、中风等疾病，故应引起足够的重视。实践证明，长期坚持饮食控制及食物疗法，对预防和治疗这种病症是完全有效的。

饮食控制总的原则是：控制荤食，少食肥腻厚味食物，多采用含纤维多的清淡素食。可通过食用豆制品、适量的鱼肉、瘦牛羊肉、鸡肉等来补充蛋白质，食用油可采用豆油、菜油、麻油等植物油。同时还应提倡“淡食”，进食不要太咸。这些对“净化血液”均有益。

一般来说，血液黏稠度高的人，每日主食控制在250~300克，并且粗粮、瘦肉、豆制品均为50~100克，鸡蛋或鸭蛋1个，乳制品250克，蔬菜500克，水果100~150克。这样既可保证身体对各种营养素的需求，也可防止血液黏滞因素的升高。

为什么这样控制饮食能降低血液黏稠度呢？因为粗粮中含食物纤维较多，使人对糖的吸收变慢，可避免血糖一时性升高而转化成脂肪储藏起来。燕麦具有降血脂和血糖的作用，牛奶中含有降胆固醇因子，将燕麦片放在牛奶或豆浆中服食，长期坚持，对降低血液黏稠度效果很好。鱼类尤其是深海鱼中富含大量的不饱和脂肪酸，能够降低血脂的含量及血液黏稠度，从而使血液流通状态得以改善。大豆中的大豆皂苷可降低血胆固醇；蔬菜中含有大量的维生素C和维生素P，各类水果含有丰富的维生素C和果酸，这些都具有降血脂、增强血管弹性以及抗血栓等作用。

## 合理饮食可减少近四成癌症

有关研究表明，35%~40%恶性肿瘤的发生与饮食有关，主要包括食管癌、胃癌、结直肠癌、肝癌、肺癌、喉癌、乳腺癌、胰腺癌及前列腺癌等。

癌症的发生大致分为3个阶段：第一是启动阶段，正常细胞的遗传物质DNA受到损伤，癌症的遗传基因被“唤醒”；第二是促进阶段，细胞分裂加快，进入癌变过程；第三是演进阶段，肿瘤恶化甚至转移。膳食主要在第二和第三阶段起作用。如果膳食中各种食物的营养成分搭配恰当，就会有效阻止和延缓癌症发生的进程，反之则会促进癌症病灶的形成。

合理饮食可减少近四成癌症的发生，平衡膳食是饮食防癌的前提。预防癌症主要是强调平衡膳食，而不是个别营养素的过量摄入。膳食中应有充分的营养，食物要多样化，其中植物性食物应占三分之二以上，包括蔬菜、水果、豆类等。

不少人在饮食上存在认识误区，认为“高档、精美的食品就一定营养丰富”“只要多吃鱼、虾、豆类、水果、蔬菜就一定能防癌”等。其实，一种或某一类食物的营养成分，不可能完全符合特定人体对营养的需要，任何单调的饮食模式或偏食习惯，都会造成一些营养素的过剩或另一些营养素的缺乏，导致营养失衡，这种失衡的恶果之一就是诱发癌症。

在饮食方面，应当请营养专家针对特定对象设计专用食谱，在专家指导下合理搭配日常膳食。

## 减少寿斑该吃啥

人体在代谢过程中，会产生一种叫“游离基”的物质，即脂褐质色素，这种色素在人体表面聚集，即形成寿斑。

脂褐质色素对细胞虽无明显毒性，但这种物质不仅聚集于人体表面，而且还侵扰机体内部，如果沉积在血管壁上，会使血管发生纤维性病变，导致动脉硬化、高血压、心肌梗死；积存于脑细胞时，影响脑功能，从而加速了脑衰老过程。还会引起老年人神经功能不全，产生记忆、智能障碍，抑郁症，甚至老年痴呆。

要想不长或少长寿斑，只有增加体内的抗氧化剂。最理想的抗氧化剂是维生素E，它在体内能阻止不饱和脂肪酸生成脂褐质色素，自然也就有较强的抗衰老性能。因此，老年人除遵医嘱服用一定量的维生素E外，还应多吃富含维生素E的食物，而植物油是维生素E最好的食物来源。此外，大豆、芝麻、花生、核桃、瓜子仁、动物肝、蛋黄、奶油以及玉米、黄绿色蔬菜中，均含丰富维生素E。

## 老年人应重视膳食纤维

老年人要健康就要防止危害老年人健康最严重的疾病——脑血管疾病、恶性肿瘤和心血管疾病，此外，糖尿病在老年人中患病率亦高，老年性便秘亦常是老年人为之苦恼的常见病。这些疾病的发生是个长期的过程，其中一个重要的因素与营养和生活的方式有关。饮食结构的不合理，脂肪摄入过多，蔬菜的摄入量少，膳食纤维摄入的不足与这些疾病的发生有着重要的关系。

膳食纤维是一类难以被人体消化吸收的多糖，它是纤维素、半纤维素、木质素和果胶等的总称。它虽然不能被人体消化吸收，但它有着重要的保健功能，亦是人体不可缺少的物质，有人把它称为“第七营养素”。由于它在肠道内吸附和稀释致癌物质，促进肠的蠕动，减少致癌物对肠黏膜的作用。最近研究它还能促进有益细菌（如双歧杆菌）的生长，因此，它有预防消化道肿瘤的作用。膳食纤维还能减少胆固醇的吸收，能降低血中胆固醇的水平，有预防心脑血管疾病的作用。膳食纤维还有降低血糖的作用。对预防糖尿病的发生和糖尿病人维持较低的血糖水平都有良好的作用。同时膳食纤维能吸附水分，增加粪便的容积和柔软度，刺激肠子蠕动，保持每天大便通畅，免除老年性便秘之苦。因此，每日摄入一定量的膳食纤维是必需的，一般成人每日应摄入15~20克。

## 食物的最佳搭配

食物的营养贵在搭配，搭配得好，多益而又少副作用。

**猪肝**——菠菜猪肝、菠菜都有补血功能，一荤一素，相辅相成，共同吸收，治贫血有效。

**羊肉**——生姜羊肉补阳生暖，生姜祛寒保暖，相互搭配，暖上加暖，可祛外邪并治寒腹痛。

**鸡肉**——栗子鸡肉补脾造血，栗子健脾，脾气健则鸡肉营养成分更易被吸收，造血机能更强，尤以老母鸡汤煨栗子效果更佳。

**豆腐**——萝卜豆腐属于植物蛋白，多食会引起消化不良，这叫“豆腐积”，白萝卜消化力强，与之同煮，利于豆腐的营养被吸收。

**芝麻**——海带芝麻放在一起同煮，能起到美容、抗衰老的作用。因为芝麻能改善血液循环，促进新陈代谢，其中的亚油酸有调节胆固醇的功能，维生素E又可以防衰老。海带含有钙和碘，能对血液起净化作用，促进甲状腺激素的合成，两者合一，效果倍增。

**甲鱼**——蜜糖不仅甜味上口，鲜美宜人，而且含有丰富的蛋白质、脂肪、多种维生素，并含有辛酸、本多酸、硅酸等，实为不可多得的强身剂。对心脏病、肠胃病、贫血均有疗效，还能促进生长，预防衰老。

**牛肉**——土豆牛肉营养丰富，但较为粗糙，有时会影响胃黏膜，土豆与之同煮，不但味道好，而且因土豆多含维生素C，还可起保护胃黏膜的作用。

**鸭肉**——山药老鸭补阴，并且消热止咳。山药补阴，与鸭伴食，并消油腻，补肺作用更好。

**鲤鱼**——米醋鲤鱼本身有涤水之功，人之水肿除肾炎外大都是湿肿，米醋利湿，如与鲤鱼伴食，利湿水的功能更强。

**甘薯**——米面甘薯有营养，但吃下去使人消化不良，多则滞气，同米面混食，就没有消化不良和胀气的情况发生。

**百合**——鸡蛋有滋阴润燥、清心安神的功效。中医认为，百合清痰水、补虚损，而蛋黄则能除烦热、补阴血，二者加糖调理，效果更佳。

**肉**——据研究，瘦肉中含有维生素$B_1$，而维生素$B_1$在人体内停留的时间很短。吃肉时再吃点大蒜，肉中的维生素$B_1$能和大蒜的蒜素结合，不仅可使维生素$B_1$的析出量提高数倍，还能使它原来溶于水的性质变为溶于脂的性质，从而延长维生素$B_1$在人体内的停留时间。这样对促进血液循环以及尽快消除身体疲劳、增强体质等都有重要的意义。因此，吃肉的时候，别忘了吃几瓣大蒜。

## 老年人应多吃猪血

据测定，每百克猪血中含蛋白质19克，高于牛肉，瘦猪肉和鸡蛋中的含量，且极易消化吸收，其脂肪的含量极少，每百克中仅含0.4克，是瘦猪肉所含脂肪量的1/10，属低热量、低脂肪、高蛋白食品。医学研究证明，猪血内所含的锌、铜等微量元素，具有提高免疫功能和抗衰老的作用，猪血中的卵磷脂能抑制低密度胆固醇的有害作用，有助于防治动脉硬化，是老年人及高血压、冠心病、高脂血症及脑血管病患者的理想食品。

此外，老年人由于牙齿脱落而有咀嚼困难，加之消化功能的减退，食物往往不能被充分消化吸收，容易患营养不良，而猪血便于咀嚼，容易消化吸收，所以，老年人常食猪血既有营养，又能强身健体。

## 老年人应多吃含铜食物

铜是人体中不可缺少的一种微量元素，对于维持人体正常生理功能起着非常重要的作用。老年人由于胃肠道消化吸收功能下降，对摄入食物中铜的利用率降低。另外，老年人牙齿脱落，对食物咀嚼不全，也影响了铜的吸收，因而容易发生铜缺乏症。

当人体内缺铜时，脑细胞中色素氧化酶减少，活力下降，从而使人出现记忆力减退、思维混乱、反应迟钝以及步态不稳、运动失常等。另外，心血管中的弹性蛋白和胶原蛋白的生成，有赖于铜离子的催化和激活，人体若长期缺铜，就会造成动脉硬化，导致冠心病的发生。临床研究发现，缺铁性贫血患者在使用铁剂治疗时，如果效果不佳，应想到缺铜的可能。近年来，医学研究还发现铜元素在抗衰老、保护皮肤及头发，防治流行性感冒和癌症等方面均有一定的作用。

要预防老年人铜缺乏症，关键在于饮食上更多摄入一些富含铜的食物，如虾、牡蛎、海蜇、鱼、蛋黄、肝、西红柿、豆类及果仁等。食物要嚼碎，以利于铜的吸收，不吃或少吃制作过精的食物。同时，在饭后不要立即服用维生素C，因维生素C会妨碍铜的吸收。

## 老人多吃含镁食品

现代医学证实，镁对心脏活动具有重要的调节作用，它能抑制心肌，使心脏的节律和兴奋传导减弱，从而有利于心脏的舒张与休息。体内缺镁，会引起心脏动脉痉挛，容易导致心脏骤停而突然死亡。另外，镁可减少血液中胆固醇的含量，防止动脉硬化；能扩张冠状动脉，增加心脏供血量；还能在供血骤然受阻时保护心脏免受伤害，从而预防心脏病及降低心脏病突发死亡率。科学家们还发现，镁可以防止药物或环境有害物对心血管系统的损伤，提高心血管系统的抗毒作用。近年来，日本岛根大学的教授还证实，缺镁易导致脑中风。

有鉴于此，医学家认为，为预防心脑血管疾病，中老年人在日常膳食中应多吃一些含镁丰富的食物，如绿叶蔬菜、鱼类、贝类、豆类、坚果类、麦芽、全麦制品、糙米、蛋黄、红糖、香蕉、红干辣椒、紫菜、海带等。同时注意少吃脂肪和精制食品。

## 常吃坚果益养生

瓜子、松子等坚果既是生活中的“休闲食品”，又是养生食疗的佳品。常吃可引起“齿宜常叩”之功效，又收“津宜常咽”之果，再加上坚果食品本身营养物质的摄取，使人体获得固齿、补益、养身的功效。

**葵花子：**含有丰富的植物油脂，子仁含油率高达15%~55%，并含有蛋白质、糖、维生素A、$B_1$、$B_2$、E、PP以及微量元素，特别是维生素E的含量极为丰富。每天吃一把葵花子，就能满足人体一天所需的维生素E。

**南瓜子：**含有胡萝卜素，维生素$B_1$、$B_6$、C、E、PP，还含有脲酶和锌、镁、铁、铜等微量元素。南瓜子仁性味甘平，是一种安全有效又无毒性的驱虫药。

**西瓜子**：子仁富含脂肪、蛋白质、维生素$B_2$，还含有一种皂苷物质，具有清肺、润肠、和中、止血、止渴、健胃等作用。

**松子**：《本草经疏》指出，松子味甘补血，血气充足，则五脏自润，发黑不饥，故能延年，轻身不老。故被誉为“长寿果”。松子含有蛋白质、脂肪、糖类。所含脂肪大部分为亚油酸、花生四烯酸、亚麻酸等有益于健康的必需脂肪酸，钙、磷、铁等含量也很丰富，常吃可滋补强身。

**榛子**：榛子营养丰富，果仁中除含有蛋白质脂肪、糖类外，胡萝卜素，维生素$B_1$、$B_2$、E、PP含量丰富，榛子中人体所需的八种氨基酸样样俱全，其含量远远高过核桃。所以榛子吃起来特别香美，余味绵绵。榛子中钙、磷、铁含量也高于其他坚果。由于其营养丰富，味道甘美，自古以来人们就把它作珍果，榛子性平味甘，有补气、健脾、止泻、明目、驱虫等功效。

## 红薯——健身长寿地瓜

红薯，又有白薯、甘薯、番薯、山芋、地瓜等名称。它不但在我国种植和食用很广泛，而且在世界上是被公认的价廉味美、粮菜兼用、老少咸宜的健身长寿食品。

1. 它含有丰富的营养物质。据化学分析，每千克红薯中含糖类256克，蛋白质15克，钙156毫克，磷174毫克以及多种维生素，尤以胡萝卜素含量极为丰富，是粮食和蔬菜中的佼佼者。

2. 它含有一种具有特殊功能的黏蛋白。这种黏蛋白不但能维持人体心血管壁的弹性，阻止动脉硬化发生，使皮下脂肪减少，防止肝肾中结缔组织萎缩，预防胶原病发生，而且对呼吸道、消化道、关节腔和浆膜腔也有很好的润滑作用。

3. 它含有较多的淀粉和纤维素，人食入后，能在肠内大量吸收水分，增加粪便体积，不仅能够预防便秘，减少肠癌的发生，还有助于防止血液中胆固醇的形成，预防冠心病发生。

4. 它是一种生理碱性食品，能与肉、蛋、米、面所产生的酸性物质中和，调节人体的酸碱平衡，对维持人体健康有积极意义。

# 第四节 饮食禁忌

## 气虚忌食物品

**山楂**：俗称山里红、棠株。虽有开胃消食作用，但同时又有耗气破气之害。正气不足、气虚下陷之人，切忌多食。正如《随息居饮食谱》中所言："多食耗气，羸弱人或虚病后忌之。"《得配本草》中也明确告诫："气虚便溏，脾虚不食，二者禁用。"

**佛手柑**：性温，味辛苦酸。虽有健胃理气之功，但同时又有耗气伤气之弊。故气虚之人，不宜服食。如《随息居饮食谱》中所言："多食耗气，虚人忌之。"《本经逢原》亦云："痢久气虚，非其所宜。"

**槟榔**：虽有消食之功，而气虚者则应忌食，因为槟榔有破气耗气之弊。所以，《本草经疏》明确告诫："病属气虚者忌之。凡中气不足，悉在所忌。"究其原因，也就是《本草蒙筌》中所说："槟榔，久服则损真气。"

**大蒜**：味道辛辣，刺激性大，多吃可动火耗血。《本草纲目》说它"辛能散气"。《本草经疏》又说："气虚血弱之人，切勿沾唇。"《本草衍义补遗》中还指出："其伤脾伤气之祸，积久自见。"由此可知，气虚之人忌吃大蒜。

**苤蓝**：性凉，味辛甘，久食多食有伤气耗气之弊，凡气虚之人应忌食之。正如《本草求原》中指出："苤蓝耗气损血，病后忌之。"

**萝卜缨**：即萝卜叶，性平，味辛苦，有行气破气的副作用。因此，对气虚体弱、气短乏力之人，不宜多吃常吃。正如《饮片新参》中所言："气虚血弱者禁用。"此外，萝卜籽的破气之力更强，《本草从新》还说："虚弱者服之，气喘难布息。"由此可见，气虚之人更应忌食。

**芫荽**：又称香菜。根据古代医家经验，气虚之人不宜多吃久吃。如《医林纂要》中说它"多食昏目、耗气"。《本草经疏》也明确告诫："气虚人不宜食。"

**芜菁**：俗称大头菜。有开胃、消食、下气的作用。虽有似萝卜之功效，如《医林纂要》中所说："下气宽中，功用略同萝卜。"但也有类似萝卜行气耗气之弊，故气虚之人不宜多吃久吃。《千金·食治》所谓"不可多食，令人气胀，"实指过食耗伤正气，引起脘腹虚胀，也就是《本草衍义》中“过食动气”之义。

**胡椒**：性大热，味辛辣，多吃久吃有动火耗气之害。元代名医朱丹溪曾指出：“胡椒，大伤脾胃肺气，久则气大伤，凡病气疾人，益大其祸也。”清黄宫绣亦云：“胡椒比之蜀椒，其热更甚。况走气动火，阴热气薄，最其所忌。”由此可见，无论是脾气虚还是肺气虚，皆不宜食。

**荜拨**：性热，味辛，为南方常用调料食品，但久服多食有耗气之弊。如宋代医家在《本草衍义》中指出：“多服走泄真气。”明李时珍也认为：“辛热耗散，多食令人目昏，食料尤不宜之。”所以，作为调味品，气虚者勿食。

**薄荷**：性凉，味甘辛，有疏散风热之用，亦有耗伤正气之害。如《本草从新》指出：薄荷“辛香伐气，虚者远之。”《本草求真》亦认为：“不敢多用，恐其有泄真元耳。”清代医家汪谢诚还说过：“薄荷多服，耗散真气，致生百病，余尝亲受其累，不可不知！”由此可见，凡气虚体弱之人，切勿食用。

**荷叶**：性平，味甘涩，多服久服，有耗气之弊。正如清代医家吴仪洛在《本草从新》中指出：“荷叶，升散消耗，虚者禁之。”因此，凡气虚体弱之人，应忌食之。

此外，气虚体质还应当忌食或少食荞麦、柚子、柑、金橘、金橘饼、橙子、荸荠、生萝卜、地骷髅、芥菜、薤白、君达菜、砂仁、菊花、茶叶，忌烟酒等。

## 肾虚忌食物品

根据肾虚者忌食原则，应当忌吃或少吃荸荠、柿子、生萝卜、生菜瓜、生黄瓜、生地瓜、西瓜、甜瓜、洋葱、辣椒、芥菜、丁香、茴香、胡椒、薄荷、莼菜、菊花、盐、酱、白酒等。

## 血虚忌食物品

**荸荠**：根据前人经验，凡血虚者不宜多吃荸荠。如《本经逢原》中就曾指出：“荸荠兼耗营血，故孕妇血竭忌之。”

**大蒜**：是一种辛辣刺激性食物，多吃常吃，易动火耗血。所以，《本草经疏》中明确告诫：“气虚血弱之人，切勿沾唇。”凡血虚之人，不宜食之。

此外，凡血虚者还应忌吃或少吃海藻、草豆蔻、荷叶、白酒、薄荷、菊花、槟榔、生萝卜等。

## 阳虚忌食物品

**鸭肉：**性凉之物，易伤人之阳气。《饮食须知》曾说："鸭肉味甘性寒，滑中发冷气。"《随息居饮食谱》亦云："凡阳虚脾弱，……皆忌之。"因此，阳气虚弱体质之人，尤其是脾肾阳虚者，应当忌食。

**兔肉：**性凉，能凉血，易损阳气。正如清代食医王孟英在《随息居饮食谱》中所说："兔肉甘冷，凉血，多食损元阳。阳虚者尤忌。"所以，阳气不足之人当忌食之。

**水獭：**俗称水狗肉。性大凉，能伤人之阳气，故阳虚之人不宜多食。《本草图经》中早有告诫："獭肉，消阳气，宜少食。"《随息居饮食谱》中也说："獭肉，多食消男子阳气。"

**甜瓜：**其性大凉，易伤人之阳气。如《本草衍义》中早有告诫："甜瓜，多食未有不下痢者，为其消损阳气故也。"因此，凡平素阳气不足，尤其是脾肾阳虚之人，切勿多食之。

此外，阳虚之人还应忌吃或少吃鸭血、鸭蛋、阿胶、牛奶、酸奶、甲鱼、螃蟹、田螺、螺蛳、蚌肉、蚬肉、柿子、柿饼、柚子、柑、香蕉、无花果、西瓜、青苦瓜、地瓜、菜瓜、生藕、生萝卜、丝瓜、冬瓜、紫菜、地耳、金针菇、草菇、落葵、莼菜、发菜、君达菜、罗汉果、荸荠、菊花脑、薄荷、金银花、菊花、槐花等。

## 阴虚忌食物品

凡阴虚之病，或阴虚体质，皆忌吃下列食品。

**胡椒：**为典型的辛辣刺激性食物。其味大辛，其性大热，极易助热动火，燥液耗阴。如《随息居饮食谱》中即说："多食动火烁液，耗气伤阴。"明·李时珍也认为，胡椒"大辛热，纯阳之物，动火伤气，阴受其害"。《本草经疏》还说："胡椒，其味辛，气大温，辛温太甚，过服未免有害。"所以，凡阴虚之人，切勿多食。

**肉桂：**大辛大热的调料食品，极易助火伤阴。凡阴虚体质以及阴虚之病，皆不宜吃。正如《本草经疏》所言："……，男女阴虚，法并忌之。"

此外,凡阴虚体质还应忌吃或少吃狗肉、羊肉、雀肉、海马、海龙、獐肉、锅巴、炒花生、炒黄豆、炒瓜子、爆米花、荔枝、龙眼肉、佛手柑、杨梅、大蒜、韭菜、芥菜、辣椒、薤白、生姜、砂仁、荜拨、草豆蔻、花椒、白豆蔻、大茴香、小茴香、丁香、薄荷、白酒、香烟、红参、肉苁蓉、锁阳等。

## 12类相克的食品、药品

①人参蜂王浆不可与治疗低血糖的药物同服;②人参不能与萝卜混吃;③大蒜不可给白内障、青光眼、结膜炎等眼疾病人食用;④使君子(驱蛔虫药)服后不可饮热茶;⑤茯苓忌和醋同时食用;⑥苍耳子忌和猪肉同时食用;⑦地黄、首乌不能和葱、蒜、萝卜同时食用;⑧薄荷忌和鳖肉同时食用;⑨蜂蜜忌和生葱一同服用。此外还有三类药材因药性相反,不可同时服用:

1 半夏、瓜蒌、贝母、白蔹、白及及乌头、附子,不可同服;

2 海藻、大戟、甘遂、芫花及甘草,不可同服;

3 各种人参、细辛、芍药及藜芦,不可同服。

## 中老年人饮食五不宜

1 多吃少餐。空腹时间较长,造成体内脂肪积聚的可能性就增大。

2 晚餐过迟。晚饭时间过迟,并且是进食难消化的食物,会加重胆固醇在动脉壁上的沉积,促使动脉硬化发生。

3 喜吃精粮。有些人不吃糙米粗粮,只吃精米白面,殊不知在稻麦的麸皮里,含有多种人体需要的微量元素及植物纤维素,例如铬、锰在全谷类、豆类、坚果类中含量最高。若经过加工精制以后,这两种元素就大大降低。如果用缺乏这两种元素的饲料去喂养大鼠及家兔,动物就容易发生动脉硬化。植物纤维素能增加胆固醇的排泄,使血胆固醇含量降低。食物太精细,纤维素太少,不容易产生饱腹感,往往造成过量进食而发生肥胖。因此,长期进食低纤维素的人,血管硬化、高血压的发病率则增高。

4 过食肥甘。过多地食用动物油、肥肉和一些富含胆固醇的食物,如猪肉、猪肝、皮蛋、蟹黄、奶油等,可引起血脂升高,但并非要绝对禁食上述食物。近年来有人研究证明,正常的胆固醇并不引起动脉粥样硬化,而腐败的胆固醇才是引起动脉硬化的元凶。因此，一些动物油，特别是猪油不宜储存过久，若已变质，颜色灰暗有霉斑或有腐败味，则不要食用。糖分摄入太多，过剩的部分就会转化为脂肪。随着血脂增高，冠状动脉发生血栓的机会也就增多。还有研究发现，糖能使肝脏合成脂类的作用增强。正常人吃高糖饮食3周后，血中甘油三酯可升高1倍多。若给高血脂病人吃高糖饮食，甘油三酯也可增加4~5倍。

5 偏食挑食。偏食挑食往往造成营养素吸收不完全。如果绿叶蔬菜吃得少，常会发生维生素C缺乏，而维生素C可以降低胆固醇，减轻或防止动脉硬化。如果豆制品吃得少，就不能增加胆固醇在粪便中的排泄。还有人不吃大蒜、洋葱，嫌它们有特殊气味，殊不知大蒜、洋葱有着良好的降血脂作用。

综上所述，不良饮食习惯与血脂过高、动脉粥样硬化、冠心病等确有密切关系。为了延长寿命，中老年人应该彻底改变以上各种不良饮食习惯，自觉养成良好的饮食习惯，以保证身体的健康。

## 第五节 食疗方

### 清炖猪蹄膀

〔原料〕 猪蹄膀(带皮)1个，红枣5枚，调料适量。

〔制法〕 将猪蹄膀洗净后用刀剖开呈4~6瓣。锅烧开水，将蹄膀放入，汆透，煮沸数次，撇沫。坐大砂锅，放清水烧开，下蹄膀，放入泡发的红枣，煮沸，加料酒，转小火炖至蹄膀皮酥软，肉烂熟，下精盐、葱、胡椒面、姜、味精、白糖各适量，继续煨炖30分钟即成。

〔用法〕 佐餐当菜，随意服食。

〔疗效〕 和血脉、润肌肤、填肾精、健腰脚、强体增肥。

〔主治〕 老年单纯性消瘦。

〔备注〕 带皮猪蹄膀有独特的营养保健功效。现代营养学研究证明，肉皮中含有丰富的胶原蛋白质和弹性蛋白，如果人体细胞缺少此类物质，细胞结合的水量就明显减少，使皮肤干燥而出现皱纹，老年人会呈现形体消瘦，苍老乏力。猪蹄膀营养很丰富，含有较多的蛋白质，特别是含有大量的胶原蛋白质和肉皮一样，是使皮肤丰满、润泽、强体增肥的食疗佳品。

## 石苇和麦芽治排尿不畅

老年人常因前列腺肥大而小便不畅。用中药石苇和麦芽各10克，泡水代茶每天饮，连用30天，症状可消除或缓解。

## 老年花眼食疗方

**桑椹糖：**取500克桑椹（鲜者加倍）捣成泥状与500克白糖共煮，待糖液起黄色并拔起丝时，倒在涂有香油的石板（或不锈钢板）上，切成糖块，随时含服。此方对肾阴亏损者效果显著。

**酱醋羊肝：**将羊肝洗净切片，挂芡、素油爆炒，调以酱油、醋、料酒、姜。此菜可为中心性视网膜炎、视神经萎缩者常吃。

**胡萝卜粥：**取胡萝卜适量，切碎，与250克粳米共煮为粥。此方可常服，尤对老年人疗效佳。

**青葙鸡头汤：**取青葙子30克、女贞子30克、与2个鸡头同煮服。此方对肝血症、虚火上浮所致的眼疾有显效，高血压头昏者尤宜。

**红肝丸：**取红花10克，与250克猪肝共剁为泥，加芡少许，做成丸子蒸食。此方对虚兼淤者适宜；对白内障术后眼中血丝，可起到提前散尽的作用。

**枸杞蛋：**用枸杞子20克，与2只鸡蛋调匀蒸服。此方对头昏眼花、多泪者有显效。

据资料表明，长期服用（1~3个月）上述食疗方的患者中，78%的效果甚佳。

## 老人尿频食疗方

老年人尿多、尿频，有的是疾病造成的，有的是随着年龄的增长肾功能减退的原因，因此，如果有尿频的现象，在排除疾病情况下，不妨试试下面的食疗方法。

**香菇炖红枣：**陈香菇、红枣、冰糖各10克，鸡蛋2个打碎去壳，置于容器内蒸熟，每日早餐吃1次，连续一周可消除多尿症状。

**红枣姜汤：**取红枣30个洗净，干姜3片，加适量水放入锅内用文火把枣煮烂，加入红糖15克，1次服完。每日或隔日服1次，连服10次，对尿频有较好的疗效。

**韭菜粥：**取新鲜韭菜60克洗净切段备用。先用适量水将大米100克煮成粥，然后放入切成段的韭菜、熟油、精盐同煮，熟后温热服食，每日2~3次，有温补肾阳、固精之功效，可治疗肾阳虚、遗尿和尿频。

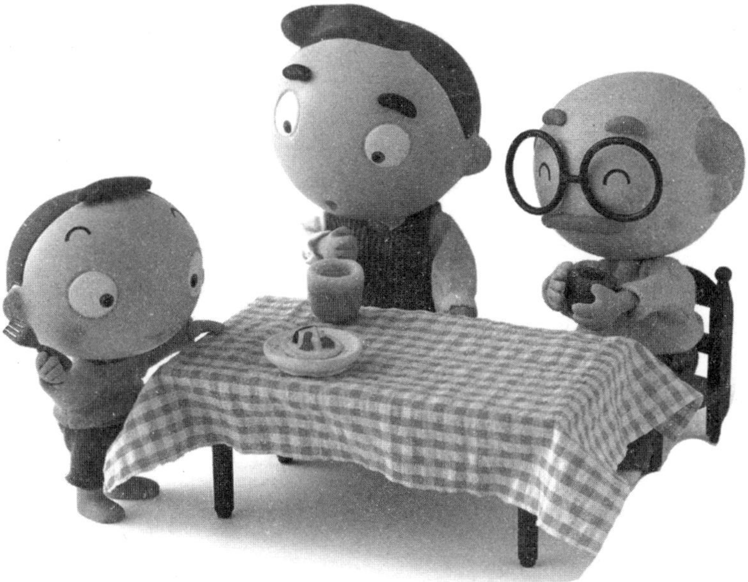

# 第十三章 药膳养生

——食药同源，健康的保障

## 第一节 药膳养生

### 药物养生溯源

运用传统中药保健，历史悠久。几千年来，不仅提出了各种各样的保健药物，而且创造出不少行之有效的延年益寿方药。

《诗经》是我国第一部诗歌总集，但里面记载了100余种有益于健康的药物。《山海经》也不是医药学专著，但收载药物达124种之多，其中动物药66种、植物药51种、矿物药2种，里边有不少药物具有补益抗老的作用。

汉代诞生的我国现存最早的药物学专著《神农本草经》，系统总结了汉代以前我国的药物理论和治病用药经验。全书计三卷，共收载药物365种，分上、中、下三品。

据《本草经·序录》："欲轻身益气，不老延年者，本上经"，可知列为上品者，为延年益寿之品。在365种药物中，记述有延年、不老、耐老、益气、轻身、增寿等药物共165种，某些药物后面还直接注明"颇利老人"。书中记载的这165种与抗老延寿有关的药物，均被后世本草著作收录。汉代著名医学家张仲景，撰著了《伤寒杂病论》，里面记述了黄芪建中汤、薯蓣丸、金匮肾气丸等著名的补养抗衰老方剂，尤其是肾气丸，时至今日仍在国内外沿用。

从魏晋南北朝到隋唐时期，延寿药物研究出现了一种新趋势，即不少方士、医家烧炼金丹，研究和推行秦汉方式的炼丹服石法，就连著名医家陶弘景、孙思邈的著作中亦有许多炼丹服石的内容。现代药理研究已证实，一些石类药如钟乳石、白石英、麦饭石、紫石英等含有大量的人体必需微量元素，具有抗衰老的作用。因此，当时的炼丹服石法还是有一定科学根据的。

值得一提的是孙思邈继承和发展了服用药物以延缓衰老的思想，他在《千金方》中提出："药能恬神养性，以资四气"，并记载了不少延寿中药，如服地黄方、乌麻散、琥珀散、熟地膏、孔圣枕中丹等。宋金元时期，有关延寿药物的理论有了重要的发展，如著名医学家陈直、邹铉明确指出，老年药物保健，应着眼于培补先、后天之本。观其书中常用之品，如地黄、枸杞、狗脊、胡桃肉、首乌、菟丝子、人参、茯苓、山药、陈皮、木香等，皆为补肾益精、健脾理气之药。这个时期，方剂学有了高度的发展，出现了以《圣济总录》《太平圣惠方》《妇人大全良方》等为代表的许多部著名的医药方剂学著作，收集了许多延寿方药，如"巴干丸""神仙服鹿角法""二精丸""益寿地仙丸""枸杞子丸"等，为后世抗衰老方药的研究留下了宝贵遗产。到了明代，进入延寿药物发展的全盛时期，以赵献可、张景岳为代表的温补学派，主张用温补药物峻补真火；万密斋主张以阴阳平衡、五味既济的中和之法，为老年保健用药制方的原则。尤其是伟大的医药学家李时珍，着成了《本草纲目》这部药物学巨著，在其所记载的1892种药物中，具有抗衰老延年作用的药物有253种，并选录延寿方剂89则。清代统治阶级热衷于服用长生不老方药，故宫中此类医方甚多，如益寿膏、补益资生丸、菊花延龄膏、百龄丸、松龄太平春酒等。这些医方，为时世研究延缓衰老药物提供了宝贵的资料。

## 第二节 补气药膳

### 补中益气吃豆类蔬菜

**刀豆：**味甘、性温，具有暖脾胃、下气、益肾、补充元气的作用。适用于气滞、打嗝、胸闷不适、腰痛等症状。嫩刀豆用来煮或制成酱菜不仅味道鲜美，还有温补的作用；老刀豆则对打嗝的治疗效果最好。

**豌豆：**豌豆的味甘、性平，常吃能够补中益气、利小便。适用于脾胃虚弱所导致的食少、腹胀等症状。

## 补气药膳

补气药膳是选用补气中药，配合一定食物，经烹饪而成的药膳食品，具有补气之功，可增强全身组织器官的功能。

### 爆人参鸡片

〔原料〕 鲜人参15克，鸡脯肉200克，冬笋、黄瓜各25克，鸡蛋清1个，精盐、料酒、葱、生姜、香菜、鸡汤、猪油、香油、味精、水豆粉各适量。

〔制作〕

1 将鸡脯片切成长5厘米、宽1.6厘米、厚0.16厘米的片；人参洗净，斜刀切成0.66厘米厚的小片；冬笋、黄瓜切片；葱、姜切丝；香菜切段。

2 鸡片加盐、味精后拌匀，下入鸡蛋清、水豆粉拌匀。

3 将锅内放猪油，烧至五成热时，下入鸡片，熟时捞出，控净油。

4 用精盐、味精、鸡汤、料酒对成汁水。

5 将锅内放油，烧至六成热时，下入葱丝、生姜丝、笋片、人参片煸炒，再下黄瓜片、香菜、鸡片，烹上汁水，颠翻几下，淋上香油即成。

〔用法〕 佐餐食。

〔疗效〕 大补元气。适用于气虚、身体衰弱等症。

〔忌宜〕 感冒患者禁食。

### 人参莲肉汤

〔原料〕 白人参10克，莲子10枚，冰糖30克。

〔制作〕 将白人参、莲子(去心)放在碗内，加水适量发泡，加入冰糖，再将碗置蒸锅内，隔水蒸炖1小时。

〔用法〕 食用时，喝汤、吃莲肉。人参可连续使用3次，次日再加莲子、冰糖和水适量，如前法蒸炖和服用，到第三次时，可连同人参一起吃。

〔疗效〕 补气益脾。适用于病后体虚、气弱、食少、疲倦、自汗、泄泻等症。

## 中医补气粥

### 参芪白莲粥

〔原料〕 人参6克，黄芪30克，大枣15枚，去心白莲子、粳米各60克。

〔制作〕 先将人参、黄芪切片，并用清水300毫升，文火煮取200毫升，去渣；加入大枣（去核）、莲子、粳米，共煮为粥。

〔用法〕 每日服1料，可连续服食7日。

〔疗效〕 益气健脾。适用于年老体虚，或病后气虚，神疲倦怠，食欲不振，气短心悸，慢性腹泻。

〔注意事项〕 热证、实证者忌服，服药粥期间勿与萝卜和茶同服。

### 红枣糯米粥

〔原料〕 山药40克，薏米50克，荸荠10克，大枣5克，糯米250克，白糖适量。

〔制作〕 将各种药物择去杂质备用。薏米洗净下锅，锅内注入适量清水，置火上煮至薏米开裂时，再将糯米、大枣洗净后同时下入锅中煮至米熟。山药打成粉，待米熟时，边搅边洒入锅内，约隔20分钟后，再将荸荠粉搅入锅中，搅匀后即可停止加热。将粥装入碗内，每碗加入白糖25克即可。

〔用法〕 每日服2次，空腹温热服食。

〔疗效〕 补气血，健脾胃，生津止渴，利湿止泻，适用于病后体弱及贫血。营养不良，慢性肠炎者食用。

## 补气养血吃党参

秦始皇统一中国后，把全国分为三十六个郡，现在山西省长治市及平顺县一带就是那时的上党郡。相传在隋文帝时，上党郡的一户人家，每夜都听到宅后有人呼叫，但又始终不见其人。后来在离家一里多的地方，发现一棵植物的枝叶不同寻常。于是向下挖掘，深达五尺，得见根部，形如人体，似有四肢。自从挖出之后，那户人家就再也没有听到呼叫声了。此事传扬开去，人们认为这是“地之精灵”的“神草”。

李时珍在《本草纲目》中引述的这个古老的传说，当然不足为信，但却反映了上党郡盛产类似人参的药材党参这一事实。直到今天，这一地区仍然是党参的集中产区。驱车前往，就能看到在那一块块阳坡地上，党参棵挨棵，片连片，枝繁叶茂，郁郁葱葱。

上党郡后来又改称潞州，所以这里所产的党参又称潞党参。在全国各地所产党参中，除山西五台山一带野生的野台党之外，仍以潞党参的品质最优。

过去，为了鉴别潞党参的真伪，让两人同时走路，行前一人口含潞党参，一人不含，然后急走三五里，倘若不含者大口喘气，而含参者却气息自如，这便是真正的潞党参了。因为其他各地所产党参都达不到这样的效果。

从这里也可看出，党参的主要功能是补气。最宜用于平素倦怠乏力、精神不振、语音低沉、自觉气短、稍一活动就喘促的肺气虚弱者。侧重于脾胃气虚的人，四肢无力，食欲不振，大便稀溏，也宜使用党参。常用党参与白术、茯苓、炙甘草配伍，这就是补气健脾的著名方剂四君子汤。肺气与脾气都虚的，又宜用党参与黄芪、白术、茯苓、陈皮、当归、升麻、柴胡、炙甘草、生姜、大枣配伍，这就是有名的补中益气汤。

党参补气又兼能养血，这是它的一大特点。所以气血两虚、气短心悸、疲倦乏力、面色苍白、头昏眼花、胃口不好、大便稀软、容易感冒的人，也宜服用党参。

药理实验证明，党参能使红细胞增多、血红蛋白增加，所以贫血病人食用党参很有益处。因化疗和放射疗法引起的白细胞下降，服用党参也有促使白细胞回升的效果。

近年还发现，党参与黄芪、白术配合可使慢性肾炎病人的尿蛋白减少。单独使用党参补养，可制成党参干或党参膏，更便于食用。

制作党参干，取250克党参，洗净泥沙，切去芦头，放在容器内，每天蒸2次，连蒸3天，就成为又软又糯的党参干。吃起来味甜而带香气，每天早晚嚼15~30克。为了防止变质，吃剩的仍需每天再蒸一次。

制作党参膏，则应将洗净的党参先放在砂锅或铝锅内，加冷水浸泡一小时左右，然后用小火煎煮。每次煮半小时，连煮四次，把四次的药汁加热浓缩，待药汁稠厚时，再放入与党参等量的蜂蜜，乘热搅匀成膏。每日早晚用开水冲服一汤匙。

党参既能补气，又能养血，还可生津，而且药性平和，所以是最常使用的调补良药。《本草从新》说得好："补中益气，和脾胃，除烦渴，中气微弱，用以调补，甚为平安。"

# 第三节 补血药膳

## 黑大豆补血抗衰老

黑豆营养丰富，含有蛋白质、脂肪、碳水化合物，维生素$B_1$、$B_2$，尼克酸、胡萝卜素以及钙、磷、铁、钾等矿物质。黑豆的蛋白质含量尤为丰富，高于肉类、鸡蛋和牛奶，素有"植物蛋白之王"的美誉。

中医认为，色黑者入肾，黑大豆甘温、无毒，入肾、脾、心经，有补肾强身、除湿利水、抗老延年的作用。《延年秘录》载："服食黑豆，令人长肌肤，益颜色，填精髓，加气力，虚补能食。"

在民间，黑豆作食疗的验方甚多，现举数例供参考。

**产后百病：**黑豆1.5千克，炒热至有烟出，入酒瓶中，经一日以上。每服半小杯，日2~3次，令微出汗，身润即愈。产后常服既防风气，又消结血。

**早生白发：**用醋将黑豆煮烂，取汁，每次10克左右，加热水洗发，有乌发的作用。每晚食炒熟黑豆20粒、黑芝麻一匙，有乌发作用。

**脱发：**水煮黑豆，每次服50克，每日2次。连用1个月无好转者，可改用盐煮黑豆(每500克黑豆加盐5克)，服法如前。

**阴虚盗汗：**黑豆、大枣各50克，圆肉(龙眼肉)15克，加水3碗煎至1碗，分早晚2次服用。

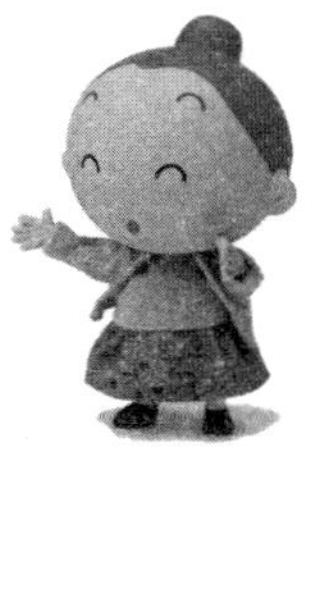

## 常用的有补血作用中药

### 当归

当归为伞形科，多年生草本植物当归的根，含有叶酸，烟酸，维生素$D_{12}$、E等成分，有抗贫血，改善血液循环，增加冠状动脉血流量等作用，对冠心病有防治作用，对肝脏有保护作用，可防止肝糖原减少，根据对长寿皇帝乾隆医方的分析，发现在他的保健方中当归用得最多。

中医认为，其性温，味甘、辛，能补血调经，活血止痛，润肠通便，适用于血虚体弱，妇女月经不调、痛经、经闭，虚寒腹痛，跌打损伤，淤血疼痛，风湿痹痛，痛疽疮疡、血滞疼痛以及血虚肠燥便秘。

用量：5~15克，若补血用当归身，祛淤活血用当归尾；经酒制后可加强活血作用。

湿盛中满，大便泄泻者忌服。

### 熟地黄

熟地黄为玄参科，多年生草本植物地黄的根，含有地黄素、维生素A类物质、糖类和氨基酸等成分，有强心和降血糖的作用，以体大、质重、切断面油润乌黑，味甜者为佳。

中医认为，其性微温，味甘，功能滋阴补血，适用于血虚及肺肾阴虚，腰膝痿弱，遗精，月经不调，耳聋，目昏等症。

若水煎，每剂用量9~24克，水煎内服。若酒浸，浸于米酒或白酒中，20日后可服用，每次服3汤匙，1日2次。

平素消化不良，食欲不振，腹泻以及胸脘胀满，舌苔厚腻之疾湿盛者忌用，又忌与萝卜、葱白、薤白同食。

### 阿胶

阿胶为驴皮经过漂泡去毛后，加冰糖等配料熬制而成，为补血滋阴养生佳品，日常食之可养血滋阴，补肺润燥，强健筋骨，添精固肾，抗衰延年，内含胶质、钙、硫等，能促进红细胞和血红蛋白的形成，改善体内钙的平衡，促进钙的吸收，有助血清中钙的存留，有防治进行性肌营养障碍的作用，能用于抗创伤性休克。

中医认为，其性平，味甘，功能补血和血，滋阴润肺，可用于贫血、心悸、燥咳、咯血，崩漏、先兆流产、产后血虚、腰痿无力等症。

用量：6~15克；但不能直接入煎，须单独加水蒸化，再入汤液中服，称烊化服。但本品性质滋腻，凡脾胃虚弱，消化不良者忌用。

## 何首乌

何首乌为蓼科草本植物何首乌的块根，为常用的滋补强壮药，内含蒽醌类（主要为大黄酚，大黄素，大黄酸）、卵磷脂、淀粉、粗纤维等；能降低血清胆固醇，缓解动脉粥样硬化形成；卵磷脂有强壮神经作用，有缓泻作用，有肾上腺皮质激素样作用。

中医认为，其性微温，味苦、甘、涩，能补肝肾，益精血，强筋骨，乌须发，悦颜色，增气力，并能抗衰延年，令人有子，主要用于肝肾不足，精血亏虚，头晕耳鸣，须发早白，失眠多梦，腰膝软弱，肢体麻木，筋骨酸痛，梦遗滑精、崩漏带下等。

用量：每剂服15克，脾虚泻泄及痰湿患者忌用。

## 白芍

白芍为毛茛科植物芍药除去外皮的根，含挥发油、苯甲酸、鞣质、芍药苷、芍药醇、芍药碱等；能降低实验动物的肠、胃、子宫的平滑肌张力；芍药苷对中枢神经系统有抑制作用。

中医认为，其性微寒，味苦、酸，功能养血敛阴，柔肝止痛，平抑肝阳，适用于月经不调、崩漏、经行腹痛、自汗、盗汗、肝气不和的胁痛腹痛，手足痉挛疼痛，肝阳上亢的眩晕、头痛等。

用量：5~10克。

## 枸杞子

枸杞子为加茄科灌木植物枸杞或宁夏枸杞的成熟果实，含有甜菜碱和多种不饱和脂肪酸、氨基酸、维生素等成分；甜菜碱能抑制脂肪在肝细胞内沉积，促使肝细胞新生，可防止肝硬化；还可解除四氯化碳对肝脏的毒害作用，能保护肝脏；此外，枸杞还有明显的降血压和降血糖的作用。

中医认为，其性平、味甘，能滋阴补血，益精明目，适用于目昏，眩晕，耳鸣，腰膝酸软、糖尿病等。

用量：6~15克，可蒸食、浸酒、熬膏或煮食，但本品质润而滑，脾虚便溏者不宜食用。

## 中医补血粥

### 红枣羊骨糯米粥

〔原料〕 羊胫骨1~2根，红枣（去核）20~30枚，糯米适量。

〔制作〕 将羊胫骨（即羊四肢的长骨）敲碎，与红枣、糯米加水煮成稀粥，调味服食。

〔用法〕 1日内分2~3次服完。

〔疗效〕 益气血、补脾胃、健胃固齿。适用于腰膝酸软乏力、贫血、血小板减少性紫癜、小儿牙齿生长缓慢等。

### 糯米阿胶粥

〔原料〕 阿胶30克，糯米100克，红糖适量。

〔制作〕 先将糯米煮粥，待粥将熟时，放入捣碎的阿胶，边煮边搅匀，稍煮2~3沸加入红糖即可。

〔用法〕 每日分2次服，3日为1疗程。间断服用。

〔疗效〕 养血止血、滋阴补虚、安胎、益肺。适用于血虚，虚劳咳嗽、久咳，吐血、衄血、大便出血及妇女月经过少，崩漏，孕妇胎动不安、胎漏等症。

〔注意事项〕 连续服用可有胸满气闷之感觉。故宜间断服用。脾胃虚弱者不宜多用。

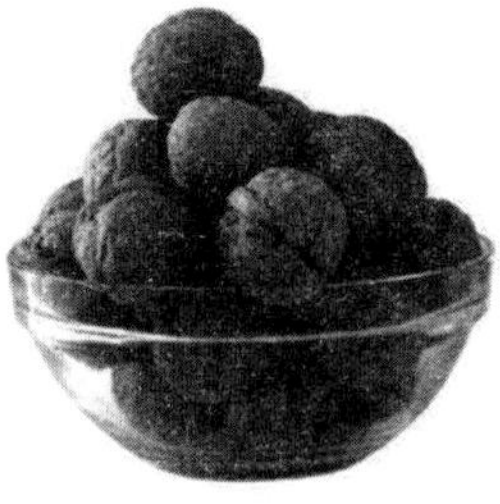

# 第四节 补肾药膳

## 黑芝麻山药何首乌粉

〔原料〕 黑芝麻250克，淮山药250克，制何首乌250克。

〔制作〕 将黑芝麻洗净、晒干、炒熟，研为细粉。将淮山药洗净、切片、烘干，研为细粉。将制何首乌片烘干，研为细粉，与芝麻粉、山药粉混合拌匀，瓶装备用。

〔用法〕 每日2次，每次25克，入锅，用温开水调成稀糊状，置于火上炖熟即成。

〔疗效〕 健脾补肾，养血益精。脾肾亏虚型贫血，症见面色萎黄或苍白、头晕、乏力、畏寒肢冷、腰膝酸痛、舌淡苔白、脉沉细。

〔备注〕 黑芝麻补肝肾、益精血；山药益气健脾；制何首乌为补肝肾，益精血佳品。以上3味研粉，调成糊状食用，口感与冲服藕粉相似。本食疗方对脾肾亏虚型贫血有明显作用，可广泛应用于营养不良性贫血，对慢性再生障碍性贫血也有一定疗效。

## 老年补肾良方

老年朋友，随着年龄的增长，机体机能也在逐渐衰退，多表现为肾虚腰痛、腿软、尿频等症，而影响老年人的日常生活和生活质量。故而在此推荐良方——食栗补肾方，为老年朋友补肾“撑腰”，延年益寿。

〔原料〕 生栗子250克、猪肾一个、粳米250克、陈皮6克、花椒10粒、食盐2克。

〔制作〕

1 鲜板栗放在阴凉通风处阴干，待用。

2 猪肾洗净后撕去筋膜，剖成两半，片去腰臊后，切成约0.8厘米见方的块；陈皮洗净待用。

3 粳米淘洗干净，同猪肾、陈皮、花椒一起下入锅内，加入清水约2500毫升，置中火上徐徐煨熬成粥。煮成之后挑出陈皮，下入食盐调味。

4.每次取生栗子十余枚，剥壳食肉，细嚼，连液吞咽，然后再食一碗猪肾粥。

〔用法〕 每日一方，分两次食用。

〔效用〕 板栗性温，含蛋白质、脂肪、糖、维生素等多种营养成分，补肾气，强筋骨，健脾胃；猪肾粥亦能补肾、养胃、强身。板栗生吃，配以猪肾粥，共奏补肾健骨，补脾强身之功。用于肾虚腰痛、脚软、小便频数等症，有较好疗效。本方宜作老年肾虚体弱者膳食。

〔适应证〕 适用于肾虚腰痛、脚软、尿频等症。

### 杞子炖羊脑

〔原料〕 枸杞子30克、羊脑1具，葱、姜、料酒、精盐、味精各适量。

〔制作〕 将羊脑洗净（注意不要碰破）放入器皿内，加水、盐、葱、姜、料酒，隔水炖熟，加入味精调味即可。

〔用法〕 佐餐食用，每日2次。

〔疗效〕 补肝肾、益脑强身。适用于肝血虚所致的头痛头晕、眼涩眼花、癫痫等。

〔备注〕 此菜能补脑补肝，适于老年人食用。

## 第五节　健脑药膳

### 健脑滋补方之一

〔原料〕 天麻15克，川芎10克，熟鸡肉、熟火腿各50克，生姜、大葱各5克，鳙鱼头1个，调料适量。

〔制作〕 将天麻、川芎用纱布袋包好；熟鸡肉、熟火腿、生姜、大葱切片；再将鳙鱼头去腮，洗净以油煎好，倒入砂锅内，放入清水、药袋及诸调料（黄酒、食盐适量）、配料（玉兰片50克），用火烧炖约1小时，后取出药包，撒上胡椒粉即可。佐餐食用。

〔备注〕 本方补脑填髓，平肝潜阳，常服可增强脑力。

## 健脑滋补方之二

〔原料〕 猪心1具、人参10克、当归10克。

〔制作〕 将猪心洗净，剖开，再把人参、当归装入猪心中；锅内加水适量，煮猪心至熟烂时，取出，去人参、当归；汤以食盐调味；每2日1次。

〔备注〕 本方安神定惊，补虚养心，适用于平素心血不足，神经衰弱，多汗不眠者。

## 防治老年痴呆的常用食物

**胡桃仁** 含有丰富的不饱和脂肪酸——亚油酸，被机体吸收后会改造成脑细胞的组成物质，而且能降低肠道对胆固醇的吸收，对心脑血管疾病的患者很适宜。

**芝麻** 具有补肾益脑、养阴润燥，对肝肾精气不足兼有口舌干燥、肠燥便秘等症状较为适宜。

**莲子** 可补脾益胃，养心安神，益智健脑，兼能益肾固精。适用于心脾两虚、肾虚尿浊、腰膝酸软等症状者服用。

**黄花菜** 可治疗老年痴呆、肝肾阴虚，血虚有热引起的健忘、失眠、烦躁、眩晕头痛、心悸等。黄花菜还被誉为记忆菜、健脑菜，是养脑强记的好食物。

**花生** 有润肺、健脾、和胃、养心等作用。花生也叫花生果，有明显的抗衰老作用。多食花生可延缓脑功能衰退，抑制血小板黏聚，防止血栓形成，降低胆固醇，预防动脉硬化。

**大枣** 可养血安神，补养心脾。对于心脾气血两虚的老年痴呆病人较为适宜。

**桑椹** 治疗肝肾亏损、心脾气血双亏的老年痴呆病人尤为适宜。

**桂圆肉** 治疗老年痴呆、心脾气血两虚，兼有畏冷乏力、面足浮肿者。

**葡萄** 对于老年痴呆、气血虚弱的治疗较为适宜。

**荔枝** 对治疗老年痴呆、心脾气血两虚，兼有胃阴不足，心烦口渴的患者较为适宜。

**松子** 用于防治老年痴呆，尤其适于肝肾精亏症伴见肺燥阴虚，干咳少痰及肠燥便秘者。

**山楂** 常用于治疗老年痴呆兼见高脂血症、糖尿病，对痰浊蒙闭脑窍、血淤气滞的患者尤为适宜。

**其他** 蘑菇、鸡蛋、大豆、木耳、山药、海参。

### 中医健脑粥

#### 桂圆莲子粥

〔原料〕 桂圆30克，莲子30克，红枣10枚，糯米60克，白糖适量。

〔制作〕 先将莲子去皮心，大枣去核，再与桂圆煮粥，食时加入白糖即成。

〔用法〕 每日晚，温热服食。

〔疗效〕 补养心脾，健脑益智。适用于心脾两虚之智力衰减症。中老年人食之，均有健脾养心，补脑益智功效。脑力劳动者尤为适宜。

#### 胡桃芡实粥

〔原料〕 胡桃仁30克，芡实30克，粳米50克。

〔制作〕 将以上三味入锅，煮成粥即可。

〔用法〕 每晚温热服食。

〔疗效〕 补脾肾，填精益智，主治脾肾两虚之健忘。对脾肾两虚、智力日渐减退者常食效果更佳。

## 第六节 安神药膳

### 安神滋补方之一

〔原料〕 鲜百合30克，糯米50克，冰糖适量。

〔制作〕 将百合剥成瓣，洗净，糯米如常法煮粥，米将熟时加入百合煮至粥成，入冰糖调味，如无鲜百合可以用干百合10克代之，直接与米同煮为粥。

〔用法〕 每日2次，早晚温热服食。

〔疗效〕 百合自古作补益之物，亦食亦药。《神农本草经》将其列为上品。诸家本草记载其保健作用有："补土（即脾脏），安心"，"益志"，"滋养强壮"，"不老延年"等。其性味甘平，具有补中润肺，清心安神的功效。

## 安神滋补方之二

〔原料〕 鲜桑椹100克，鲜百合50克。

〔制作〕 将2味洗净，用水煎服。

〔用法〕 每日1次。

〔疗效〕 本品还具有润肠通便之功，也可用于习惯性便秘。脾胃虚寒泄泻者忌用本方。

〔备注〕 桑椹，味甘酸，性偏寒，甘寒滋阴补血而易除热，为常用的补肝肾之品，经常食用，对改善"心肾衰弱不寐"效果显著。百合补益而兼清润。肝肾阴虚而虚热内生，上扰心神则夜不成寐，烦躁不宁，给予桑椹补阴除热，百合于心安神，阴复热退，神清宁静而安然入睡。

## 安神滋补方之三

〔原料〕 大枣20枚，葱白10克。

〔制作〕 把大枣洗净，劈开，与葱白一起入锅，加水煎煮，煮开15~20分钟后取下，滤取汤液。

〔用法〕 每晚1次，温热饮服。

〔疗效〕 本品补中益气，养血安神，适用于心脾两虚，心慌乏力，食少倦怠，烦闷不眠者食用。

〔备注〕 大枣甘润，善健脾益气，养血安神，凡惊悸怔忡、健忘失眠，属心脾两脏元神亏损之症，多用大枣调之。葱白为百合科植物葱的近根部的鳞茎，又名葱白头，辛温发散，宣通上下阳气。本方用葱白还有一层含意，大枣质润，滋腻，加葱白辛散，既可使大枣发挥其补益作用，又不助湿生热，令人中满。

## 安神滋补方之四

〔原料〕 甘草10克，大枣5枚，小麦10克。

〔制作〕 将3药用冷水浸泡后，用小火煎煮，半小时为1煎，共煎煮2次，合并煎液。

〔用法〕 每日2次，早晚温服，喝汤食枣。

〔疗效〕 本品以甘凉小麦为主料，补心阴、养心气，以安神；辅以甘平之甘草补脾胃而养心气，使用甘温的大枣健脾益气，缓和柔肝，并润脏燥。3味合用，温凉并备，清补兼施，甘润滋补，平燥缓急。

〔备注〕 据《日本东洋医学会杂志》报道，本汤能使脑神经的异常兴奋得到抑制，让精神神经系统的过敏状态恢复正常，并可降低大脑的兴奋性，使人易于进入睡眠状态。

凡心气不足、阴虚血少、肝气都滞所致的失眠盗汗，精神恍惚，烦躁不安，悲伤欲哭者皆可食用本品。

## 神经衰弱吃猪蹄

猪蹄中的胶原蛋白由众多的氨基酸组成。食入猪蹄后，在人体小肠中胶原蛋白可被消化为大量甘氨蛋白，这些氨基酸不仅能在人体内参与合成胶原，而且它在大脑细胞中是一种中枢神经抑制性媒介，能产生对中枢神经镇静作用。因此，食用猪蹄有利于减轻中枢神经过度兴奋，对焦虑状态及神经衰弱、失眠等能起到改善作用。

## 养心安神白醋蛋

〔原料〕 陈白醋1.5克，鸡蛋1个。

〔制作〕

1. 将鸡蛋打入碗中，将白醋放入其中。
2. 将放有白醋鸡蛋的碗置笼屉上或蒸饭锅内蒸熟即成。
3. 趁热服食，可加少量蜂蜜调味。

〔用法〕 每日晨起1碗蒸蛋，连服数日以上。

〔疗效〕 养心安神。主治心气虚心血不足的心悸，失眠等症。

〔禁忌〕 腹泻便溏者忌服。

## 中医安神粥

### 鲜橘生姜白蜜粥

〔原料〕 鲜橘汁30毫升，生姜汁10毫升，白蜜汁40毫升，粳米100克。

〔做法〕 粳米煮粥，临熟时下橘汁、姜汁至粥熟，然后下白蜜。

〔用法〕 1日内分2次服用。

〔疗效〕 对惊恐不安，心烦不眠，多梦易惊，口苦目眩，烦躁不安有一定的疗效。

### 麦冬朱砂粥

〔原料〕 麦冬10~15克，朱砂0.5克，粳米100克，砂糖适量。

〔制作〕 先将麦冬取汁，与粳米同煮成粥。粥熟调入朱砂及适量砂糖。

〔用法〕 1日分2次服。

〔疗效〕 适用于善惊易恐，坐卧不安，多梦易醒，心悸食少。

### 酸枣仁粥

〔原料〕 酸枣仁300克，粳米100克。

〔做法〕 将酸枣仁加水1500毫升煎至1000毫升去渣，粳米洗净后放入药液中煮粥，加少量食盐调味即可服用。

〔疗效〕 有镇静、降低血压和调节神经等作用。

〔备注〕 此外，百合绿豆汤、莲子绿豆汤、小米粥、红枣粥、牛奶粥、银耳灵芝羹等，均有缓解情绪紧张、焦虑的作用。

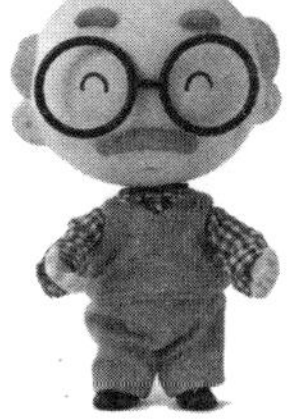

# 第七节 益精药膳

## 益精方之一

〔原料〕 水发海参200克，火腿50克，素油、黄酒、湿淀粉、白糖、生姜、葱白、酱油、食盐各适量。

〔制作〕 水发海参洗净，切成条块，放入开水中略烫后捞出备用。火腿切片备用，素油倒入炒锅，烧热，放入葱、姜略煸，再放入海参、火腿翻炒，再加黄酒、白糖、酱油、食盐、清水，小火煨烤，烧至汤汁浓稠时，用湿淀粉勾芡即成。

〔疗效〕 本方有补肾益精，养血充髓的功效。适用于精血亏虚、虚弱劳怯、阳痿遗精、产后虚羸、久病体虚、衰老瘦弱。

〔备注〕 本方出自《随息居饮食谱》，方名为后补，原方用于“产虚，病后，衰老，妊娠”，为治疗虚弱劳怯常用方。虚弱劳怯，多由久病体虚，气血耗损，精血亏虚所致，法宜补肾益精，养血充髓。方中以海参为主，血肉有情之品，大补肾气，益精血；以火腿为辅佐，益气血，充精髓，以增强海参补肾益精之功。两者合用，共成补肾益精，养血充髓之方。本品气血并补，阴阳并调。主要用于气血两虚，阳衰精亏之虚弱劳怯。

此外，《随息居饮食谱》还以海参配猪肉煨食，重在温补养血，主要用于虚冷劳伤。《调疾饮食辨》以本品去火腿，加虾仁煨食，重在温肾益精，专用于阳痿；以本品去火腿，加老鸭炖食，重在滋补肺肾，主要用于虚劳咳嗽咯血。

《药性考》以本品去火腿，加木耳、猪大腿炖食，则专入大肠，用于虚火燥结。

本方对外感未清及痰湿盛者不宜食用。

## 益精方之二

〔原料〕 白果、莲子各100克，糯米50克，乌骨鸡1只，食盐、黄酒、葱白、生姜各适量。

〔制作〕 乌骨鸡去毛及内脏，放入开水锅中略烫后捞出备用。白果去壳，莲子去心，糯米淘洗干净，共装入鸡腹内，乌鸡放入锅中，加清水、葱、姜、黄酒、旺火烧沸，改用小火炖至熟烂，再加食盐，略炖即成。

〔疗效〕 本方有补肾精，止带浊的功效。适用于肾虚精亏，带下量多，淋浊。

〔备注〕 本方出自《濒湖集简方》，方名为后补，原方用于“赤白带下，下元虚惫”，为补肾止带常用方。肾虚精亏，下元虚惫，任带不固，气化无力，则见带下和淋浊。法宜补肾精，止带浊。方中以乌骨鸡为主，补虚损，止带下；以白果、莲子、糯米为辅佐。白果收涩止带，莲子益肾固精，糯米补虚益气，诸料合用，共成补肾止带之方。本品和枸杞头炒鸡蛋同用于肾虚带下，但本品固涩之力较强，多用于肾虚带下量多清稀者；枸杞头炒鸡蛋侧重于补肾益精，多用于一般肾虚精亏及带下。又本品补肾固涩，还可用于肾虚遗精。

## 益精方之三

〔原料〕 磁石50克，猪肾1对，葱花、豆豉、姜末、胡椒粉、食盐各适量。

〔制作〕 磁石捣碎研细，用水淘去赤汁，用棉布化裹备用。猪肾去除筋膜，冲洗干净，细切备用。磁石放入锅中，加清水，煮汤，去除磁石，加猪肾及上述调料，煮为羹。

〔用法〕 空腹食之。

〔疗效〕 本品有补肾潜阳，益精聪耳的功效。适用于肾虚阳浮，耳鸣耳聋。

〔备注〕 本品出自《圣惠方》，原方用于“久患耳聋，养肾脏，强骨气”，为肾虚阳浮耳聋代表方。久病失于调治，或老年虚衰，肾精亏虚，虚阳上浮，耳窍失聪，则见耳聋，法宜补肾潜阳，益精聪耳。方中以磁石补肾潜阳，以猪肾益精聪耳，对老年肾亏耳聋尤宜。

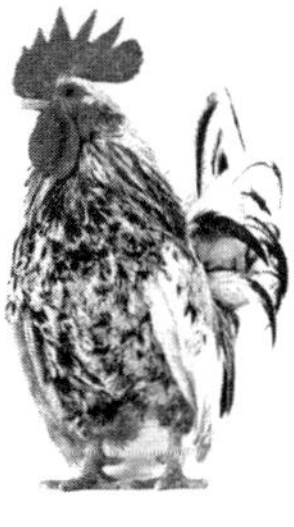

# 第八节　健胃健体

## 健胃食疗法

### 归地烧羊肉

〔原料〕 羊肉500克，当归15克，生地15克，干姜10克，酱油、米酒、白糖、料酒适量。

〔做法〕 将羊肉洗净切成方块，放入砂锅内，加入当归、生地、干姜、酱油、糖、酒，用文火红烧至羊肉熟烂。

〔用法〕 佐餐食用、喝汤吃肉。

〔作用〕 益气补中，温中暖下。适用于脾肾阳虚，下元虚冷，冲任不固引起的崩漏及产后病后之体虚、血虚、畏寒肢冷诸证。

〔备注〕 羊肉性味甘温，入脾、肾二经，可益气补虚，温脾暖肾，是一种良好的滋补强壮品，尤其适宜秋冬进补时选用。常吃羊肉能促进血液循环，增加热量，御寒增温，开胃健身。自唐代名医张仲景创制了食疗名方“当归生姜羊肉汤”以来，用羊肉、当归、生姜制成的药膳广为应用。实践证明羊肉与当归配伍能温经健脾、养血补肾，佐以生地缓和生姜的辛燥，使本方温而不燥。

## 健体滋补方之一

〔原料〕 沙苑子20克，粳米100克，冰糖50克。

〔制作〕 将沙苑子洗净，用纱布包好，米洗净；砂锅置火上，注入清水1000毫升，放入粳米、药包煮粥，至米烂汤稠，表面浮有粥油时，加冰糖再煮5分钟。

〔疗效〕 本方补肝肾，益脾胃，适用于肾虚腰膝酸软，脾虚食少；形体消瘦之人食用，可长肌肉，使形体丰满健美。

## 健体滋补方之二

〔原料〕 党参、黄芪各30克，白术15克，干姜3克，鲦鱼1条。

〔制作〕 先将4味药水煎取汁，用汁煮鱼，熟后加精盐调味。

〔用法〕 食鱼饮汤。

〔疗效〕 本方益气温阳，适用于阳气虚弱、畏寒、疲倦、四肢乏力、便溏等症。

## 健体滋补方之三

〔原料〕 生晒参3克。

〔制作〕 将生晒参切成薄片，放入保温杯内用开水闷泡半小时。

〔用法〕 早晨空腹或晚上临卧前温饮之；在初饮2~3天内，忌食萝卜、浓茶、螃蟹、绿豆等物，以免降低药效。

〔疗效〕 本方益气健脾，适用于各种男女气虚之症，为延年益寿之佳品，正常人常喝，能加强气力。

## 健体滋补方之四

〔原料〕 活的乌龟750克，火腿肉30克，清汤1500克，猪油15克，香油、葱段各20克，姜块10克，味精、料酒、胡椒面各适量。

〔制作〕 将活龟剁头放血，剥开壳，去苦胆，取龟肉和内脏洗净，切成3厘米长，1.5厘米宽的肉块，火腿切片，猪油烧热，先下葱段、姜块略炒，再下龟肉、内脏；加料酒、胡椒面、精盐、香油一起爆炒后，盛入砂锅内，放清汤，烧沸后改用文火煨2小时，加入火腿片，继续煨汤汁稠浓，香气四溢时，调入味精。

〔用法〕 晚餐服食。

〔疗效〕 本方补肾益精养血，祛风湿，强筋骨，适用于久病精血亏虚，羸弱乏力，久瘫痿弱，筋骨疼痛，酸软无力等症，常人服用可精力充沛，健身长寿。

# 第十四章 防病养生

## ——未“病”绸缪，颐养天年

## 第一节 五官防治

### 如何防治老年性白内障

老年性白内障的发病机理目前尚未完全清楚，但肯定与多因素有关。一般认为，老年人在血管硬化的基础上，晶状体的营养代谢发生障碍，晶状体内水溶性白蛋白转化为不溶性蛋白，从而导致晶状体混浊。也有人认为与老年人内分泌障碍有关。阳光中的紫外线、微波、红外线、电离等电磁辐射均对晶体有破坏作用，可诱发白内障。环境缺氧、某些维生素和微量元素的缺乏也与白内障形成有关。另外，遗传因素也是形成白内障的一个不容忽视的原因。

老年性白内障多是双眼发病，但往往是一先一后，临床表现除视线模糊外无其他不适症状。早期症状是自觉眼前有片状或点状黑色影子，在明亮的环境中最为明显，它不随眼球转动而四处游动。视力减退较为缓慢，多经几年到十几年的时间才影响日常生活，出现视物朦胧，单眼复视、多视，直至失明。

老年性白内障，应针对可能的病因采取积极有效的防治措施。

1 应尽量避免诱发本病的因素，如紫外线、红外线、电磁辐射等，应佩戴防护镜和保护帽。

2 积极治疗能诱发白内障的慢性疾病，如高血压病、糖尿病、高脂血症、肺心病等。

3 平时要保持心情舒畅、情绪稳定，防止长时间看书、看电视、操作计算机，保证休息，定时做眼睛保健操，以防眼睛过度疲劳。

4 饮食上要多吃瓜果蔬菜，控制饮水量，不吸烟，少饮酒。适当多食些富含微量元素锌、硒的食物，如瘦肉、虾、牛奶、花生等。

5 有白内障家族史者，应定期到医院检查，做到早期发现早期治疗。

6 对已患上白内障的老人，早中期可局部滴用白内停、法可林、卡他林、白可明等眼药；口服维生素$B_2$、C及中药杞菊地黄丸、磁珠丸、石斛夜光丸等药物，可减缓白内障的发展。若白内障已发展到成熟期，就应施行手术治疗。

## 老年视盲中年预防

常见的视器本身疾患有如下几种。

### 老视与老年性视疲劳

人至40岁甚至更早些，因视器老化、调节能力降低即可发生老视，而佩戴了不合适的眼镜、眼肌不平衡及屈光异常，均可造成视疲劳。这虽然不太影响视力，但严重影响阅读等视觉功能，对平时以书画为伴的老年人来讲，是一件很痛苦的事情。因此，如何增强眼的调节功能，减轻眼肌功能的衰退，正确验配眼镜，对老年人同样是迫在眉睫的事。

### 老年性白内障

从20世纪80年代后期开始，老年性白内障已成为我国第一位致盲眼病，白内障患者占盲人总数的三分之一以上。有报道，在40岁以上的人群中，老年性白内障患病率为18.58%，且还会逐年增长。好在目前由于手术方法、人工晶状体材料工艺的发展，使此类盲病成为可治盲。

### 老年性黄斑变性

也称为年龄相关性黄斑变性，是发达国家中老年人主要致盲原因之一。我国50岁以上的人，老年性黄斑变性的发病率也达6.8%~7.7%，并有明显上升的趋势，预计将成为我国一种严重影响视力和致盲的眼疾。对该病的病因学和治疗方法的研究是我国重要的课题。

在我国40岁以上人群中原发性青光眼的患病率为1.4%，患者致盲率为9.26%，而严重的是此种视盲目前是不可治的，故早期发现、早期治疗极为重要。

另外，还有一些与老年眼病密切相关的全身系统疾病，也应引起老年朋友的重视，最常见的是糖尿病性视网膜病变，约有50%的糖尿病患者发生此病，有很多病人首诊眼科后才发现患了糖尿病，而此时已错过了最好的治疗时机。

在这里，虽讲的是老年性眼病，却是讲给中年人听的，因为这些病多是从中年开始的，而中年人却很不在意。希望中年朋友记住，防盲应自40岁起。

## 眼睛保健五法

1 晨起喝一杯加了菊花的绿茶，可以提神醒脑，清肝明目。

2 如果眼睛经常有血丝或突然有小范围充血，可以用1/3或1/2张新鲜的荷叶煮水喝。荷叶能解暑清热、升发清阳、散淤止血。

3 若目赤肿痛或目赤障翳，可用50克新鲜的车前草煮水饮用。此草具有清热、利水、明目的功效。

4 经常按摩眼眶和面部，每次10分钟，每天数次，对眼睛有保健作用。

5 用艾条灸足三里、曲池和合谷这3个穴位，每星期两次，可起补益肾气、清热利湿、调和营卫、明目退翳的作用。

## 鼻出血：中风先兆

老年人反复鼻出血，往往是中风早期的一种征兆。据临床观察，患有心血管疾病的老年人，在鼻出血后1~6个月内，约有50%的人可能发生中风。其原因是这些老年人鼻腔内血管及其周围组织的血管硬化，血管壁纤维组织增生较明显，血管壁弹性降低，脆性增加。当血压升高而脑内血管尚未破裂之前，鼻腔血管的某一条会先破裂而发生鼻出血。因此，老年人一旦有反复鼻出血的现象，应到医院及时诊治。

## 鼻咽癌早期的"蛛丝马迹"

鼻咽癌发病年龄多为40~60岁，由于发病部位比较隐蔽，又与眼、耳、鼻、咽喉、颅底骨和脑神经等重要器官相邻，且易于在黏膜下向邻近器官直接浸润或淋巴结转移等特点，所以症状多变或不明显，许多病人经常先到内科、神经科、眼科求医，几经周折才到耳鼻喉科就诊。由于早期症状比较复杂，容易误诊或漏诊，应引起人们警惕！

出血是鼻咽癌早期的常见表现，表现为鼻涕中带血或吸鼻后痰中带血，常发生在早晨起床后，从口中回吸出带血的鼻涕，带血量不多，常被病人疏忽，或被当作咯血到内科就诊。由于鼻咽腔内肿瘤血管比较脆，肿瘤外表常没有黏膜覆盖，故易有血涕症状。

鼻塞是鼻咽癌的另一个早期表现，多为单侧性，鼻塞与体位多无关，呈持续性和进行性加重，因此用滴鼻净等鼻黏膜血管收缩剂无效。当瘤体增大时，两侧都鼻塞，瘤体堵塞咽鼓管口可引起该侧耳鸣、耳闷塞感及听力下降；另外，还可出现颈部淋巴结肿大，肿大的淋巴结无疼痛，质较硬，活动度差，逐渐迅速增大并且固定。

另外，邻近器官的症状有：肿瘤早期破坏颅底，累及三叉神经，表现头顶部、枕部、颞部疼痛，另外还可出现面部麻木、复视及视物模糊等症状。如果发现有以上蛛丝马迹应及时检查。目前在临床上应用的纤维鼻咽内视镜，使得耳鼻喉科医师对于早期鼻咽癌的诊断有了更高的准确率。

## 保护听力5招

**避噪音：**如果老年人较长时间接触噪声，会使本来开始衰退的听觉更容易疲劳，内耳的微细血管常处痉挛状态，使内耳供血不足，听力就会迅速减退，甚至发生噪声性耳聋。所以，老年人应尽量减少噪声对听力的干扰。

**戒挖耳：**老年人喜欢用耳勺、火柴棒等挖耳朵。这是由于老年的生理性血液循环减弱，耳道内分泌物减少，产生干裂感，有时感到奇痒，不堪忍受，通过掏耳刺激后，可以得到暂时缓解。但是这样做容易碰伤耳道引起感染、发炎，甚至弄坏鼓膜。科学的方法是耳道奇痒难忍时，用棉签浸入少许酒精或甘油，轻拭耳道。也可内服维生素E、C和鱼肝油，内耳发痒就可得到缓解。

**慎用药**：人到老年，疾病较多，老年人常常使用抗生素，但需要注意的是，使用链霉素、庆大霉素、卡那霉素等毒性抗生素，不要一次足量或者使用时间过长，可与其他药物交替使用，也可换用中药治疗。

**常按摩**：老年人听力减退，与内耳血液循环减弱也有一定的关系，而局部按摩可增加血液循环，也可保持听力。按摩时可取翳风穴（耳垂后凹陷处）、听会穴（耳垂前凹陷处与翳风穴隔耳对称）早晚各进行一次，每次5~10分钟。

**情绪稳**：人到老年要控制情绪，情绪波动会导致体内植物神经失去正常的调节功能，使内耳器官发生缺血、水肿和听神经营养障碍，出现听力锐减或耳聋。

## 耳鸣的简易疗法

**屏气法** 定息静坐，咬紧牙关，以两指捏鼻孔，怒睁双眼，使气串入耳窍，至感觉到轰轰有声为止。每日作数次，连作二三天观察效果。

**搓掌** 同上坐定，搓掌心50次，趁掌心热时紧按双侧耳门，如此6次，连作二三日，治疗时心情淡泊清静，方可奏效。

**耳枕** 用荷叶、苦丁茶、菊花、夏枯草、蔓荆子、石菖蒲各等份，制成枕芯，经常枕之，有聪耳明目之效。

通窍酒磁石、木通、石菖蒲各等份，袋盛浸酒，治肾虚耳鸣，此酒每次少许。

## 金牙可导致牙龈病加重

一项新的报告指出，金牙虽然漂亮，但如果镶的牙冠安装不合适将导致严重的牙龈疾病。报告报道了一例因前牙镶嵌金牙冠不适当而导致牙龈肿胀，出血，后来更发展至齿龈溃疡，乃至坏死而不得不手术治疗的病例。牙医们更指出，由于很多安装的牙冠不一定每次都由牙医来装入，而不适当的安装带来牙龈肿胀，龋齿，牙齿折断或牙体过敏等各种潜在的并发症。目前有些前卫的装饰，诸如：流行露齿金光闪闪，或在牙齿釉面上纹花，佩带珍珠饰物等。这些所谓时尚的装饰形式带来了牙龈疾病的隐患。所以年轻人不要为了赶潮流而换取自己健康牙齿的代价。

## 第二节 心脑防治

### 如何防止记忆力的减退

老年人的智力不同于体力，智力不随年龄增加而下降。老年学者发现，熟练的技能、热爱的专业和所从事的工作种类，对智力改变有重要影响。实验表明，平日的工作只需很少记忆，或从事较单调及没有压力的工作，或进行很少需要调节能力工作的人，往往记忆力退化较早，而工作中千变万化，富有创造性，需要不断解决新事物带来的新问题，这种人往往很忙碌，尽管年龄渐高，记忆力也无明显减退，甚至得到增长。这说明保持记忆力的关键之一，是进行经常性的锻炼和练习。有人调查，女性老年人比相同年龄的男性老年人记忆力差，这可能与训练因素有关，当然也受到社会上某种传统作用的影响。

因而，积极地进行活动和一个具有向上的良好环境，对保持老年人的记忆力也很重要，事实表明，具有创作能力或能自行活动的老年人，智力功能比只受人照顾的老年人强得多。

### 老人手抖病在脑中

肢体甚至头颈不由自主的抖动，医学上称为震颤。它仅是一个症状，是指身体的一部分或全部表现为不随意的有节律性的颤动，临床上又将其细分为：静止性震颤、运动性震颤、姿势性震颤、回跳性震颤及震动性震颤等。

静止性震颤即肌肉在松弛的情况下出现肢体抖动，睡眠时消失，较有节律。帕金森综合征即属此类。

运动性震颤是在静止时不出现，运动时才发作。表现为无节律、振幅大，常因情绪激动、精神刺激而发作。这是拮抗肌协调障碍的结果。常是小脑病变的反应，如小脑肿瘤、结合臂病变、脑血管硬化等。

姿势性震颤又称意向性震颤。其实此种震颤归属运动性震颤，即指身体处于某一特定姿势（如卧或坐时）或从事某种目的的运动或保持某一姿势时才出现，静止时消失。

震颤虽然表现为手的抖动，但其病根多在大脑，皆是因某种疾患使大脑涉及运动协调功能的区域受到损害。临床上的病因有帕金森综合征，肝豆状核变性，肝性脑病，小脑、脑干病变，脑动脉硬化，脑缺血，药物中毒，痴呆等。

作为老年人如果出现手抖症状，且日益严重，应该及时求医做适当检查，明确病因，正确治疗，切勿大意。如果仅仅是手抖治手，从表像处理，只能事倍功半。

## 充分认识十要、十忌、十伤、十多十少

**十要** 头要常梳、面要常擦、目要常转、耳要常揉、齿要常叩、津要常咽、腹要常摩、腰要常动、足要常搓、肛要常提。

**十忌** 忌晨裸头、忌湿地久坐、忌汗出扇风、忌冷着汗衣、忌憋尿便、忌烫澡、忌蹲便、忌独脚穿裤、忌头部急转、忌熬夜不眠。

**十伤** 久视伤眼、久行伤筋、久坐伤腰、久卧伤气、忧极伤心、多食伤胃、久立伤骨、过悲伤肺、暴怒伤肝、久听伤神。

**十多十少** 少肉多菜、少说多做、少盐多醋、少糖多果、少衣多浴、少酒多水、少食多嚼、少车多行、少虑多笑、少药多练。

## 老年痴呆要“五防”

60岁以上老人有10%因患痴呆死亡，而80岁以上者占20%~30%。老人痴呆主要死于它的多种并发症，而多数并发症又主要是由于家庭护理照料不周造成的，所以，有必要再强调对痴呆病人的家庭护理。

**防自我伤害**：近年痴呆老人的自伤、自杀事件屡见不鲜，究其原因，不外乎两类：其一是心理脆弱，丧失自理能力，不愿给家人增加负担，寻求一死了之；另一类是病态表现，由于脑组织蜕变萎缩，病人在抑郁、幻觉或妄想的支配下，所发生的自我伤害。不论哪一种，都需要家人在耐心的心理工作同时，进行全面照顾，严密观察，随时发现可疑动向，及时排除病人可能自

伤、自杀的危险因素,比如保管好利器,电源开关、剧毒药物等。

**防跌伤骨折:**老年性痴呆多伴有锥体外系统病变,表现为舞蹈症、扭转痉挛、震颤麻痹以及各种各样的共济失调,病人站立、行走都会发生困难,愿亲自行动去完成一些力不从心的工作,结果每每跌伤。老人骨质脱钙,缺少胶质、骨质疏松,极易骨折,最多见的为股骨颈骨折,也有跌伤头部,引起颅内出血血肿的病例,死亡率相当高。家庭地板、浴池、厕所地不能滑,最好铺地毯、规劝老人勿做难以承担的劳作。上下楼梯一定要有人陪伴和扶持,北方冰雪季节,老人应减少外出,预防跌伤。

**防意外事故:**有些痴呆老人合并糖尿病,有多吃多喝症状,常趁家人不在,自己烧菜做汤,结果造成烧伤、烫伤,严重的还可引起煤气爆炸,中毒或火灾。因为他们毕竟失去了正常伤的生活能力,一旦发生紧急情况,反应迟钝、笨拙、不能应急处理,以致导致严重后果。对于这样一类病人,应看护较紧,不能让其过多的单独行动,一些有危险的器具,可锁入厨房内,不让其单独接触。

**防药物中毒:**老年痴呆病人,多合并许多伴随疾病,用药比较多样,如果使用不当最易引起中毒,尤其是一些心脏病用药,用之过量会导致猝死,有生命危险。所以痴呆病人不能自己掌握用药,家中应有专人掌握病人的用药,以防中毒发生。

**防病人走失:**报纸上的寻人启事,多半因为痴呆而走失。因为他们失去了认家记路的能力,又难以说明自己的身份住址,常给社会造成困难,也容易发生意外。所以,对痴呆病人家庭要严加看管,限制其外出活动,避免过多的迁居。病人衣兜内应放置卡片,写清病人姓名、疾病、家庭住址、联系电话号码等,一旦迷路,容易被人发现送回。

## 第三节 骨病防治

### 老年人常见的脊椎疾患

脊椎在老年人是病痛的主要来源之一,从平常的腰酸背痛,到骨折驼背，有时甚至只能卧病在床……如果能及早认识这些问题，养成预防的好习惯，就可以减少病痛的发生，轻轻松松的过日子。

大家所熟知的脊椎长骨刺，或坐骨神经痛，是指脊椎关节间的退化性关节炎，在关节处骨骼边缘多长出来不该长的小骨头。如果骨刺长在脊柱前面，病人只会感到腰酸背痛，但是如果骨刺长在后面，就会使脊椎孔狭窄，加上老化的韧带压迫到神经，会引起坐骨神经痛，或走路走不远。脊椎退化性关节炎除此之外，还会有脊椎滑脱或退化性脊柱侧弯的现象，这时病人的症状就不只是神经压迫和退化性关节炎的疼痛，更会有脊柱不稳定的症状。只要能注意平常的姿势，避免提重物，或者在疼痛发作时按时用药物控制，腰酸背痛的程度多半能受到控制。可是如果一直忽略它，或已经有神经症状的话，也就是腿酸腿麻，甚至没力气，那么不动手术就不易减除症状。

另一种常见的老年性脊椎疾患是骨质疏松而造成的脊椎压迫性骨折，这种骨折最常见的位置在背后最隆起的地方，也就是胸椎和腰椎交接的部位。因为造成骨折的力道通常不大，很少会压到神经，病人会背痛，站不久，如果没有及早发现，骨折就不容易愈合。除了疼痛持续之外，背会越来越驼，这时骨折演变成慢性，整个脊椎的位置会改变，神经也可能被压迫。及早发现的话，大部分病人不需要手术，穿上背架，骨头也能长得很好。

最后是脊椎的恶性肿瘤，很少见，但很容易被忽略，脊椎恶性肿瘤在老年人身上绝大部分是由别的器官的肿瘤转移来的，有时从普通X光片检查看不出来，要作更进一步的检查才能发现。通常只要是转移到脊椎，就算是癌症末期了，治好的机会很小，我们的立场是解决脊椎方面的问题，包括订作背架，安排放射治疗，或是转移癌局部切除，还有脊椎的固定，以改善病人的生活品质。此外，最重要的是找出原发性癌到底来自何处。

脊椎是维持躯干形态的重要构造，如果发生病变，除了站不久、走不远和腰酸背痛外，还会造成两腿的障碍。脊椎的病变虽然影响很大，但是不难避免，只要平常能多注意自己的姿势，不要做超过自己体能的活动，保持骨质不要流失太快而且切记要有适度的运动，遇到不适时及早就医，这样就能拥有一个健康的脊椎。

## 怎样预防骨质疏松

**生地黄鸡：**乌鸡1只，地黄250克，饴糖适量。将鸡去毛及内脏，洗净，地黄与饴糖和匀置鸡腹中，缝合切口，入锅中煨炖，熟烂即成，食肉饮汤。本方具有补肾填精之效，用于肾精不足者。

**千金拔、金狗脊煲猪尾：**千金拔、金狗脊各80克，猪尾1条。将猪尾去毛洗净，与千金拔、金狗脊共煲煮。吃肉喝汤。本方具有温肾壮阳，强筋壮骨的功效，用于肾阳不足之骨质疏松症者。

**猪骨豆汤：**猪骨2份，黄豆、黑豆各1份，文火烧烂，五味调和，酌情食用。该方有补肾填精之功能，主治肾精不足者。

**羊脊骨粥：**羊脊骨1副，肉苁蓉30克，菟丝子30克。羊脊骨洗净，捶碎，与苁蓉、菟丝子共用水熬汁，去渣，入大米适量，煮粥，入五味，可经常食用。该方有温肾、壮阳，填精补髓之效，适用肾阳虚证之骨质疏松症者。

**桑椹汁：**新鲜黑桑椹适量，淘洗干净，沥干，用洁净纱布包好，压榨取汁。每次口服10~20毫升，一日3次，宜常服。本方有补肝肾、生阴血之功效，用于肝肾阴虚症者。

## 突然腰痛应如何对待

在老年人当中，腰痛是一种最常见的临床症状之一，其原因又有很多，但突然腰部疼痛不外下面几种。

1. 退行性病变：骨关节炎、腰椎间盘脱出、脊椎滑脱（前移）。
2. 腹部原因：急性胰腺炎、胰腺癌、主动脉瘤、肾结石。
3. 代谢性疾病：骨质疏松症、骨质软化。
4. 其他：腰肌扭伤，多发性风湿性肌炎，脊椎肿瘤。

虽然大多数病例是由退行性病变引起的，但是偶尔也有由另一种更为严重的疾病引起。所以，对突然腰痛应当进行彻底检查，确诊后决定治疗方案。

一般如无明确诱因，疼痛原因很可能是骨质疏松症，如果疼痛时间持续四周，特别应怀疑为此病。如是因抬、推重物而引起腰部剧痛，则多为椎间盘受累或腰肌扭伤所致。

如平时无异常反应，但一觉醒来，突然腰痛不止，触摸时又无固定压痛点，则有风湿性腰肌膜炎的可能。

如果突然腰痛并向腹股沟区或睾丸部位放射，尤其伴有血尿时，可能是肾结石等病而引起。

少数脊椎恶性肿瘤也可引起突然腰痛。

为明确腰痛的原因和疾病的性质，首先应请专科医生作详细的物理学检查，如化验、拍X光片和作CT或磁共振检查，确定病因后，再采取相应的治疗方法。

## 第四节　呼吸、消化系统

### 感冒是老年人的大敌

老年人由于自身心、肺功能差，感冒后并发症多，容易发生呼吸和心力衰竭，对生命造成威胁，故感冒为老年人的大敌，应予以重视。

**呼吸衰竭**　老年患者如治疗不及时，常继发支气管炎、肺炎等，或引起慢性支气管炎急性发作，使呼吸功能严重受损，最终出现呼吸衰竭。

**心力衰竭**　老年患者，尤其是原有心脏疾患，如风湿性心脏瓣膜病、冠状动脉粥样硬化性心脏病、心肌炎、肺源性心脏病等的患者，感冒可使心肌做功增加、负担加重而出现功能衰竭。可见，老年人患感冒后应格外重视，积极治疗，万万不可掉以轻心。

### 老年人感冒的防治方法

春季外感，多属风热，表现为发热重、口渴，可服用银翘解毒丸，视病情轻重，每次服4~6片或1~2丸，1昼夜服2~3次。夏季多属暑湿，表现为发热、身重、少食、呕吐、腹泻，可服藿香正气丸，用法用量同银翘解毒丸。秋季多属凉燥，表现为恶寒、无汗、咳嗽、咽干，宜服参苏丸，1次5~8克，每天3次。冬季多属风寒，表现为恶寒重、咳嗽痰多，可服通宣理肺丸，用法、用量同参苏丸。体虚者，无风亦怕冷，稍减衣服就感冒，全身疲乏显著，属正不胜邪，需服补中益气丸以增强抗病能力。可每次服10克，日服3次，用生姜3片、葱白3茎，煎汤送下。

老年人感冒除药物治疗之外，更适宜用食疗。食疗平和稳妥，符合老年人感冒的用药特点。具体做法，可以生姜为主，依个人口味制成粥或汤服食。

感冒的预防，对老年人最为重要，其关键在于避免受凉。可根据四季更迭、寒暖交替来适当增减衣物，并注意加强体育锻炼，以增强体质。有条件者可用黄芪10克煎汤内服，早、晚各一次，可预防感冒。

## 老慢支的呼吸训练

老慢支是老年性慢性支气管炎的简称，此病在我国的发病率很高，其病程可达30~40年。病人常常只在出现严重并发症时才就医，却忽视缓解期的治疗。其实在缓解期通过腹式呼吸训练，增加膈肌的运动，可以改善肺功能，减少支气管炎发作，既省力又有效。下面介绍四种有效呼吸方法。

**暗示呼吸法** 患者取坐位或卧位，一手放在腹部，呼气时腹部下陷，该手也随之下沉，并稍加压力以增加腹压，使膈肌上抬。吸气时上腹部对抗所加的压力，将腹部徐徐隆起，如此反复就可促进膈肌收缩，增大其活动范围，每次历时3分钟。

**下胸带呼吸法** 用宽布交叉缠于胸部，呼气时收缩布带以挤压其肋部，吸气时对抗此布带的压力，扩张下胸部和上腹部同时慢慢放松布带。

**前倾体位呼吸法** 患者取轻度前屈站立位，此时可减轻腹肌的张力，常较直立位时更有利于上腹的鼓隆和下沉，可促进膈肌活动。

**臀高位呼吸法** 有膈肌粘连的老人，做前三种练习较难增加膈肌活动范围，可采用臀高位呼吸法，即呼气时抬高臀部，利用内脏的重量来推动膈肌向上。也可将床脚抬高一尺，在脐部放一重物（如沙袋）再进行腹式呼吸。重物可以从250克逐渐增至2250克，每次20~30分钟。

在进行腹式呼吸时，全身肌肉要放松，呼气时腹部下陷，吸气时腹部膨隆，吸气要比呼气稍长，每次吸气后应稍停片刻再呼气，避免用力呼气。呼吸的频率要慢，腹式呼吸还应与日常生活结合，要经常练习，养成习惯后，气急症状可较快消除。

## 老年人如何预防尿路结石

老年人尿路结石，重在预防。通常认为老年人应遵照执行以下几条措施。

1 有学者建议老年人平日应做到“有事无事喝口水，清茶一杯不离嘴”。长期坚持多饮水是预防尿路结石最基本而有效的措施。增加饮水量便可增加尿量，防止尿液浓缩，并能促进肾盂和输尿管的蠕动，有利于泥沙样结石及时随尿排出。老年人每日饮水量应在2500毫升以上，卧床者还要多饮些。炎热夏天大量出汗后，要注意及时补充足量水分。

2 老年人应养成定时或随时排尿的习惯，切不可因忙于事情而拖延排尿，或赖床憋尿，这种习惯时间一长亦易形成结石。

3 对于卧床不起的老年患者，应经常定时翻身，鼓励患者在床上多活动四肢，或由家人帮助活动肢体，以防止骨骼大量脱钙。应积极预防及彻底治疗尿路感染。

4 老年患者在增加营养的同时，应适当限制精制食品、动物内脏及家禽肉类，主张多吃粗纤维食物及水果、蔬菜（如西瓜、梨、冬瓜、鲜藕、乌梅、核桃仁等）。

5 积极治疗合并症：如对糖尿病、前列腺增生等进行有效地治疗，以减少尿路结石的发病机会。

6 此外，可适当服用一点维生素A，以减少尿路上皮老化与脱落，也有利于预防形成尿路结石。

## 身体健康“便”知道

一般人都认为粪便是食物经胃肠道消化吸收后所剩下的废物，又臭又脏，排到厕所里，看都不愿看一眼。可是医生却很看重这些废物，诊治疾病的时候，总会问到病人有关大便的情况，因为它反映着人体的健康状况。

### 水样便（或粥样便）

患肠道传染病、细菌性食物中毒、消化不良时，由于肠蠕动加快，大量水分伴随着不完全消化的食物一同排出，使大便呈水样或稀粥样。

鲜血便中含有新鲜血液，常常因下段消化道出血引起，如结肠癌、肠息肉、痔疮、肛裂等，直肠附近黏膜血管丰富，大便干燥、秘结时也容易损伤小血管引起破裂出血，血液没有经过肠道分解破坏便排出，所以往往保持鲜红的颜色。

### 黏液脓血便

肠道下段有炎性疾病，如细菌性痢疾、致病性大肠杆菌肠炎或溃疡性结肠炎等，病人的大便中常含有黏液、少量脓和血。在细菌性痢疾时还有另一个特征是病人每天排便可达十几到几十次，大便前常有阵发性肚子痛，便后总有排不干净的感觉，这种症状在医学上叫里急后重。

### 柏油样便

往往提示病人上消化道有中等量(60~100毫升)以上的出血，最常见的是胃、十二指肠溃疡出血、肝硬化时的食管下段静脉曲张出血，流到肠腔内的血液经肠液作用分解破坏而使大便变成黑色的柏油样。

### 白陶土样便

如果不是出现在钡餐造影后，那就要考虑胆管受压、阻塞性黄疸等，由于胆总管完全阻塞、大便因缺乏粪胆素而呈灰白色，似白陶土样。

淘米水样便是霍乱或砷中毒时的特征。在短时间内丧失了大量肠液，在这些排出的肠液中缺少有色物质胆色素成分而呈淘米水样。

细条状便、扁平的带状长条状大便往往提示肠管下端狭窄，如直肠癌或直肠息肉、肛门狭窄。

## 怎样对待周身患疮疖

老年人周身患疮疖是比较常见的。因为年龄较大时皮肤逐渐萎缩，再加上皮脂腺、汗腺分泌减少，所以皮肤多干燥脱屑，易引起皮肤瘙痒。同时皮肤酸性程度降低，也有利于表皮细菌、霉菌等寄生。在过度搔抓之后，常常导致皮肤感染，引起毛囊炎及疮疖等皮肤病。

毛囊炎主要是葡萄球菌侵入毛囊口所致的化脓性炎症，多发于有毛发的部位，如头皮、颈部、胸背及四肢等处。皮疹初起为米粒大至绿豆大鲜红或深红色毛囊性丘疹，顶部有黄色小脓点，周围有炎性红晕，自觉瘙痒或微痛。当细菌侵入毛囊口深部及其周围引起急性化脓性感染，红肿热疼明显，其中心出现黄白色脓栓时即称为疖肿。

为预防上述疾病的发生，平时应注意个人卫生。常洗澡，常更衣，减少皮肤干燥，避免搔抓。同时也应少食动物脂肪及糖类，勿食刺激性食物，忌饮酒。宜在医生指导下，口服一定量的抗生素和涂外用药来治疗。长期不愈者要查明原因，看是否与糖尿病、肝脏疾病等有关。

# 第五节　疾病防治

## 红光满面未必健康

人们往往把红光满面视为身体健康的标志，其实并不完全是这样。红光满面有时恰恰是某些疾病的一种症状。

### 高血压

高血压是一种缓慢进展的慢性疾病，早期大多无明显症状，当病情到达一定程度后可造成心脏损害。因此，近年来又被称为无声的杀手。由于心脏扩大、心肌肥厚、收缩力增加，使心脏泵出的血量增加，从而引起头面部血管扩张充血，便出现颜面发红。

此时还可伴有头痛、面部发热、耳鸣、眼花、心悸及失眠等症状。

肺结核患者常表现为面部潮红，表面看来人如桃花。可伴食欲不振、乏力以及午后低热、夜间盗汗、咳嗽或咯血等症状。

### 风湿性心脏病

患者由于二尖瓣狭窄，回心血量受阻，造成肺淤血，从而可导致面部双颧呈紫红色，医学上称为二尖瓣面容。同时临床上常伴有心悸、气短、呼吸困难、咳嗽或咯血等症状。

流行性出血热患者由于全身毛细血管扩张，血管通透性增加，早期可表现为面部充血、颜面发红，医学上称之为醉酒面容。

一个人身体好不好不能只看表面现象，还要懂得一些医学常识，不然就可能贻误病情，影响治疗。

## 老年斑会癌变吗

进入老年后，大部分老年人的脸、手背上长了老年斑，老年斑是否会变成皮肤癌呢?这是许多老年人较关注的事。老年斑是人体中脂肪代谢的产物沉积在皮肤的基底层而产生的色素沉着，几乎所有的老年人都会长老年斑。老年斑对身体健康没有什么妨碍，不会发生皮肤癌变，一般也不需要治疗，老年斑的出现是人衰老的一种自然现象。但值得注意的是切勿去搔抓及用盐酸、硫酸等强酸腐蚀去除斑点，因为这样不但不能除去斑点，反而会引起皮肤感染等疾病。防治老年斑可口服维生素E胶丸，一般每天口服100毫克即可。多吃新鲜蔬菜、水果也有一定的作用。

## 老来消瘦查隐患

虽说老来瘦可避免因肥胖而引起高血压、高血脂、胆石症、糖尿病、冠心病和脑溢血等许多慢性病，但并非越瘦越好，老年人体重不应低于标准体重的20%。倘若饮食及生活环境没有特殊变化，在短时间内身体日渐消瘦，切不可掉以轻心，应及时到医院检查。引起老年人消瘦的常见原因有以下几个方面。

### 恶性肿瘤

任何恶性肿瘤都可出现不明原因的消瘦，近期明显消瘦者更应警惕。例如，有萎缩性胃炎或胃溃疡病史者，要当心胃癌。消瘦伴有吞咽困难者，有患食道癌的可能。消瘦伴有便血、大便习惯改变、里急后重者不能仅以为就是痔疮、肠炎或痢疾，伴有粪便变细尤其要注意结肠癌、直肠癌。

### 糖尿病

此病早期多为肥胖，但时间一长，消耗增大，会导致消瘦。

### 结核病

老年人的消瘦由慢性感染引起，其中结核病较为多见。

### 甲状腺功能亢进

老年人患此病并不罕见，但易误诊。主要因为有1/3的老年患者无甲状腺肿大，半数以上无突眼症状。此病在老年人身上主要表现为越来越消瘦，常常缺乏食欲、怕热多汗、烦躁不安，往往因此延误诊断。

### 药源性消瘦

某些药物如甲状腺制剂、苯丙胺等可促使身体代谢明显增加。长期服用洋地黄、氨茶碱、雌激素、红霉素和磺胺类等抗菌药物，服用消炎镇痛剂阿司匹林、消炎痛等，都可使食欲减退、进食减少、体重减轻。长期服用泻药会影响肠道吸收功能，导致消瘦。

## 教您如何排痰

### 药物祛痰法

除用抗生素抗感染外，还可用药物祛痰。祛痰药分两类：一类是增加呼吸道黏液分泌，使痰液变稀而易于咳出，如咳必清、伤风止咳糖浆等；另一类是黏液溶解剂，以降低痰的黏稠度而易咳出，如复方甘草合剂、半夏露等。

### 蒸汽吸入法

此法可使痰液稀释，便于排出。准备半杯开水，病人取坐位，将口置于杯口上大口大口地吸气15~20分钟（水凉时可更换1~2次）。

### 拍背法

此法可使潴留在气管、支气管或肺部的痰液受到震动而移位，以利于痰的排出，适用于久卧病榻的老年患者，患者侧卧位，将臂部垫高15度，头部略低或去枕。操作者五指并拢稍弯曲呈弧形，摆动腕关节，由上而下轻轻拍打患者背部，然后再嘱患者深呼吸并进行有效咳嗽而将痰排出，再让其翻至另一侧用同样方式拍打对侧，每天2~3次。

### 挖痰法

适宜在紧急情况下使用。当患者突然被一口黏稠痰堵住喉部并发生呼吸困难时，应立即用牙刷柄或筷子等物压住舌头，再用手帕或小毛巾包住另一手食指，然后将该食指伸向患者咽部将痰掏出，可使病人转危为安。临床实践已证实这是一种行之有效的急救方法。

## 常揉四区利健康

**前胸：**医学研究发现，位于前胸的胸腺是主宰人体整个免疫系统最重要的免疫器官之一，只要每天坚持用手掌上下揉拍前胸（上至颈部下至心窝部）100~200次，就会激活胸腺，起到防癌防病、健身延年作用。

**脊柱：**脊柱是人体两条最大的经脉之一督脉的行经之地。经常按摩脊柱，可疏通经络，气血运行畅通，从而有益于全身器官的滋养而健身。

**肚脐：**肚脐为神厥穴，常被养生学家誉为保健要塞。经常按摩肚脐有防治便秘、中风等作用。

**脚底：**科学家将脚称为人体缩影、第二心脏。经常弯弯脚趾、踩踩卵石、揉揉脚心、温水泡泡等，都能反射性增进全身各内脏器官的功能，达到祛病健身、延年益寿的目的。

## 怎样对待皮肤瘙痒症

老年人身上发痒，可局限于某处，也可游窜全身，时常因搔抓而皮破血流，夜间使人难以入睡，此即为老年皮肤瘙痒症。

老年人随着雄性激素分泌的减少，皮脂腺机能也随之减退，导致皮肤趋于干燥和退行性萎缩，加上情绪变化，寒冷刺激，饮酒，搔抓等，都可引起瘙痒症。对于全身性瘙痒，还要检查一下有无内脏疾病，因为糖尿病、肝胆病、肾病、血液病、恶性肿瘤等都可引起瘙痒症。

老人得了皮肤瘙痒症，首先应在生活上注意，忌吸烟及饮酒，不吃辛辣刺激食品，减少洗澡次数，以保持皮肤表面上足够的皮脂。一般每周只宜洗澡一次，并要少用肥皂，勤换内衣，内衣应柔软舒适，不要穿自制染料加工的粗布内衣。搔痒时不宜用搔痒器，不能用指甲用力抓搔，也不要用热水烫洗来止痒，以免刺激皮肤，引起细菌感染。

中药治疗，用祛风养血方药内服：荆芥6克，防风6克，苦参15克，蝉衣6克，白鲜皮10克，地肤子10克，赤白芍各10克，丹参12克，当归10克，黄柏10克，蛇床子6克，制首乌15克，生龙牡各20克，磁石20克。

中药外洗方：苦参20克，蛇床子15克，黄柏20克，百部15克，冰片1克，川槿皮15克，皂角15克，煎水洗皮肤瘙痒处。

## 老人应警惕的患病信号

1 头发枯黄、无光泽预示缺铁和缺乏维生素B族。头发突然脱落是患免疫性疾病的征兆。

2 皮肤上出现小疱、脓疱或者皮肤的某些部位发红、发痒，特别是出现足真菌病，这是患糖尿病的报警信号。

3 脖子肿胀说明可能患有结核病、甲状腺疾病和淋巴癌。

4 肩部弯曲表明患有骨萎缩（骨质疏松）或者偶尔有内分泌障碍。

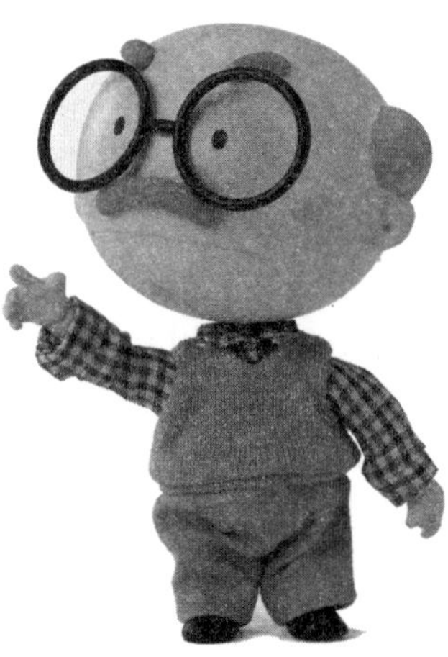

# 第十五章 运动养生

——流水不腐，户枢不蠹

## 第一节 适度与提醒

### 老年人运动锻炼有哪些禁忌

老年人随着年龄增加不仅心肺功能降低，而且运动器官也逐渐衰退，如肌肉萎缩、兴奋性降低、速度减慢、骨质松脆等。另外，老年人听觉、视觉、触觉、平衡器官功能也减退，表现为反应缓慢，灵敏度低，协调性差。根据老年人这些生理变化特点，决定老年人所选择的运动项目和确定运动强度，在运动锻炼中下列五忌也是值得老年人重视的。

**忌激烈竞赛：**老年人不论参加哪些运动项目，重在参与、健身，不能争强好胜，与别人争高低，否则激烈竞赛不仅体力承受不了，而且极易因碰撞、摔倒、激动发生意外。

**忌负重憋气：**老年人多有肺气肿，当憋气用力，会因肺泡破裂而发生气胸。憋气也会加重心脏负担，引起胸闷、心悸。憋气时因胸腔的压力增高，回心血量养活脑供血减少，易发生头晕目眩，甚至昏厥。憋气完毕，回心血量骤然增加，血压升高，易发生脑血管意外，因此像举重、拔河、硬气功、引体向上、爬绳等这些需憋气运动的项目，老年人不宜参加。

**忌急于求成：**老年人对体力负荷适应能力差，因而在运动前应有较长时间的适应阶段，一定要循序渐进，切忌操之过急。

**忌头部位置过分变换：**老年人不宜做低头、弯腰，仰头后侧、左右侧弯，更不要做头向下的倒置动作，原因是这些动作会使血液流向头部，而老年人血管壁变硬，弹性差，易发生血管破裂，引起脑溢血。当恢复正常体位，血液快速流向躯干和下肢，脑部发生贫血，出现两眼发黑，站立不稳，甚至摔倒。

**忌晃摆旋转：**老年人协调性差，平衡能力弱，腿力发软，步履缓慢，肢体移动迟钝，像溜冰、荡秋千及各种旋转动作应忌讳，否则易发生危险。

## 运动后不宜立即洗澡

通常，许多人都喜欢在运动后去洗个热水澡，以为这样既可去污又可恢复疲劳。其实不然，运动后身体尚未恢复正常状态，不宜立即洗澡，尤其是洗热水澡。

据运动医学专家的研究表明，人在运动时，流向肌肉的血液增多，心率加快。当运动停止后，血液的流动和心率虽有所缓解，但仍会持续较长一段时间，如果这时立即去洗澡，则又会增加血液向皮肤及肌肉内的流量。这样就使得所剩的血液不足以供应其他重要器官，如心脏及大脑，因而会诱发心脏病。

## 老年人应改一改晨练习惯

老年人应改变晨练习惯，以免在晨练时出现意外。

凌晨3点到早上8点，是老年人发生心脏病的危险期，此时血压为全天最高。医学已经证明，在此时间段老年人易中风、猝死，如果老年人在这个时候进行不恰当的锻炼，特别容易发生意外。

老年人在上午10时左右锻炼身体最佳，此时为疾病发生的低谷阶段，有病者早上起来后已服过药物，一些疾病的发病概率已得到了有效的控制。下午太阳下山时，也是老年人锻炼的好时光。虽然从人的生理角度来看，这个阶段也比较危险，但不少老年人白天已服下了正常剂量的药物，可以承受适度的运动。另外，老年人运动量要适当，70岁以上的老人一般不宜参加长跑活动。

### 晨练疲劳为何不能补觉

有些老年人晨练后回到家，往往会出现不同程度的疲劳感，想打瞌睡，有人则继续睡上一觉，并认为晨练后再上床“补觉”是劳逸结合。其实，这样做既影响晨练效果，也不利于健康，晨练时肌肉骨骼活动加速，使神经系统的兴奋增强，因而四肢灵活、思维活跃。这时看看报纸、喝杯香茶、听段广播等均会使自己心情安定、精神愉悦，如果立即上床休息，则对心肺功能恢复不利，且肌肉因晨练而产生的代谢产物(如乳酸等)不易消除，反会使人感到精神恍惚，四肢松弛无力。

克服晨练后的疲劳感应该注意以下几点：一要养成习惯。习惯成自然，人体各系统器官的活动有一定的规律性，表现为某种生物规律现象，若坚持晨练，形成新的生物节律，就能够“习以为常”，疲乏现象会逐渐消失。二要把握好运动量。锻炼一定要量力而行，不能勉强，运动项目不宜繁多，应选择动作轻、慢、范围小的，如晨跑，一般以每分钟心跳130次左右的中等速度跑20~30分钟为好。这样的运动量既可有效地增质，又不会引起上午疲劳。三是合理地安排时间。晨练难免要耽误一些睡眠时间，既然要早起就应该早睡，有些人起床较晚，晨练后就匆匆吃饭，由于饭后血液要满足消化和跑步后体力恢复的需要，故使脑部的血流量减少，从而引起疲劳。若晨练后稍事休息再吃饭即可减轻疲劳。

## 第二节　传统运动

### 五禽戏

禽，在古代泛指禽兽之类动物，五禽，是指虎、鹿、熊、猿、鸟五种禽兽。戏，即游戏、戏要之意。所谓五禽戏，就是指模仿虎、鹿、熊、猿、鸟五种禽兽的动作，组编而成的一套锻炼身体的方法。

五禽戏的练法有两种：一种是模仿五种禽兽的动作，用意念想着它们的活动，自然地引出动作来，只要动作的前后次序有个组合就可以了，每次锻炼的动作次序可以不完全一样。另一种是参阅现有五禽戏的书籍，学习整套动作。

### 熊 形

右膝弯曲，左肩向前下晃动，手臂亦随之下沉；右肩则稍向后外舒展，右臂稍上抬。

左膝弯曲，右肩向前下晃动，手臂亦随之下沉；左肩则稍向后外舒展，左臂稍上抬。如此反复晃动，次数不限。

练熊戏时要在沉稳中寓于轻灵，将其剽悍之性表现出来，本动作有健脾胃、助消化、活关节等功效。

### 虎 形

第一左动：自然站立，左脚向左跨步，右手向左上方划弧横于前额，呈虎爪形，掌心向下，距额一拳，左手横于后腰，掌心向上，距腰一拳，身向左扭动，眼看右足跟，同时抬头，强视片刻，形似寻食。

第二右动：方向相反，动作相同。

练虎戏时要表现出威武勇猛的神态。本动作作用于华佗挟背穴和督脉，用于坐骨神经痛、腰背痛、脊柱炎和高血压等病。

### 鹿 形

第一左动：自然站立，左腿起步踢出，上体前倾，脚掌距地一拳，右腿微屈，成剪子步；右臂前伸，腕部弯曲，手呈鹿蹄形，指尖下垂与头平；左臂于后，距腰一拳，指尖向上，眼为斜视。

第二右动：方向相反，动作相同。

练鹿戏时要体现其静谧怡然之态。本动作可强腰肾、活跃骨盆腔内的血液循环，并锻炼腿力。

### 猿 形

第一左动：自然站立，左腿迈出，足跟抬起，脚尖点地，右腿微屈提步；左臂紧贴乳下方，指尖下垂成猿爪形；右臂弯曲上抬，右手从右脑后绕于前额，拇指中指并拢，眼为动视。

第二右动：方向相反，动作相同。

练猿戏时要仿效猿敏捷灵活之性。本动作有助于增强心肺功能，健壮肾腰。

**鸟 戏**

第一左动：两脚平行站立，两臂自然下垂，左脚向前迈进一步，右脚随之跟进半步，右脚尖点地；同时两臂慢慢从身前抬起，掌心向上，与肩平时两臂向左右侧方举起，随之深吸气；两脚相并，两臂自侧方下落，掌心向下，同时下蹲，两臂在膝下相交，掌心向上，随之深呼气。

第二右动：方向相反，动作相同。

练鸟戏时要表现其展翅凌云之势，方可融形神为一体；本戏又称鹤戏，即模仿鹤的形象，动作轻翔舒展，可调达气血，疏通经络，活动筋骨关节。

五禽戏要领：一是要像导引术一样，先有意念活动锻炼，再配合呼吸和肢体活动，三者融为一体；二是练五禽戏必须像形取义，如学虎的爪、扑、旋转等动作，学鹿的触、走、盘坐等动作，学熊的推、攀、摇晃行走等动作，学猿的跃、采、转、闪、进退等动作，学鸟的飞、落、伸展等动作。

经常练五禽戏的人，都会感到精神爽快、食欲增进、手脚灵活、步履矫健，说明五禽戏具有强壮身体的作用。此外，五禽戏对于肺气肿、哮喘、高血压、冠心病、神经衰弱、消化不良等症，也有预防和防止复发的功效。尤其是对中风后遗症，时常选择五禽戏锻炼，能改善病人的异常步态和行走姿势，防止肌肉萎缩，提高人体的平衡能力。对其他症状的改善也有帮助。每日可锻炼四五次，每次10分钟。此外，在练习五禽戏时，应选择空气新鲜，草木繁茂的场所。

## 八段锦

这种功法可以强身益寿， 有如展示给人们一幅绚丽多彩的锦缎，故称为“锦”。八段锦就是古人创编的八节不同动作组成的一套医疗、康复体操。

八段锦在我国民间流传十分广泛，一般认为是南宋初年无名氏创编。由于八段锦动作简单，易学易练，并在实践中不断加以修改、创新，又演变出许多种类，如岳飞八段锦、十二段锦、自摩八段锦、床功八段锦、坐势八段锦等等，各有特长。

八段锦功能柔筋健骨、养气壮力，可以行气活血、协调五脏六腑功能，男女老幼皆可锻炼。现代研究也已证实，这套功法能改善神经体液调节机能，加强血液循环，对腹腔脏器有柔和的按摩作用，对神经系统、心血管系统、消化系统、呼吸系统及运动器官都有良好的调节作用，是一种较好的体育运动。下面简介其动作要点。

### 双手托天理三焦

预备姿势：立正，两臂自然下垂，眼看前方。动作：两臂慢慢自左右侧向上高举过头，十指交如翻掌，掌心向上，两足跟提起，离地一寸；两肘用力挺直，两掌用力上托，两足跟再尽量上提，维持这种姿势片刻；两手十指分开，两臂从左右两侧慢慢降下，两足跟仍提起；两足跟轻轻落地，还原到预备姿势。

### 左右开弓似射雕

预备姿势：立正，两脚脚尖并拢。动作：左脚向左踏出一步，两腿弯曲成骑马势，上身挺直，两臂于胸前十字交叉，右臂在外，左臂在内，手指张开，头向左转，眼看右手；左手握拳，食指向上翘起，拇指伸直与食指成八字撑开，左手慢慢向左推出，左臂伸直，同时右手握拳，屈臂用力向右平拉，作拉弓状，肘尖向侧挺，两眼注视左手食指；左拳五指张开，从左侧收回到胸前，同时右拳五指张开，从右侧收回到胸前，两臂十字交叉，左臂在外，右臂在内，头向右转，眼看右手，恢复到立正姿势。

### 调理脾胃举单手

站直，双臂屈于胸前，掌心向上，指尖相对。先举左手翻掌上托，而右手翻掌向下压，上托下压吸气而还原时则呼气。左右上下换作8次。

### 五劳七伤往后瞧

自然站立，两臂自然下垂。慢慢向右转头，眼看后方，复原，成直立姿势；再慢慢向左转，眼看后方，复原。

### 摇头摆尾去心火

两腿开立，比肩略宽，屈膝成马步，双手扶膝上，虎口对着身体，上体正直；头及上体前俯、深屈，随即向左侧做弧形摆动，同时臂向右摆，再复原成预备姿势；头及上体前俯、深屈，随即向右侧做弧形摆动，同时臂向左摆，复原成预备姿势。

### 两手攀足固肾腰

两足平行并立与肩宽，双臂平屈于上腹部，掌心向上。然后向前弯腰，翻掌下按，掌心向下，手指翘起，逐渐以掌触及腰背，前俯呼气，还原吸气。

### 攒拳怒目增气力

两腿开立，屈膝成骑马势，两手握拳放在腰旁，拳心向上。右拳向前方缓缓用力击出，臂随而伸直，同时左拳用力紧握，左肘向后挺，两眼睁大，向前虎视。

### 背后七颠百病消

两腿并拢，立正站好。两足跟提起，前脚掌支撑身体，依然保持直立姿势，头用力上顶。足跟着地，复原为立正姿势。

练八段锦可根据自己的体力条件，选用坐位或站位。八节动作近似现代徒手体操，易学易练。做动作时也要结合意念活动，想着动作的要求而自然引出动作来，并注意配合呼吸。八段锦除有强身益寿作用外，对于头痛、眩晕、肩周炎、腰腿痛、消化不良、神经衰弱诸症也有防治功效。

## 太极拳

太极拳整理编创了简化太极拳（二十四式），其动作由简到繁、从易到难，循序渐进，便于普及和掌握。

### 起 势

自然直立，两臂自然下垂，两眼平视前方，精神集中，呼吸调匀；左脚向左迈出一步，成开立步，与肩同宽；两臂慢慢向前抬起与肩平，掌心向下；两腿微屈下蹲，两掌轻轻下按。

### 左右野马分鬃

上体微向右转，身体重心移至右腿上，同时右臂收在胸前平屈，手心向下，左手经体前向右下划弧放在右手下，手心向上，两手心相对成抱球状，左脚随即收到右脚内侧，脚尖点地；眼看右手；上体微向左转，左脚向左前方迈出，右脚跟后蹬，右腿自然伸直，成左弓步；同时上体继续向左转，左右手随转体慢慢分别向左上右下分开，左手高与眼平，肘微屈，右手落在右胯旁，肘也微屈，手心向下，指尖向前，眼看左手。上体慢慢后坐，身体重心移至右腿，左脚尖翘起，微向外撇，同时上体微向左转，眼看左手；上体继续左转，重心再移至左腿，两手划弧，右手向左上划弧，放在左手下，两手相对成抱球状，右脚随即收到左脚内侧，脚尖点地，眼看左手；继续作向右转身动作，动作与上相同，只是方向相反。

### 白鹤亮翅

身体微向左转，左手翻掌向下，右手向左下划弧至左手下，两手掌相对成抱球状；右脚前进半步，身体后坐，重心移至右腿，左脚变虚步，脚尖点地；同时身体微向右转，两手向右上和左下分开，右手上提至头部右前方，掌心向面部；左手下落至左胯旁，掌心向下，两眼平视前方。

### 左右搂膝拗步

①右手从体前下落，由下向后上方划弧至右肩部外侧，臂微屈，与耳同高，手心向上；左手上起由左向上，向右下方划弧至右胸前，手心向下；同时上身微向左再向右转，眼看右手。

②上身左转，左脚向前迈出成左弓步，同时右手屈回由耳侧向前推出，高与鼻尖平；左手向下由左膝前搂过落于左胯旁；眼看右手指。

③上身慢慢后坐，重心移至右腿上，左脚尖翘起微向外撇；随即左腿慢慢前弓，身体左转，重心移至左腿上，右脚向左腿靠拢，脚尖点地；同时，左手向外翻掌由左后向上平举，手心向上，右手随转体向上向左下划弧落于左肩前，手心向下，眼看左手。

④与②同，但左右相反。

⑤与③同，但左右相反。

### 手挥琵琶

身体重心移至左腿，右脚向前跟进半步；上体后坐，重心移至右腿，上体稍向右转，左掌由下向左，向上划弧，掌心斜向前下方，高与鼻平；右手收回放在左臂肘部里侧，掌心斜向前下方。左脚略提起稍向前移，变成左虚步，脚跟着地，脚尖翘起，眼看左手。

### 左右倒卷肱

①右手翻掌（手心向上）经腹前由下向后上方划弧平举，臂微屈；左手随之翻掌向上，左脚尖落地，眼随着向右转体，先看右方，再转看左手。

②右臂屈肘回收，右手由耳侧向前推出，手心向前；左手回收经左肋外侧向后上划弧平举，手心向上，右手随之再翻掌向上；同时左腿轻轻提起向左后侧方退一步，脚尖先着地，然后慢慢踏实，重心移至左腿上，成右虚步；眼随转体左看，再转看右手。

③同②,但左右相反。

④同②。

⑤同②,但左右相反。

### 左揽雀尾

身体右转,左手经腹前向右下划弧、掌心向上;右手翻掌向下,右臂微屈,两手掌心相对成抱球状。同时右脚尖微向外撇,左脚收至右脚内侧,脚尖点地。眼神顾及右手。

身体左转,左脚向左前方迈出,右脚跟后蹬成左弓步。同时左肘微屈,以左前臂外侧和手背向左侧弧形(手捧)出,左掌高与肩平,掌心向后;右手下落至右胯旁,掌心向下。眼神顾及左手。

身体微向左转,左手随之前伸,掌心向下;右手翻掌向上,经腹前向左上前伸至左腕下方,然后两手下捋,身体以腰为轴微向右转,重心移至右腿,两手下捋经腹前向右后方划弧,直至右手掌心向上与肩平,左手掌心向后,左臂平屈于胸前。眼神顾及右手。

身体微向左回转,右臂屈时收回,右手置于左手腕里侧,双手同时向前挤出,左掌心向后,右掌心向前。重心移至左腿,右脚跟后蹬成左弓步。眼神顾及双手。

左手翻掌向下,右手向右前伸与左手平,掌心向下,两手向左右分开与肩同宽。身体后坐,重心移至右腿,左脚尖跷起。两臂屈时回收至胸前,两手掌心向前下方,然后两手向前上方按出,手腕高与肩平。同时左腿前弓成左弓步。两眼平视前方。

### 右揽雀尾

身体后坐并向右转,重心移至右腿,左脚尖里扣;右手先向右然后向左下划弧至左腹前,掌心向上;左臂平屈于胸前,掌心向下,两手相对成抱球状。同时重心再移至左腿,右脚收至左脚内侧,脚尖点地。眼神顾及左手。其下动作与左揽雀尾相同,唯左右相反。

### 单 鞭

上体后坐,重心移至左腿,右脚尖里扣;同时身体左转,两手在体前向左划弧,左臂至身体左侧平举,手心向左,右手至左肋前,手心向后上方,眼看左手。

身体重心移至右腿，上体右转，左脚向右脚靠拢，脚尖点地；右手随转体向右上方划弧，至右侧时变勾手，臂与肩平；左手自下向右上划弧，至右肩前。视线随右手移动。

上体微左转，左脚向左前方迈出，脚跟着地；同时左手随上体左转而经面前向左划弧，右脚跟后蹬稍外展，重心逐渐移向左腿，左腿屈膝前弓，右腿自然伸直，成左弓步；左掌慢慢向前推出，手心向前，右臂成幻手在身体右后方，与肩同高。视线随左手移动，眼看左手。

### 云 手

①身体重心移至右腿上，身体渐向右转，左脚尖里扣；左手经腹前向右上划弧至右肩前，手心斜向里，同时右手变掌，手心向右前，眼看左手。

②上体慢慢左转，身体重心随之逐渐左移；左手由脸前向左侧运转，手心渐渐转向左方；右手由右下经腹前向左上划弧至左肩前，手心斜向后；同时右脚靠近左脚，成小开步（两脚距离10~20厘米）；眼看右手。

③上体再向右转，同时左手经腹前向右上划弧至右肩前，手心斜向后；右手向右侧运转，手心翻转向右，随之左腿向左横跨一步；眼看左手。

左手左右各三次，如下：

④与②同。

⑤与③同。

③与②同。

### 单 鞭

上体右转，右手由面部前方向右划弧，至身体右侧，翻掌变幻；左手经腹前向右上划弧至右肩前，手心向内；重心移至右腿，左脚尖点地，眼看左手。上体微左转，左脚向左前方迈出；右脚跟后蹬，成左弓步，身体重心移向左腿，左手慢慢翻掌，向前推出。

### 高探马

右脚前进半步，重心移至右腿，左脚掌着地成虚步。同时右勾手变掌，两手掌心翻转向上，两肘微屈，两眼平视前方。身体微向左转，右手经右耳侧向前推出，掌心向前与眼同高；同时左手收至左侧腰际，掌心向上，左臂微屈，眼神顾及右手。

**右蹬脚**

左手掌心向上，前伸至右手腕之上，两手交叉，手背相对，随即向两侧分开，向下划弧；同时左脚向左前方迈出一步，身体重心渐渐移至左脚，右脚跟进至左脚内侧；两手继续划弧，交叉合抱于胸前，手心向后；两臂左右分开划弧，平举，手心向外，同时右腿屈膝提起，向右前方慢慢蹬出，眼看右手。

**双峰贯耳**

右腿收回，膝盖提起，左手由后向上向前下落，右手心也翻转向上，两手同时向下划弧分落于右膝盖两侧，手心均向上；右脚向右前方落下变成右弓步，同时两手下垂，慢慢变拳，分别从两侧向上向前划弧至脸前成钳形状，拳眼都斜向后方，眼看右拳。

**转身左蹬脚**

左腿屈膝后坐，身体重心移至左腿，上体左转，右脚尖里扣；同时两拳变掌，由上向左右划弧分开平举，手心向前，眼看左手。

身体重心再移至右腿，左脚收到右脚内侧，脚尖点地；同时两手由外圈向里圈划弧合抱于胸前，左手在外，手心均向后；眼平看左方。

两臂左右划弧分开平举，肘部微屈，手心均向外；同时左腿屈膝提起，左脚向左前方慢慢蹬出；眼看左手。

**左下势独立**

①左腿收回平屈，右掌变勾手，左掌向右划弧至右肩前；眼神顾及右手。

②右腿屈膝下蹲，左腿向左后方伸出成左仆步，左手下落，眼神顾及右手。

③身体左转，以左脚跟为轴，脚尖外撇，随即右脚尖里扣，右腿后绷，左腿前弓；左手从左腿内侧划弧上抬成立掌，掌心向右，同时右手旋时将勾手置于身后，眼神顾及左手。

④右腿提前平屈，脚尖自然下垂；右勾手下落变掌，由后下方向前摆出，屈臂立于右腿上方，肘膝相对，掌心向左；左手落于左胯旁，掌心向下，眼神顾及右手。

**右下势独立**

①右脚落于左脚前，左脚以脚掌为轴向左转，身体亦随之转动，右手随身体转动向左侧划弧，至左肩前，手心斜向后方；同时左手后平举变勾手，眼看左手。

②以下动作与“左下势独立”的②、③、④相同，但左右方向相反。

**左右穿梭**

①身体微向左转，左脚向前落地，脚尖外撇，右脚跟离地，两腿屈膝成半盘式；同时两手在左胸前成抱球状（左上、右下），然后右脚收到左脚的内侧，脚尖点地；眼看左前臂。

②身体右转，右脚向右前方迈出，屈膝弓腿，成右弓步；同时右手由脸前向上举并翻掌停在右额前，手心斜向上；左手先向左下再经体前向前推出，高与鼻尖平，手心向前；眼看左手。

③身体重心后移，右脚尖略向外撇，随即身体重心再移至右腿，左脚跟进停于右脚内侧，脚尖点地，同时两手在右胸前成抱球状（右上、左下），眼看右前臂。

④同②，只是左右相反。

**海底针**

右脚向前跟进半步，身体重心移至右腿，左脚稍向前移，脚尖点地，成左虚步；同时身体稍向右转，右手下落经体前向后，向上健时至肩上耳旁，再随身体左转，由右耳旁斜向前下方插出，掌心向左，指尖斜向下；与此同时，左手向前、向下划弧落于左胯旁，手心向下，指尖向前；眼看前下方。

**闪通臂**

上身稍向右转，左脚向前迈出成左弓步；同时右手由体前上提，掌心向上翻转，右臂平屈于头上方，拇指朝下；左手上起向前平推，高与鼻尖平，手心向前；眼看左手。

**转身搬拦捶**

身体后坐，重心移至右腿，左脚尖里扣，身体向右后转，重心再移至左腿；同时右手随转体变拳，自右向下经腹前划弧至左时旁，拳心向下；左手弧形上举至左额前，掌心向外；两眼平视前方。

身体右转，右脚收回后再向前迈出，右脚尖外撇，右拳经胸前向前方翻转撇出，拳心向上；左手落于左胯旁，掌心向下；眼神顾及右手。

身体重心移至右腿上，左脚向前迈一步；左手上提经左侧向前平行划弧拦出，掌心向前下方，同时右拳收到右胯旁，拳心向上，眼看左手。

左腿前弓，右拳向前方打出，拳眼向上，左手附于右前臂里侧，眼神顾及右手。

如封似闭

右手边翻掌边由左腕下向前伸出，右拳同时变掌，待左手行至右手背处时，两手分开，与肩同宽，手心向上，平举于体前；

上体后坐，重心移至右腿，左脚尖翘起，同时两臂屈时、两掌翻转向下、收至两肋前；右腿自然伸直，左腿屈膝成左弓步；同时两手向前上方推出，手心向前，与肩同宽，眼看前方。

十字手

重心移至右腿，左脚尖里扣，向右转体。右手划弧至右侧，与左手成两臂侧平举，两臂微屈，同时右脚尖略外撇，成右弓步；眼神顾及右手，随即重心移至左腿，右脚尖里扣，然后右脚向左收回，两脚平行站立与肩同宽；两手向下经腹前向上划弧交叉于胸前，右手在外，两手掌心向后；两眼平视前方。

收 势

两手向外翻掌，手心向下，两臂慢慢下落，停于身体两侧，眼看前方。

## 第三节 锻炼集锦

### 柔韧性锻炼是中老年的必修课

人到中年以后，随着年龄的增长，连接骨与骨的关节囊、韧带、肌腱等会逐渐发生变性、老化，柔韧性会变得越来越差。这就非常容易引起中老年人常见的颈椎间盘突出症、腰椎间盘突出症、肩周炎、腰腿痛等疾病，给工作生活带来许多不便。

实际上中老年人柔韧性老化的过程是因人而异的，自然老化只占成因的1/3，其余2/3与锻炼有关。调查表明，我国中老年人健身中大多忽视了柔韧性锻炼。运动医学研究表明，柔韧性是重要的身体素质之一。经常进行柔韧锻炼的中老年人，不仅能保持较好的柔韧性，而且在生活活动中动作灵活，很少得上述运动系统疾病，肩、膝、腰等关节的扭伤也很少发生。这说明经常进行柔韧性锻炼，对中老年人的健康很有好处。具体有以下几方面。

1 柔韧性锻炼能扩大关节韧带的活动范围，可以做较大幅度的动作，有利于提高身体活动的灵活性和协调性，特别在意外事故发生中还能有效避免和减轻对身体的伤害。

2 柔韧性锻炼时，肌肉的拉伸会像按摩一样，降低肌肉紧张度，使僵硬的肌肉得到松弛，防止肌肉痉挛，减轻肌肉的疲劳。

3 柔韧性锻炼能增加肌肉韧带的弹性，加强肌肉韧带的营养供应，延缓肌肉韧带的衰老，还能延缓血管壁的弹性衰老和皮肤的松弛。

进行柔韧性锻炼的方法很多，下面介绍几种适合老年人锻炼的练习方法。

**压腕** 两手指交叉手心向外，做压指压腕的动作，充分向前，向上伸展或有节奏振压。

**压肩** 面对肋木，上体前俯，并做下振压肩动作。也可两人面对站立，互相扶按肩部，做身体前屈的振动压肩动作。

**压腰** 直角坐在垫上，两腿伸直，挺胸，塌腰，并向前折体，两手尽量伸向前方，使胸部贴近腿部，持续一定的时间。

**压腿** 面对肋木或高物，左腿提起，脚跟放在肋木上，两腿伸直，立腰，收髋，上体前屈，向前向下压振，左右腿交替进行。

**压踝** 跪在垫上，臀部压在踝关节处，向下振压。还可进行脚外侧走，脚尖走，脚跟走和脚内侧走，牵拉踝关。

要使中老年人柔韧性锻炼更科学有效，还应注意以下几点。①要循序渐进，不要太使劲，被牵拉的肌肉韧带有轻微不适感即可，不能急于求成。②伸展时不要屏住呼吸，伸展动作要缓慢，可采用伸展—放松—伸展的方法。③健身活动前或后都可做柔韧性练习，健身前做有助于热身，防止受伤，健身后做有助于放松肌肉，消除疲劳。

## 倒行祛头痛

头痛是一种常见病、多发病，特别是中老年人易发生头痛。中医理论认为，头痛病因复杂，有外感与内伤之分，痛时轻重不一，痛处各异，治疗困难。特别是慢性头痛，极难痊愈，往往反复发作，给患者造成极大痛苦。这里介绍一个简单易行的方法，可使头痛减轻，长期坚持，也可使某些内伤性头痛全愈。这个方法就是倒行，即退着走或退着小跑。

具体方法是：第一，选一处平坦、安全、相对安静、无障碍物、宽敞的场地。第二，患者可在固定时间（例如清晨或晚间）或在头痛发作时进行锻炼。第三，锻炼时，患者应保持心态宁静，排除杂念，全身放松，双手自然下垂或向后互握，然后成直线倒行或倒退小跑，退时速度不可太快，动作不可过于激烈。这样，在二三十分钟后，头痛症状即可减轻或消失。头晕或头胀患者，亦可以用此法试之。

以上方法不是灵丹妙药，只能使症状减轻，或使某些原因的头痛消失，但须坚持长期锻炼。

## 固精益肾的锻炼方法

固精益肾除了采取节制性欲、劳逸适度、调节情志、不食肥甘厚味外，锻炼也能使男子固精益肾。

**立式排尿法：**排尿时男子脚尖用力，挺然直立，咬紧牙关，尽量屏吸，不容松懈，直到排空尿液。坚持平时排尿即应用此法，使精气不得外泄，日久则有强肾益精之效。

**睡卧暖睾法：**临睡觉前，在侧卧状态下把睾丸收藏在大腿内侧，保持睡眠时双腿轻轻夹注睾丸，使其温暖，以积蓄精气，日久自能强精益肾。

**纯阳固精法：**取立法，两腿与肩同宽，双脚掌着地，后跟稍提起，两腿微曲。两手叉腰，四指在前，拇指在后。开始以腿用力。吸半口气即停止呼吸，用力连续收缩肛门，使小腹以下随即向前突出。肛门收缩6~8次，使各部恢复原状。用力吐气2~3口。用力踢腿和活动手臂10余次，约1分钟后，重复再做第2次，方法同前。每日上午练4次。1周后每日练2次，2周后，每日练1次，渐至数日练1次，若效果不理想，则不宜减少次数。

## 擦胸增腺素健康又长寿

正常情况下，人的血液中存在着一定浓度的胸腺素，起着维持免疫功能和抵抗疾病的作用。擦胸养生法，是我国古代简易有效的养生方法之一，很适合中老年人学练。对于提高人体免疫功能，减少诸种疾病的发生，可起到很好的作用。

擦胸的方法很简便，取坐位或仰卧位均可。将双手擦热后，用右手掌按在右乳上方，手指斜向下，适度用力推擦至左下腹；然后再用左手掌从左乳上方，斜推擦至右下腹，如此左右交叉进行。一上一下为一次，共推擦36次。

还可兼做擦背动作，用双手反叉于后背，沿着腰背部(脊柱两旁)适度用力上下来回擦背，一上一下为一次；共擦36次。也有助于激活背部免疫细胞的活力，促进气血流通，调适五脏之功能。擦胸摩背通常每天起床和晚上睡前各做一次。可在中饭后1小时后加做一次。

实践证明，坚持擦胸锻炼，可改善脏腑血液循环，促进胃肠和肺肾的代谢，提高免疫功能，对冠心病、高血压、肺心病、糖尿病、肾炎、腰痛症及各种胃肠道疾病有良好的辅助疗效。如患有肿瘤、出血症时应停止锻炼。只要持之以恒，就会出现奇效。

## 爬行养生法

20世纪90年代，巴西著名的老年病专家庄尔旺博士，对各种爬行动物进行了详细的观察和研究，发现爬行动物很少患动脉硬化、冠心病、痔疮、下肢静脉曲张等症。于是，他在老年人中开展了爬行运动。庄尔旺博士将60岁以上患有动脉硬化、冠心病、痔疮、下肢静脉曲张等症的人，集中到一个宽敞的大厅里，每天在地上爬行20~30分钟。经过一段时间的锻炼后，这些病人的健康状况有了明显好转，所患疾病均有不同程度的减轻，有的甚至痊愈。

进行爬行运动，首先要消除思想障碍，不能认为爬行有失风度；其次要循序渐进；距离由短到长，速度由慢到快；还要注意时间的安排，不要在饭前和饭后爬行，以免影响食物的消化；此外，最好能戴上手套和护膝爬行，防止皮肤损伤。

## 手指足跟尖操老人常练健脑

思维敏捷、耳聪目明、手足轻快是老年人大脑健康的标志。常练手指操和足跟尖操是老年人健脑简单易行的锻炼方式，长期坚持，可取得意想不到的功效。

**手指操**：先用右手拇指依次按右手其余4个手指的指头，分别为按食指2次、中指1次、无名指3次、小指4次；然后反过来分别按无名指3次、中指1次、食指2次。即采用2、1、3、4、3、1、2的顺序，总共按16次。接着换左手操作。其原理是，反复进行这种数指头的细致运动，使大脑潜力得到充分开发，防止大脑老化。

**足跟尖操**：双脚不穿鞋袜，自然分立，与肩同宽，双手手掌放在背后腰部，全身放松，轻松屈膝，左足前进一步，先让足跟着地，足尖翘起，接着足底轻轻着地，再慢慢提起足跟，重心放在足尖上，再换右足，一步一步向前迈进。每天早晚各练15~20分钟。其原理为，足底有"第二心脏"之称，经常加以刺激，就会改善体内器官，尤其是心脏的功能。经常在室内慢慢地走足跟尖步，既可以防治更年期综合征，还对预防动脉粥样硬化和老年性痴呆有一定的功效。

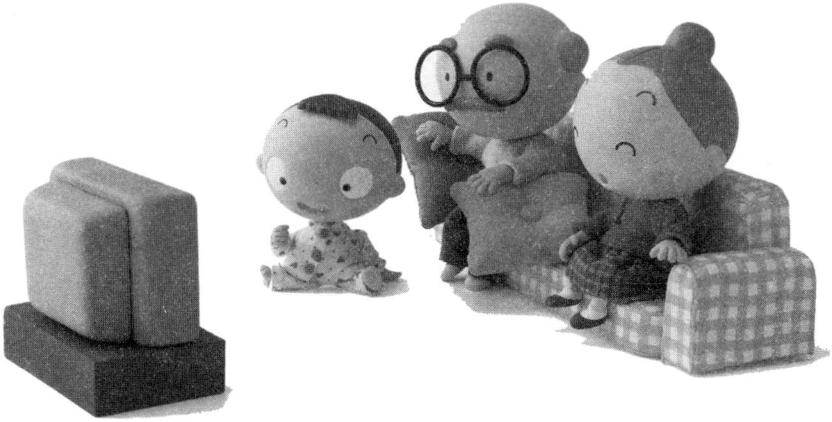

# 第十六章 推拿养生

——舒筋活血，神清体健

## 第一节 推拿作用与特点

### 推拿按摩养生史

推拿，又称按摩，就是用手在人体皮肤、肌肉、穴位上施行各种手法，达到保健、治病的目的。可以由他人按摩，也可以自我按摩，就是自己给自己按摩。

应用推拿防病、治病、健身益寿，在中国有悠久的历史，几千年前就受到中国医学家及养生学家的高度重视。如《黄帝内经》中就指出："按摩勿释，着针勿斥，移气于不足，神气及得复。"说明在秦汉时期推拿已成为医疗和养生的重要手段。晋代葛洪所著《抱朴子·内篇·遐览》中曾提到有《按摩导引经十卷》，惜已佚。

隋代的《诸病源候论》每卷之末，都附有导引按摩之法。当时，自我按摩作为按摩的一个内容十分盛行，它的广泛开展，说明按摩疗法重视预防，注意发挥病人与疾病作斗争的主观能动性。

隋唐时期，在人体体表施行按摩手法时，涂上中药制成的膏，于是，一种既可防止病人表皮破损、又可使药物和手法作用相得益彰的膏摩方法有了发展。膏的种类很多，有莽草膏、丹参膏、乌头膏、野葛膏、陈元膏和木防己膏等，根据不同病情选择应用。这个时期已有按摩专科，并有按摩博士、按摩师等职务名称，可见当时按摩已颇盛行。尤其是著名医学家孙思邈十分推崇按摩导引，他在《备急千金要方·养性》中提及："按摩日三遍，一月后百病并除，行及奔马，此是养身之法。”孙氏此论，既是对唐代以前养生学的继承，又是他自己经验的总结，对后世的影响很大。

在宋代陈直的《养老奉亲书》中提出了老年人经常擦涌泉穴，可使晚年步履轻便，精神饱满。

## 推拿的作用及特点

### 推拿保健的作用

**疏通经络。**《黄帝内经》里说：“经络不通；病生于不仁，治之以按摩”，说明按摩有疏通经络的作用。如按揉足三里，推脾经可增加消化液的分泌功能等，从现代医学角度来看，按摩主要是通过刺激末梢神经，促进血液、淋巴循环及组织间的代谢过程，以协调各组织、器官间的功能，使机能的新陈代谢水平有所提高。

**调和气血。**明代养生家罗洪在《万寿仙书》里说：“按摩法能疏通毛窍，能运旋荣卫”。这里的运旋荣卫，就是调和气血之意。因为按摩就是以柔软、轻和之力，循经络、按穴位，施术于人体，通过经络的传导来调节全身，借以调和营卫气血，增强机体健康。现代医学认为，推拿手法的机械刺激，通过将机械能转化为热能的综合作用，以提高局部组织的温度，促使毛细血管扩张，改善血液和淋巴循环，使血液黏滞性减低，降低周围血管阻力，减轻心脏负担，故可防治心血管疾病。

**提高机体免疫能力。**如小儿痢疾，经推拿时症状减轻或消失；小儿肺部有干湿性啰音时，按揉小横纹。掌心横纹有效。有人曾在同龄组儿童中并列对照组进行保健推拿，经推拿的儿童组，发病率下降，身高、体重、食欲等皆高于对照组。以上临床实践及其他动物实验皆证明，推拿按摩具有抗炎、退热、提高免疫力的作用，可增强人体的抗病能力。

也正是由于按摩能够疏通经络。使气血周流、保持机体的阴阳平衡，所以按摩后可感到肌肉放松、关节灵活，使人精神振奋，消除疲劳，对保证身体健康有重要作用。

### 推拿保健的主要特点

推拿按摩经济简便，因为它不需要特殊医疗设备，也不受时间地点气候条件的限制，随时随地都可实行；且平稳可靠，易学易用，无任何副作用。正由于这些优点，按摩成为深受广大群众喜爱的养生健身措施。对正常人来说，能增强人体的自然抗病能力，取得保健效果；对病人来说，既可使局部症状消退，又可加速恢复患部的功能，从而收到良好的治疗效果。

### 注意事项

**身心放松。**按摩时除思想应集中外，尤其要心平气和，全身也不要紧张，要求做到身心都放松。

**取穴准确。**掌握常用穴位的取穴方法和操作手法，以求取穴准确，手法正确。

**用力恰当。**因为过小起不到应有的刺激作用，过大易产生疲劳，且易损伤皮肤。

**循序渐进。**推拿手法的次数要由少到多，推拿力量由轻逐渐加重，推拿穴位可逐渐增加。

**持之以恒。**无论用按摩来保健或治疗慢性病，都不是一两天就有效的，常须积以时日，才逐渐显出效果来，所以应有信心、耐心和恒心。

除上述注意事项外，还要掌握推拿保健的时间，每次以20分钟为宜。最好早晚各一次，如清晨起床前和临睡前。为了加强疗效，防止皮肤破损，在施推拿术时可选用一定的药物作润滑剂，如滑石粉、香油、按摩乳等。若局部皮肤破损、溃疡、骨折、结核、肿瘤、出血等，禁止在此处作推拿保健。作自我推拿时，最好只穿背心短裤，操作时手法尽量直接接触皮肤。推拿后有出汗现象时，应注意避风，以免感冒。此外，在过饥、过饱、酗酒或过度疲劳时，也不要作保健推拿。

## 第二节 推拿保健

### 按摩经穴防感冒

**搓大鱼际。**大鱼际在大拇指下方，肌肉隆起之处，用两手上下交替搓摩大鱼际。

**按揉太阳穴**。太阳穴在眉梢与外眼角中间向后约1寸凹陷处。用两手中指分别按摩左右太阳穴。

**推摩双颊**。用手掌向上推摩两侧面颊，推摩轨迹如一个“O”字型。

**刮擦鼻旁**。用两大拇指在鼻梁两侧自上而下刮擦。

**按揉迎香**。迎香穴在鼻孔两侧，鼻唇沟内横平鼻中点。用两手食指分别按住迎香穴按揉。

**按摩风池**。风池穴在头额后面大筋的两旁与耳垂相平处，用食指、中指一起按摩风池穴。

**按摩时须注意：**

1 穴位要正确，按摩要轻松；

2 每天早晚各按摩一次，每次按摩30~50下；

3 剪短指甲，洗净双手，防止细菌感染。

## 按摩告别手脚冰凉

冬天天气寒冷，许多中老年人都有手脚冰凉的毛病。因此除了整体调治外，还可用以下方法进行调理。

按照“三步曲”进行自我按摩。一是按穴。可轮换按左右手臂的手三里（曲池下二寸）、合谷、劳功（手心）等穴位。左右腿脚轮换按足三里、涌泉等。二是温灸。用艾条熏炙以上穴位。三是揉搓。揉搓手背及脚趾，手指的第三关节为上邪，脚趾的二关节为下风，揉搓上八邪、下八风可有较好的作用。揉搓涌泉穴以感觉到热为限度，再搓揉脚趾，特别是大脚趾头第二节的几根汗毛的地方，叫“三毛穴”，要多揉搓，然后稍用力捏3~5下。

另外心俞穴（左右肩胛中间、脊梁骨和两侧大筋的部位）按揉36次，左转18次，右转18次；肾俞穴（即两边腰眼）按揉36次，左转18次，右转18次，都有疗效。按摩以上穴位还可防风湿、防高血压、防咳喘、关节病等。

## 常搓脚心防病健身

搓脚心有益于活血通络强体健身。涌泉穴位于脚心，属足少阴肾经，位置在蜷足趾时呈凹陷处，常搓涌泉穴可治疗头顶痛、痫病、疝气、昏厥等症。由于脚心穴位病理反射较多，所以常搓脚心对于祛病健身有较好的效果，在搓涌泉穴时扩大搓的范围，在涌泉穴沿足心凹陷处上下搓，效果更好。如左脚掌心穴位病理反映有腹腔神经丛、肾上腺、肾脏、心脏、脾脏、胃、十二指肠等。右脚掌心穴位病理反映有腹腔神经丛、胆囊、肾上腺、肾脏、肝脏、胃等。

每天坚持1~2次搓脚心，持之以恒，能起到补脑益肾、益智安神、活血通络的疗效，可以防治健忘、失眠、消化不良、食欲减退、腹胀、便秘和心、肝、脾、胆等脏器病症。

**搓脚心有以下几种方法。**

1 干搓。左手握住左脚背前部，用右手沿脚心上下搓100次，达到脚心发热；再用右手握右脚脖子，用左手沿脚心上下搓100次，搓的力度大小要以自己舒适为宜。

2 湿搓。把脚放在温水盆中，泡到脚发红，再按第一种办法搓。

3 酒搓。倒半两左右白酒于杯中，按第一种办法操作，只是搓脚的手蘸一点白酒，酒搓干了再蘸一下，按第一种办法两脚心各搓100次。

## 老年人家庭保健按摩

保健按摩是用自己的双手在身体某些部位或穴位上进行揉搓、捏拿、拍打，以促进血液循环，改善消化功能，强壮筋骨，提高抗病能力。这种按摩简单易学，使用方便，适合于家庭保健。老年人如能每天做几回，可达到预防感冒、防治腰腿痛的目的。

下面介绍几种按摩方法。

**干洗脸：**两手掌心相搓，搓热后像洗脸那样反复摩擦脸部，先顺时针，后逆时针，直至脸部发热。

**梳抓头：**两手五指分开放在头两侧，像梳头那样从前向后，从外向内梳抓头皮。

**揉擦眼眶：**两手拇指放在两侧太阳穴上，食指放在眼眶上，由内向外，先上后下，反复擦揉眼眶。

**揉太阳穴：**两手拇指放在两侧太阳穴上，反复按揉，先顺时针，后逆时针。

**揉擦鼻根**：两手拇指或食指放在鼻根两侧上下反复揉擦。

**揉风池穴**：两手拇指放在枕后风池穴处，其余四指自然分开放在头两侧，反复按揉。

**擦颈项**：两手掌心搓热后，放在颈后部来回揉擦，直至颈项部皮肤发热。

**捏拿肩**：一手放在对侧肩部，拇指在前，其余四指在后，反复揉捏、提拿肩部肌肉。两侧交替进行。

**揉捏臂**：一手放在对侧臂上，上下反复揉捏，先内侧后外侧，两侧交替进行。

**按揉腹部**：两手重叠放在腹部，反复按揉，范围由小到大，先顺时针，后逆时针。

**捶打腰**：两手分别放在同侧腰部，由上而下反复搓揉。然后，变掌为拳，反复捶打腰部。

**捏小腿**：一侧小腿放在对侧大腿上，两手拇指向内，四肢向外，上下反复揉捏，两侧交替进行。

**摇动踝**：一侧小腿放在对侧大腿上，一手放在跟腱上，反复揉捏；另一手抓住足的前部，先顺时针，后逆时针转动踝关节。两侧交替进行。

**揉捏足**：一侧小腿放在对侧大腿上，一手托住足跟，另一手反复揉捏足底，两侧交替进行。

**注意事项：**

1 按摩一般取坐位，按摩前先静坐片刻，全身放松。

2 按摩轻重以自我感觉舒适为宜，头面部应轻，四肢及腰背部稍重。

3 按摩时可以做全套，也可以选几个动作。一般以早晨起床按摩头面部，晚上休息前按摩全身为好。

## 按摩开打治病强身

人到老年，难免会生各种疾病。但如果能做到按摩开打，其病可除，则身体强健。

**揉眼睑**。闭眼，两手空握拳，大拇指伸直，然后用大拇指的指背来回揉眼球处的眼睑，一个来回算1次，如此99次。常揉眼睑可以终生不生眼疾，而且使下眼的肌肉不下坠。

**搓腰眼。**左右手捂住腰眼，然后用力向上搓，直至曲尽处，接着又由上搓至腰眼，是谓1次，如此99次。腰眼乃肾脏之居所，此处喜暖恶寒，坚持搓腰眼，可以保护肾脏，使其不致虚弱。

**揉膝盖。**右手手掌捂住右膝盖，然后左手手掌压住右手背，用力按顺时针方向旋转99次，再按逆时针方向旋转99次。交换手，用左手手掌捂住左膝盖，右手手掌压住左手背，先按顺时针方向旋转，再按逆时针方向旋转各99次。人体的膝盖处是最怕冷的，坚持揉膝盖，可以不得关节炎，如果有关节疼痛，如此按摩亦可治愈，只不过按摩的次数按九的倍数增加。

**开打腰眼。**人弯腰，甩右手开打右腰眼处，再甩左手开打左腰眼，如此用力开打不仅可以保护肾脏使其强健，而且可以防治椎间盘突出。

**开打颈椎。**先用右手手掌开打左颈，再用左手手掌开打右颈，是谓1次，如此99次。做完后再用右手手掌开打后颈99次，接着用左手手掌开打后颈99次。

## 按压至阳穴可止心绞痛

虽然心绞痛是十分常见的病症，但其发作往往十分突然，有时发作时恰好身边无药，家属、亲友及周围人常会手足无措，但如果有人能掌握按压至阳穴的方法，立即使用就会获得较好效果。

至阳穴位于背部正中、第七胸椎下方。取穴的方法有两种。一是让病人低头，颈后隆起的骨突即为第七颈椎，由此往下数到第七个骨突即第七胸椎，其下方凹陷处就是至阳穴。二是让病人两手自由下垂，用手摸病人的肩胛骨，在肩胛骨下角的下方即为第七肋间，第七肋间水平线与正中线相交处即为第七胸椎下方，也即至阳穴所在。后一种方法尤适宜于冬季不便脱衣的情况下取穴。

在确定至阳穴位置后，可取一个一角硬币，或其他边缘光滑的硬板，用右手食、拇指夹持，以硬币或硬板的横缘抵住至阳穴，给予重压，局部可有酸胀感。一般在按压至阳穴1分钟之内心绞痛即可缓解，按压4分钟以上，可维持作用时间达20分钟，与舌下含服硝酸甘油片作用相仿。

按压至阳穴不仅在心绞痛发作时可立即奏效，而且还可用于预防心绞痛发作。一般每日按压3~4次，或在从事较重体力劳动前、情绪不佳时按压至阳穴，可以防止心绞痛发作。对于抗心绞痛药耐药的病人，按压至阳穴可起协同作用，增强抗心绞痛药物的效果。

## 按摩聪耳法

聪耳法是一种防止听力衰退和兼具养生保健功效的自我按摩方法。耳朵，不仅是人体的一个独立听觉器官，而且与五脏六腑、十二经脉有着千丝万缕的联系。通过按摩耳部有关部位，可以产生健脑聪耳、调整脏腑机能等作用，起到防治疾病的效果。

**摩耳廓：**用两手分别按摩左右耳廓，反复摩擦1分钟。

**捏耳垂：**用拇指、食指捏持耳垂，反复揉搓，并同时向下牵拉，以带动整个耳廓向下延伸，牵拉的力量以不使耳根及耳廓疼痛为度。

**钻耳眼：**两手食指分别轻插进两侧耳也，来回转动十几次，突然猛力拔出，重复10~20次。

**鸣天鼓：**两手四指摸到后枕部，用掌心按住耳道，然后做有节律的鼓动约10~20次，再用掌心按住耳道，然后用食指和中指头在枕部叩击，耳中可听到击鼓之声，反复做10~20次。

**揉捏耳朵：**两手食指分置耳内，拇指置于耳背，揉捏整个耳朵30次。

聪耳法简便易学，经常做能促进耳廓的血液循环，调节脏腑器官的机能，补肾降火，健脑聪耳，不仅可防治肾虚耳鸣、听力减退，眩晕头痛等疾病，还可使人耳聪目明、精神爽快，起到抗衰防老、延年益寿的作用。但练按摩聪耳应注意，本法要长年坚持，才能渐显功效，而且耳部患有急性炎症时应暂停按摩。做前把指甲剪平整光滑，钻耳眼手法用力要均匀，切勿损伤外耳道。

# 第十七章　针灸养生

——穴道通畅，健康长寿

## 第一节　针灸作用与特点

### 传统的针灸养生

中国古代人民很早以前就采用针灸方法保健强身。在《黄帝内经》中称掌握针灸保健技术的医生为“上工”，《灵枢·逆顺》中云：“上工刺其未生者也。”

到了唐代，针灸保健已占有相当位置，如在《千金要方》中，就论述了许多针灸方面用以保健的材料。宋代王执中著的《针灸资生经》里，记载了用针灸预防多种疾病，如刺泻风门背不发痈疽等。明代医家亦倡导针灸保健，高武在《针灸聚英》里说：“无病而先针灸曰逆，逆，未至而迎之也。”逆，即防病之义。清代潘伟如在《卫生要求》一书中还阐发了针刺的保健作用，他说：“人之脏腑经络血气肌肉，日有不慎，外邪干之则病。古之人以针灸为本……所以利关节和气血，使速祛邪，邪去而正自复，正复而病自愈。”

所谓针刺保健，就是用毫针刺激人体一定的穴位，以激发经络之气，使人体新陈代谢旺盛起来，从而起到强壮身体、益寿延年的目的。此种养生方法，就是针刺保健。针刺保健与针刺治病的方法虽基本相同，但着眼点不同，针刺治病着眼于纠正机体阴阳、气血的偏盛偏衰，而针刺保健则着眼于强壮身体，增进机体代谢能力，旨在养生延寿。也正因为二者的着眼点不同，反映在选穴、用针上亦有一定差异。若用于保健，针刺手法刺激强度宜适中，选穴不宜多，且要以具有强壮功效的穴位为主。

保健灸法是中国独特的养生方法之一，不仅可用于强身保健，也可用于久病体虚之人的康复。所谓保健灸法，就是在身体某些特定穴位上施灸，以达到和气血、调经络、养脏腑、延年益寿的目的。《医学入门》里说："药之不及，针之不到，必须灸之"，说明灸法可以起到针、药有时不能起到的作用。至于灸法的保健作用，早在《扁鹊心书》中就有明确的记载："人于无病时，常灸关元、气海、命门……虽未得长生，亦可得百余岁矣"。

## 第二节　针灸保健方法

### 足少阳胆经上的保健穴

**风池**：在胸锁乳突肌和斜方肌之间，平风府穴，是较好的保健穴之一。功能聪耳明目、醒脑开窍、疏风解热，对神经衰弱、落枕、目赤痛、中风、耳鸣等症均有一定防治作用。针刺时宜针尖向对侧眼球方向斜刺0.5~1寸。

**环跳**：在股骨大转子最高点与骶骨裂孔连线的外1/3与2/3交界处。有较强的通经活络作用，对腰胯腿痛。中风偏瘫、风寒湿痹、坐骨神经痛、下肢麻痹诸症均有一定防治作用。可直刺2~3寸。

### 手少阴心经上的保健穴

**神门**：在腕横纹尺侧端，尺侧腕屈肌腱的桡侧凹陷中。本穴能养心安神，可防治心痛、心烦、健忘、失眠、惊悸怔忡、癫狂。能直刺0.3~0.4寸。

**通里**：在神门穴上一寸处。本穴安神宁心、通窍活络，对心痛、心悸怔忡、咽喉肿痛、暴暗、舌强不语、失眠、腕臂痛有较好的防治作用。可直刺0.5~0.8寸。

### 手阳明大肠经上的保健穴

**合谷**：在手背第一二掌骨之间，约平第二掌骨中点处。本穴是重要的保健穴之一，时常按摩或针刺，可长寿。其功能醒脑开窍、疏风清热、镇痛通络。可防治头面五官疾患。热疖、无汗、自汗、盗汗、经闭、滞产、昏迷、癫痫、痹症。直刺0.5~1寸。

**曲池**：位于肘外辅骨，曲肘，肘横纹尽头便是此穴。本穴功能清热利湿、袪风解表、调和营卫，对上肢不遂、高血压、咽喉肿痛有较好疗效。实验表明，此穴具有调整血压。固齿、防止老人视力衰退的功效。可直刺1~1.5寸。

## 手太阴肺经上的保健穴

**中府**：在胸前壁外上方，前正中线旁开6寸，平第一肋间隙。本穴功能宣肺理气、清泄心肺之热、平喘止咳，对增强肺脏功能有一定保健作用。针刺时向外斜刺或平刺、深0.5~0.8寸，不可深刺，以免伤及肺脏。

**列缺**：在桡骨茎突上方，腕横纹上1.5寸处。本穴能宣肺理气、利咽宽胸、通经活络，可防治咽喉肿痛、口眼歪斜、半身不遂、牙痛、咳嗽、气喘。针刺时向上斜刺0.3~0.5寸。

**少商**：在拇指桡侧指甲角旁0.1寸。本穴能清热、利咽、开窍，是急救穴之一，对发热、昏迷、休克、咽喉肿痛、癫狂、鼻衄有较好防治作用。针刺时应浅刺0.1寸，或浅刺出血。

**太渊**：在掌后腕横纹桡侧端，桡动脉桡侧凹陷中。本穴能清肺利咽、通畅经络，故可防治肺部、咽喉疾病，又能防治无脉症。针刺时要避开动脉，直刺0.3~0.5寸。

**迎香**：在鼻翼外缘中点旁开0.5寸，当鼻唇沟中。本穴功能清热散风、通鼻窍。对鼻塞、鼻衄、口歪、胆道蛔虫有较好防治作用。可斜刺或平刺0.3~0.5寸。

## 针灸治疗绝经后骨质疏松症

绝经后骨质疏松症是绝经后妇女的高发病症，国外有统计资料表明在60岁以上妇女发生的危险率为58%。它与卵巢合成的激素水平降低有关，由此造成骨痛、骨折，严重地影响了妇女的生活质量，增加了妇女的残疾率和死亡率。由于其发病机理尚未完全阐明，因而药物的治疗都有一定的局限性，且长期服用西药容易给患者带来许多副作用。

一项中老年人保健针灸的科研成果发现，艾灸可以提高健康老年人血清中雌激素的含量。受此启发，研究人员根据祖国传统医学理论，并结合现代医学对绝经后骨质疏松症研究成果，认为绝经后骨质疏松症的根本原因是“肾虚”，再加上后天失调等原因而发生骨质疏松，治疗以补肾为主，结合健脾法。采用双能X光骨密度测量仪(DEXA)和有关生化检测指标观察临床效果，并设药物对照组进行疗效对比。经治疗，病人骨痛等症首先得到了缓解或消失，生化指标明显改善，6个月后骨密度检测有不同程度的提高，第2至第4腰椎及股骨上端骨密度明显增加。

### 刺法的原则

**关于配穴：**针刺保健，可选用单穴，也可选用几个穴位为一组进行。若欲增强某一方面机能者，可用单穴，以突出其效应；如果想要调整整体机能者，可选一组穴位，以增强其效果。在具体运用中，可酌情而定。

**关于施针：**用针刺保健，养生益寿，用针宜和缓，刺激强度也要适中，一般不宜过大。留针时间不要太久，得气后即可出针；针刺深度也应因人而异。尤其是年老体弱及小儿，进针更不宜过深，但形盛体胖之人，则要酌情适当深刺。

**关于禁忌：**针刺时应避开血管，防止出血。凡有自发出血倾向的患者不宜针刺，过于疲劳、饥饿、精神高度紧张者，不宜针刺。

## 第三节　灸法保健

### 灸法保健的机理

温通经络、行气活血。施灸材料主要是艾叶制成的艾绒，《本草》载：“艾叶能灸百病”。《本草从新》曰：“艾叶苦辛，性温，属纯阳之性，能回垂危之阳，通十二经、走三阴、理气血、逐寒湿、暖子宫……以之灸火，能透诸病而除百病。”这就说明灸法以艾火的温通经络作用，可使气血得以正常运行。

培补元气，预防疾病。艾灸有培补元气之作用，而元气充盛则邪不可干；故疾病可防。对脾胃有明显的强壮作用，常灸足三里，不但能使人体消化功能旺盛，而且可增加人体对营养物质的吸收，收到防病治病、抗衰防老的效果。

## 常用灸法

(1)艾炷灸。是将纯净的艾绒，放在平板上，用手搓捏成圆锥形的艾炷。常用的艾炷或如麦粒，或如苍耳子，或如莲子。灸时每燃完一个艾炷，叫作一壮。艾炷灸又分直接灸与间接灸两类。

所谓直接灸，即是将艾炷放在腧穴上施灸。根据灸时有无烧伤化脓，又分为瘢痕灸和无瘢痕灸。

**瘢痕灸**：先在施术部位涂敷蒜汁，以增加黏附和刺激作用，然后放置艾炷施灸。每个艾炷需燃尽自熄后除去灰烬，方可另换艾炷施灸，一般灸5~10次。在灸治过程中，为了减轻疼痛，可用手在施灸部位的周围轻轻拍打以缓解疼痛。灸后一周左右施灸部位化脓，5~6周左右灸疮自行痊愈、结痂脱落，留下瘢痕。《针灸问对》中说："若要安，膏肓、三里不要干"，即指这种瘢痕灸。

**无瘢痕灸**：先在施术部位涂以少量凡士林或温水以增加黏附作用，再放上艾炷点燃，当病人感到的痛时，即更换艾炷再灸。一般灸3~5次，以局部皮肤充血红晕为度。本法灸后不化脓，不留瘢痕，病人易于接受，应用广泛。

所谓间接灸是艾炷不直接放在皮肤上，而用不同的药物隔开，由于所用药物不同，名称也不相同，如以生姜片间隔者称隔姜灸，以食盐间隔者称隔盐灸。常用的间接灸又有以下几种。

**隔姜灸**：是用鲜姜切成直径2~3厘米、厚0.2~0.3厘米的薄片，中间以针刺数孔，然后将姜片置于应灸的腧穴部位或患处，再将艾炷放在姜片上点燃施灸，当艾炷燃尽，再易炷施灸。灸完所规定的次数，以使皮肤红润而不起泡为度。

**隔蒜灸**：用鲜大蒜头，切成厚0.2~0.3厘米的薄片，中间以针刺数孔，置于应灸腧穴或患处，然后将艾炷放在蒜片上，点燃施灸。待艾炷燃尽，易炷再灸，直至灸完规定的次数。

**隔盐灸：**用纯净的食盐填敷于脐部，或于盐上再置一薄姜片，上置大艾炷施灸。

**隔附子饼灸：**将附子研成粉末，用酒调和做成直径约3厘米、厚约0.8厘米的附子饼，中间以针刺数孔，放在应灸腧穴或患处，上面再放艾炷施灸，直到灸完所规定次数为止。

（2）艾卷灸。又称艾条灸或悬灸，此指将艾绒卷成条状施灸。艾条是用艾绒24克，平铺在26厘米长、20厘米宽的桑皮纸上，将其卷成圆柱形，越紧越好，封口而成。如在艾绒中掺入其他药物则成为药条。使用时将艾条的一端点燃，置于离皮肤1~2寸之上而灸之。由于艾条悬于穴位之上，并不接触皮肤，故称悬灸。此种方法操作简便，不易烧的皮肤，可以自己施灸，故被广泛使用。

（3）温针灸。此是针刺与艾灸结合使用的一种方法，使热力通过针身传入体内。适用于既需要留针又须施灸的疾病。操作方法是针刺得气后，将毫针固定在适当的深度，用艾绒捏在针柄上点燃，直到燃完为止。也可在针柄上穿置一段艾条（长1~2厘米）施灸。

## 选用方法与施灸禁忌

首先要根据体质情况及所需的养生要求选好穴位，将点燃的艾条或艾炷对准穴位，使局部感至有温和的热力，以感觉温热舒适，并能耐受为度。

施灸时一般是先灸上部，后灸下部、腹部；先灸头身，后灸四肢。如不讲灸法次序，先灸下部、后灸头部，患者常出现面热、咽干、燥等症。施灸时要注意安全，防止燃烧的艾绒燃火或脱落，烧损皮肤或衣物。

艾灸时间，可在3~5分钟，最长到10~15分钟为宜。通常，健身灸时间可略短，病后康复施灸的时间可略长；春、夏二季，施灸时间宜短，秋冬宜长；四肢、胸部施灸时间宜短，腹、背部位宜长，老人时间可略长。

施灸后，局部皮肤出现微红灼热的属正常现象，无须处理，很快即可自行消失。若出现水泡，小者可自行吸收，大者可用消毒毫针刺破放出水液，再涂以獾油或龙胆紫，并以消毒纱布包敷。瘢痕灸后，可在局部盖以消毒敷料，以防止摩擦，预防感染，保护痂皮。若并发感染，灸疮有黄绿色脓、液或有渗血现象，可用消炎药膏或玉红膏涂敷。

# 第十八章　茶疗养生

——千年茶道，百年长寿

## 第一节　饮茶作用

### 饮茶有什么作用

#### 提神解乏

据研究，茶叶含有3%~5%的咖啡碱，咖啡碱是一种白色丝光针状的结晶体，被人体吸收之后，能起到加强大脑皮质感觉中枢活动、对外界刺激的感受更为敏锐、使精神振奋的作用，在医学临床上，用它治疗伤风头痛，疗效显著，而且没有副作用。

#### 除脂解腻促进消化

首先，咖啡碱能兴奋神经中枢系统，影响全身的生理机能，促进胃液的分泌和食物的消化。其次，茶汤中的肌醇、叶酸、泛酸等维生素物质以及蛋氨酸、半腕氨酸、卵磷脂、胆碱等多种化合物，都有调节脂肪代谢的功能。此外茶汤中还含有一些芳香族化合物，它们能够溶解油脂，帮助消化肉类和油类等食物。

#### 预防龋齿去除口臭

茶叶中含有较丰富的氟，龋齿的主要原因是牙齿的钙质较差，氟离子与牙齿的钙质有很大的亲和力，它们结合之后，可以补充钙质，使抗龋齿能力明显增强。茶本身是一种碱性物质，因此能抑制钙质的减少，起到保护牙齿的作用。

### 利尿排毒

因为咖啡碱能阻抑肾小管对水分的吸收，同时能扩张肾脏血管以畅通血液。所以有利于毒质顺尿流排出尿道。

### 预防辐射

茶叶中所含有的单宁物质和儿茶素，可以中和锶$^{90}$等物质，减少放射性物质的伤害。由此看来，茶叶作为一种饮料，不仅能生津止渴、提神益思、消食除腻、减肥健美，而且在医疗上也有它的作用。当然，任何事物都不是十全十美的，对于饮茶的弊端，也要提醒人们注意。茶虽有利于身体健康，但绝不是饮用越多越好，茶越浓越好。饮茶一定要适量。胃寒的人，不宜过多饮茶，特别是绿茶，否则等于“雪上加霜”，越发引起肠胃不适；再如神经衰弱者和患失眠症的人，睡眠以前不宜饮茶，更不能饮浓茶，不然会加重失眠症；再比如，不应该用茶水送药，以免降低药效，正在哺乳的妇女也要少饮茶，因为茶对乳汁有收敛作用。

## 茶为养生佳品

茶为药用，在我国已有2700年的历史。东汉的《神农本草》，唐代陈藏器的《本草拾遗》，明代顾元庆的《茶谱》等史书，均详细记载了茶叶的药用功效。

《中国茶经》中记载茶叶的药理功效有24例。日本僧人荣西禅师在《吃茶养生记》中将茶叶列为保健饮料。

现代科学大量研究证实，茶叶确实含有与人体健康密切相关的生化成分，茶叶不仅具有提神清心、清热解暑、消食化痰、去腻减肥、清心除烦、解毒醒酒、生津止渴、降火明目、止痢除湿等药理作用，还对现代疾病，如辐射病、心脑血管病、癌症等疾病，有一定的药理功效。可见，茶叶药理功效之多，作用之广，是其他饮料无可替代的。正如宋代诗人欧阳修《茶歌》赞颂的那样：“论功可以疗百疾，轻身久服胜胡麻。”茶叶具有药理作用的主要成分是茶多酚、咖啡碱、脂多糖等。

# 第二节 饮茶防病

## 喝茶可防止老年人骨折

英国研究人员研究发现，经常喝茶的老人可增加骨质密度，防止骨质增生，减少骨折，特别是髋骨骨折。

剑桥大学医学院的凯·特·克霍博士及其同事对1200名65~76岁的妇女的饮茶习惯和骨密度进行了调查。在英国，喝茶已经大众化，饮茶的妇女已达到90%，参加测试的所有妇女都完成了答卷，答卷中有关于她们的健康和生活方式等问题，并要求她们回答现在每天所喝茶和喝咖啡的量。

调查结果表明，在去除吸烟、喝咖啡和激素替代疗法等因素后，饮茶妇女的腰椎、髋骨密度比不饮茶的人要高。但饮茶对股骨颈和股骨上端的骨密度则影响不大，而该处的骨折最多。

针对该研究报告，一些营养学家说，饮茶当然对老年人预防骨质疏松有益，但要防止骨折发生，光饮茶是不够的，老年人还要用适当的钙和维生素D补充剂，限制饮酒，不吸烟，保持适当的体育锻炼。

## 用菊花茶呵护你的眼睛

睡前喝太多的水，第二天早上起床眼睛就会浮肿的像熊猫一样，民间有一方法可以有效解除，就是用棉花沾上菊花茶的茶汁，涂在眼睛四周，很快就能消除这种浮肿现象。

菊花对治疗眼睛疲劳、视力模糊有很好的疗效，中国自古就知道菊花能保护眼睛的健康，除了涂抹眼睛可消除浮肿之外，平常就可以泡一杯菊花茶来喝，能使眼睛疲劳的症状缓解，如果每天喝3~4杯的菊花茶，对恢复视力也有帮助。

菊花的种类很多，不懂门道的人会选择花朵洁白且大朵的菊花。其实又小又丑且颜色泛黄的菊花反而是上选。菊花茶其实是不加茶叶，只将干燥后的菊花泡水或煮来喝就可以，冬天热饮，夏天冰饮都是很好的饮料。

## 常饮茶牙齿好

茶树是一种富含氟的植物，其氟含量比一般植物高十倍至几百倍；美国的一位牙科研究人员研究了世界各地茶叶的含量，在对55种茶叶的研究中，发现中国的乌龙茶和绿茶含氟量最高，且防蛀牙效果也最好。他进一步研究证实，如果成人每天饮茶10克，人体就能满足氟的需要，也可以有效地防止龋齿的发生。在日本，为了宣传茶叶中含氟可防龋健齿的作用，在全国儿童中推行“每天喝一杯茶”的活动。

近来研究发现，茶中多酚类化合物，也是防龋有效成分。使用添加单氟磷酸钠牙膏的人群的龋齿率减少43.8%，而使用添加茶叶煎汁牙膏的人群的龋齿率减少了93%，可见茶叶煎汁的防龋效果明显优于同样氟素浓度的单氟磷酸钠。由此证明，茶的防龋作用，除氟外，还与茶多酚类密切相关。

另外，经常饮茶，增加了口腔的液体流动量，保持了口腔卫生；茶叶中的糖类、果胶等，与唾液发生了化学反应，滋润了口腔，增强了口腔的自洁能力。

## 花草茶的保健功效

花草茶一向被誉为“天然的健康饮品”，不同种类具有不同疗效：如镇静、清热、健胃、养颜、治疗感冒等。有几种花草茶解暑效果显著，夏季高温多湿，不妨多饮。

**百合花茶：**百合花富含蛋白质、糖、磷、铁以及多种微量元素，具有极高的医疗价值和食用价值。泡茶时，每次取百合花2~3克，用开水焖10分钟左右即可。茶沏好后色泽金黄，味甘微苦，可以安心去火、清凉润肺，是夏日里最好的解暑饮品。

**金莲花茶：**金莲花以前一直作为观赏花，最近发现，用它来泡茶，可以起到清热解毒、养肝明目、提神健胃的作用，对治疗口腔炎、咽炎、扁桃体炎均有明显疗效。取3~5克金莲花用开水冲泡5分钟即可饮用，也可加入金盏花2~3朵一起冲泡。金莲花虽然好看，但泡茶喝味道偏苦，可适当加点冰糖调口味。

**桂花茶：**桂花具有美白肌肤、排解体内毒素、止咳化痰、养生润肺的作用。夏天很多人觉得皮肤干燥，或由于上火而导致声音沙哑，在绿茶或乌龙茶中加点桂花，可起到缓解作用。

### 有益健康的茶饮料

**绿茶**：绿茶是近几年来最为人所津津乐道的养生饮品，因为其中含强效的抗氧化剂儿茶酚以及维生素C，不但可以清除体内的自由基，还能使副肾皮质分泌出对抗紧张压力的激素，当然绿茶中所含的少量咖啡因也可以刺激中枢神经，提振精神。最好在白天饮用以免影响睡眠。

**决名子茶**：决名子有清热、明目、补脑髓、镇肝气、益筋骨的作用，若有便秘的人还可以在晚餐饭后饮用，对于治疗便秘很有效果。

**杜仲茶**：杜仲具有补血与强壮筋骨的作用，对于经常久坐，腰酸背痛很有帮助。

## 第三节　抗老茶疗方

### 养生茶药方一：圆肉茶、虾米茶

#### 圆肉茶

〔原料〕 圆肉10~25克，绿茶1~1.5克。

〔制作〕 圆肉加盖蒸1小时；绿茶用沸水冲泡5分钟后去渣取汁，趁热将茶汁冲入圆肉。

〔用法〕 每日1剂，温服，食肉喝汤。

〔疗效〕 益心脾，补气血，安神。适用于神经衰弱，体弱血虚，健忘，失眠。

#### 虾米茶

〔原料〕 虾米15粒，茶叶3克。

〔用法〕 将干虾米、茶叶用沸水冲泡饮服。

〔疗效〕 补肾壮阳。适用于身体虚弱、抵抗力下降者。

## 抗老茶疗方二：绞股蓝茶、活血茶

### 绞股蓝茶

〔原料〕 绞股蓝10克，绿茶2克。

〔制作〕 先将绞股蓝烘焙去腥味，研为细末，再与茶叶一同用沸水冲泡10分钟。

〔用法〕 代茶频饮，不拘时。

〔疗效〕 补五脏，强身体，却病抗癌。适用于一切虚证，尤其是体弱多病者。

### 活血茶

〔原料〕 红花5克，檀香5克，绿茶1克，红糖25克。

〔用法〕 以上4味加水煎汤取汁，代茶频饮。

〔疗效〕 活血化淤止痛。适用于因人体气虚、寒凝、热结、痰阻引起的心脉郁滞而产生的左胸膺部或膻中处隐痛、闷痛，有时还可引及肩背、手臂等处疼痛，不少心血管病人也有类似症状，均可饮用。

## 抗老茶疗方三：多味果汁茶

### 多味果汁茶

〔原料〕 红茶1包，蜂蜜2匙，草莓果酱2大匙，菠萝罐头2片，柠檬原汁1小匙，广柑浓缩汁1大匙。

〔用法〕 加水于锅中加热，加入原料，搅拌均匀，煮沸即离火，凉后倒入茶杯饮用。

〔疗效〕 健脾理气，养胃祛痰，消暑提神。

## 抗老茶疗方四：莲子茶、芙蓉茶

### 莲子茶

〔原料〕 红茶1包，红枣5粒，蜂蜜2小匙，龙眼干40克，莲子10粒。
〔用法〕 莲子加水煮熟，放入以上各味拌匀，倒入茶器即可饮用。
〔疗效〕 养心安神，益肾固精，补脾涩肠。

### 芙蓉茶

〔原料〕 红茶1包，蜂蜜1大匙，芦荟1根。
〔用法〕 将芦荟切片与蜂蜜一块煮沸，再加红茶，倒入茶杯供饮用。
〔疗效〕 润肺止咳，补气益肾，健脾利湿。

## 抗老茶疗方五：菊花茶、玉桂片茶

### 菊花茶

〔原料〕 红茶1包，菊花适量，冰糖1大匙，蜂蜜2大匙。
〔用法〕 茶与菊花加水煮沸，再放蜂蜜、冰糖，搅匀离火，倒入茶杯中饮用。
〔疗效〕 清肝明目，疏风清热，生津怡神。

### 玉桂片茶

〔原料〕 红茶1包，柠檬1片，玉桂片适量。
〔用法〕 玉桂片加水煮沸离火，加红茶、柠檬，倒入茶杯饮用。
〔疗效〕 滋阴润燥，生津止渴，宁心安神。

## 抗老茶疗方六：八仙茶、擂茶

### 八仙茶

〔原料〕 粳米750克，黄粟米750克，黄豆750克，赤小豆750克，绿豆750克，细茶375克，花椒75克，小茴香150克，泡干白姜30克，炒精盐30克。

〔用法〕 以上前五味先炒热，再与其余部分研成细末，合在一起，外加麦面，拌匀，备用。核桃仁、松子仁、红枣、白糖等可随意加入；每服取30克，沸水冲泡。代茶饮。适用于40~50岁的人延年益寿防衰老。

〔疗效〕 益精悦颜，保元固肾。

### 擂　茶

〔原料〕 生米、生姜、生茶叶各适量。

〔用法〕 以上3味放入擂钵中捣碎，沸水冲泡。每日代茶频饮。

〔疗效〕 清热解毒，通经理肺。一般人均可用来防病保健，延年益寿。

## 养生茶疗方七：香桃茶

### 香桃茶

〔原料〕 红茶浓茶水半杯，香桃片2~3片，砂糖30克。

〔用法〕 香桃片放红茶杯中稍浸片刻，后调入砂糖，可适当加白开水。趁热饮之。

〔疗效〕 暖胃健脾，祛寒气，增进食欲。

## 养生茶疗方八：人参壮阳茶、天目云雾戒烟茶

### 人参壮阳茶

〔原料〕 将人参9克、茶叶3克。

〔用法〕 加水500毫升煎汤，每日1剂，温服。

〔疗效〕 用于阳痿不举，或举而不坚等男性性功能障碍。壮阳补元，强肾益气。

### 天目云雾戒烟茶

〔原料〕 天目山云雾茶、甘草、槟榔、莲子等各适量共研为粗末，用滤泡纸分装，每小包3克。

〔用法〕 每日2~3次，每次用1小包或取上末3克。

〔疗效〕 用于解烟毒。清热健胃。

## 养生茶疗方九：仁和保健茶

### 仁和保健茶

〔原料〕 绿茶、人参花果。

〔用法〕 开水冲泡。

〔疗效〕 滋补健身。绿茶配以人参花果，具有防癌抗，固阳强肾，补阴助脾，抗衰老等功效。

## 养生茶疗方十：流感茶、防风茶

### 流感茶

〔原料〕 本品为中成药茶剂，主要成分有芦根、葛根、厚朴、扁豆等。

〔用法〕 每次半包至1包(每包2.5克)，用开水冲泡代茶饮，每天2次。

〔疗效〕 解表祛湿，清暑避浊，预防流感，治疗感冒暑湿，头痛体倦，食欲不振。

### 防风茶

〔原料〕 防风6克，甘草3克。

〔用法〕 开水冲泡。代茶饮。

〔疗效〕 增强机体抗病能力，预防感冒。

## 养生茶疗方十一：粳米茶、枸杞茶

### 粳米茶

〔原料〕 粳米25~50克，绿茶0.5~1.5克。

〔用法〕 将粳米加水煮成半熟，用米汤趁热冲泡绿茶，5分钟后即成。每日1剂，少量多次缓饮。

〔疗效〕 生津止渴，健胃利尿，消热解毒。适用于暑热口渴。

### 枸杞茶

〔原料〕 枸杞子5~10克，红茶0.5~1.5克。

〔用法〕 将枸杞子用食盐炒至发胀后，去盐，加入红茶，用沸水冲泡5分钟即成。每日1剂。

〔疗效〕 润肺补肾，益肝明目，养血。适用于阴虚，视力减退，潮热盗汗，性欲早退。

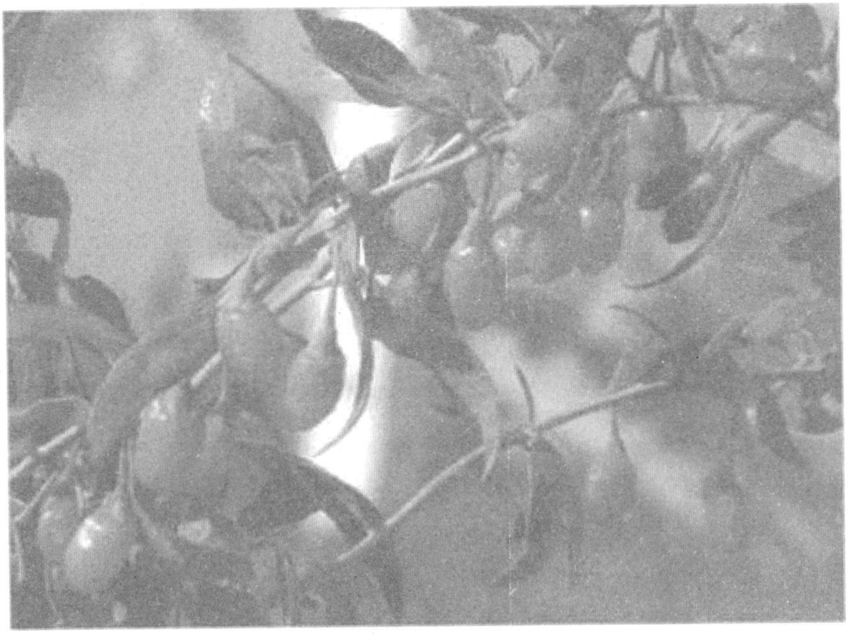

# 第十九章 房事养生

——性爱和谐，体健寿高

## 第一节 传统性养生

### 传统性养生史

从现存的文献资料看，最早提出房室养生学理论的人，当推春秋时期的老子。《老子》五十五章写道："含德之厚，比于赤子，毒虫不螫，猛兽不据，攫鸟不搏，骨弱筋柔而握固，未知牝牡之合而峻作，精之至也；终日号而不嗄，和之至也。知和曰常，知常曰明，益生曰祥，心使气曰强，物壮则老，谓之不道，不道早已。"意思是：婴儿无知无欲，无畏无惧，他所含元精最充足，所以生命力极强，不知道毒虫会咬他，猛兽会抓他，鸷鸟会搏他。婴儿虽然骨骼脆弱，筋肉柔嫩，可小拳头却握得很紧；他不知道性交的事情，而小生殖器却常常勃起，这是由于他精气充足的缘故。婴儿终日号哭而音不嘶哑，此因他极度地平和无欲，从而精气不耗。能做到平和无欲，就是懂得了生命常存的法则；懂得了生命常存的法则，就叫作智慧精明，贪图性欲就叫作自招灾殃，性欲耗费精气，就叫作硬性消精亡阳。人成长到壮大，就会因耗精而衰老，这就叫作不合平和无欲，保持柔弱的养生之道。

老子在这里精辟地提出了节欲保精的房室养生的根本观点，这一观点揭示了人体生命的实质，遂成为几千年来中国房室养生学的理论源泉，后世养生学虽有种种理论、观点和方法，但在惜精受气这一点上，都以其为宗旨，不管是医家、道家还是儒家都不敢违背。

《吕氏春秋》中有"情欲"专论，阐述了情欲当节制，过之伤人的道理，主张对精要“知早涩”，认为“知早涩”则“精不竭”而精可固。在医学经典著作《黄帝内经》中论述了许多有关房室养生的问题，如指出“若入房过度则伤肾”，若性欲不加节制，则会伤精折寿，故《素问·上古天真论》说：“以欲竭其精，以耗散其真……故半百而衰也”。此外，还精辟地阐述了一些有关性生理学的知识，如指出女子二七即十四时“天癸至”，也就是月经来潮，三七即二十一岁时发育成熟，七七四十九月经断绝。男子二八，即十六岁时“天癸至”，也就是开始泄精，三八即二十四岁时，发育成熟，八八即六十四岁时，性机能衰萎。但对于体质条件较好，即“肾气有余”之人，尽管年已“百数”，而“身年虽寿，能生子也”。

1973年长沙马王堆三号汉墓竹木简医书的出土，为我们提供了十分珍贵的第一手医学资料（较现代性医学至少要早2100多年），从中可以窥见古代房中术的一斑。竹简医书共14种，其中《养生方》《合阴阳方》《十问》《天下至道谈》等，都涉及性保健和相应的优生学、养生学领域。如《十问》第八问禹问师葵治神气之道，因禹治天下操劳伤神，失去性功能，因而“家大乱”得师葵治神气之道后，性功能恢复，从而“安后姚，家乃复宁”，说明研求房中之道，可以和睦夫妇，增进健康。尤其是《天下至道谈》中“七损”“八益”之说，是对我国房室养生学理论的重大贡献。所谓七损，是指房事交合中对人体有损害的七种做法，即：精道闭塞；精气早泄；精气短竭；阳痿不举；心烦意乱；陷入绝境；徒然耗费精力。所谓八益，是指房事生活中对人体有益的八种做法，即：调治精气；致其津液；掌握适宜的交接时间；蓄养精气；调和阳液；聚积精气；保持盈满；防止阳痿。这种理论对于房中养生保健来说，至今仍有重要的参考价值。

古代的性保健研究，自汉末至元朝及隋唐可谓发展和持续时期。东汉的三纲五常至东晋时已不起什么作用。北方各民族的融入，佛教的传入，道教的勃兴，养生之学空前发展，研究房室保健学者亦大有人在。早在三国魏时，就有甘始、左慈、皇甫隆等道士研究房中养生学，他们都有妻室，寿都在百岁乃至两百岁以上。曹操把他们集中起来，跟他们学习过房中养生术。汉代张仲景在《金匮要略》中指出“房室勿令竭乏”，也体现了古代性保健的学术思想。其后葛洪还提出了房事“唯有得其节室之和，可以不损”的论点。唐代孙思邈《千金要方·养性序》总结了“五侯之官，美女兼千；卿士之家，侍妾数百，昼则以醇酒淋其骨髓，夜则房室输其血气，耳听淫声，目乐邪色”当是少百岁之人的原因。并说“苟能节室其宜适，抑扬其通塞者，可以增寿。”孙思邈对性医学研究的成就，可以说能代表唐代的最高水平，其内容之丰富，论述之科学和精辟均是空前的，为我国性医学著作中极其宝贵的重要文献。

自宋以后，由于受程朱理学宣传封建道德观的影响，我国对性医学的研究直趋衰落，只是在宫廷帝王、贵族大臣中有所秘传。这一时期的主要特点是子嗣优生的研究，诸如“转女为男”，以及如何生男、如何生女等问题。如陈自明、万全、岳甫嘉等人的著作。

一个较长的历史时期以来，由于种种原因，对中医性保健的研究者寥落无几。近年随着中医学术振兴，中医养生学和性医学也日益受到重视，深信中医性医学必定能以自身的特色和理论为人类的养性、优生等作出贡献。

## 中医房室生学强调“动而少泻”

中医房室养生学认为，善于养生的人，其重要的守则之一是积精少泄。如果能做到合乎情理的动而不泄或动而少泄，久之可使精气充沛，神形明慧。故蓄积阴精，甚为关键。

《医心方》曾转引我国古医籍云：“夫阴阳之道，精液为珍，即能爱之，性命可保。凡施泄之后，当取女气以补重建。”本句意即，因为保精可固气，固气可全神，故夫妇性事最重要的是珍摄精液，如能保养精液，则生命可保持长久，故主张即使是泄精之后，也当取精气以自补，使精液复生。

又何以使精液复生呢?古人曾提出采取“九息压一”的办法以固精。所谓九息，就是内呼吸九次；所谓压一，就是男子感觉将达到性高潮时，用左手指压阴囊后方，使欲泄之精还复于体液中，古人所谓：“取女气以自补”，指的就是九浅一深的方法：夫妇口吻对合，通气呼吸，并将此阴阳二气徐缓咽下，使气随着意愿而下移，直接移至下腹，可以助阴力及阴精的恢复。如此反复做三次即可，行九浅一深之法，待九九八十一次奇数之阳已尽满。趁阴茎尚硬实时即退出阴道，当其已竖但尚势弱时可插入阴道，这就是古人所称的“弱入强出”。

有的人可能会问，一般人都认为，男女交合以能泄精为达到性高潮而享美乐的标志，现今提出交合时要动而不泄或少泄精，这又如何能尽情享受性欲的愉快呢?古人认为，泄精后则身体常感倦怠乏力，耳苦于嘈杂嗡响，眼苦于睑垂欲睡，喉干咽燥，全身骨节倦怠乏力，虽泄精时暂有快感，但终因精力耗损而感不畅。若交合时摇动而适时控制泄精，则气力经常充沛，身体方便灵活，耳目显得聪明。

# 第二节　阴阳之道

## 老年人的性交频率如何掌握

中老年人的性反映速度和强度都不能与年轻夫妻相比，因此性生活的方式、节奏有必要做适当的调整。

医学家经过长期观察发现，适当的、和谐的性生活可延长人的寿命。有些人通过研究发现，性生活和谐的老年女性头发光泽而富有弹性、视听觉良好，心情舒畅。相反那些早年丧偶的老年人往往比白头偕老的夫妻寿命短。但一味贪图女色，纵欲无度，自然也会损害健康。至于纵欲有损于健康的机理，目前认为过度性生活会丢失大量的锌，而锌是人体生长发育必需的微量元素，它参与200多种酶的构成，锌缺乏会导致胸腺萎缩，淋巴细胞减少，细胞免疫功能减低。

对于老年人来说，性交频率，即多长时间过一次性生活为宜呢?

在我国，60~70岁老年人的性交频率以每月1~2次为宜。

由于各人的身体素质、性欲的强弱、夫妻恩爱的程度以及共同生活的习惯等因素的不同，性交频率没有一定之规，完全因人而异。一般来说，过性生活的频率是否适合自己，可有如下三条判断标准：性欲是自然而激起的，双方都有强烈要求性交的愿望；性交过程中身心愉快，没有不适感；性交后的第二天心情舒畅、精力充沛。若性交后感到十分疲劳、头晕目眩、精神不集中、心悸、腰酸等，则提示性生活过度的可能，应减少性交次数，注意休息。

老年人应该排除一些错误的观点，一切要顺其自然，不要机械行事，要根据自己的实际情况决定自己的性交频率。根据科学调查，如果过早地停止性生活，对女性来说绝经期提前，阴道过早的狭窄；对于男性来说阳痿和不射精也较多。而一直保持适度性生活的中老年人则不会过早地出现这些症状。因此，老年人应开发自己性兴趣，过适当的性生活。

## 老年人应该如何看待性衰老

随着年龄的增长，性的衰老将不可避免，表现为性的反应减弱，性生活的次数也有所减少。

对待性的衰老，老年人有两种看法。一种人不能正视正常的生理变化，产生了一些消极情绪。例如有些老年人无法接受衰老这一事实，努力要保持年轻时的旺盛精力、欲望和能力。发现难以实现时，就严重自卑、悲观厌世，或盲目进补，过分强调壮阳，结果是越补越不行，只能以失败而告终。另一种人则走向另一个极端，他们认为一滴精等于十滴血，于是惜精如命，人为地压抑性欲，减少性生活的次数，即使过性生活时也忍精不射，有的老年人干脆分居，过起禁欲的生活。

上述两种人对待性衰老的看法都不正确，均走向了两个极端。老年人应正确地认识到自己性衰老的过程，要相信这是一种正常的生理现象，不承认性的衰老是不正确的，消极悲观也是不正确的，只有以乐观的心态去看待性衰老，才能克服自卑、烦躁的消极情绪，才能在性生活中正常地发挥自己的性功能。

老年人如果能够保持适度的性生活，不仅能够满足夫妻性爱的需要，增进夫妻的感情，而且可以增强老年人的自信心，延缓性衰老。

## 人到老年勿戒"性"

中医历来就有固精说，认为人的精气宜固不宜泄。有的甚至视精液为至宝，视固精为养生之道，因此，大多数老年人对性生活存有戒心，事实是怎样的呢？

俄罗斯拥有很多的长寿村，超过100岁的老人达2万人以上。各国长寿学家、老年学家纷纷对此进行调查，结果发现原因有许多，例如气候因素、环境因素、无污染因素、心境开朗、生活有规则、长期坚持果园劳动等。但有一种学说，那就是性生活增寿说，认为老年人坚持有规律而适度的性生活是增寿的一个原因。长寿村的调查证实，适合身体能力的性生活，能够促进身体机能，延年益寿。

日本东京大学朝长正德医学博士，最近对此进行了卓有成效的研究。他指出，没有性生活的老年人，会发生脑萎缩，加快衰老进程。他明确告诫老年人，适当的、适合体力能力的性生活，有利于保持大脑年轻，防止脑的老化。他认为，人的丘脑下部和脑垂体，专司分泌性激素，性活动刺激这些部位，使激素分泌良好；性激素分泌有促进全身血液循环和各器官功能新陈代谢的作用，从而推迟衰老。他对已经没有生殖功能的老年人重新给予性刺激，结果促进了性激素的分泌。

总之，调查研究表明，没有性生活的老年人要比同年龄保持适度性生活的老年人衰老得快。男子60岁以后，如果每月仍能有一两次比较满意的有规律的性生活，能使人精力充沛，精神愉快。相反，如果缺乏适度有规律的性生活或停止性生活，将会导致充血性前列腺炎等。

## 避免“房劳”发生的具体措施

### 高度重视房事过度对健康的严重损害

所谓房事过度，即指纵欲。常言道：“纵欲摧人老”“房劳促短命”，这些话并非危言耸听，而是寓有科学道理。唐代著名医学家孙思邈说：“恣意情欲，则命同朝霞也”。据现代研究认为，性生活过度，会导致内分泌失调，免疫防御功能减退，对各种疾病抵抗力减弱，致使代谢功能反常，易引起各种疾病，肿瘤发病率增高。所以，古人说：“淫声美色，破骨之斧锯也。”在封建社会里，皇帝设有三宫六院七十二妃，或贵族大臣，妻妾成群，生活放荡糜烂，虽然他们每天山珍海味，美酒佳肴，但到头来多是恶病缠身，过早夭折。目前，一些青年人盲目追求所谓“性的解放”，放纵性生活，甚至性生活紊乱，这都是极为有害的。尤其是中老年人更应节制房劳，这是由于他们的肾精已经亏少，再“纵欲贪欢”，肾精耗竭，则促其衰亡。因此，中医养生学主张节欲保精，保得一分精液，多延一分寿命。

### 掌握避免“房劳”发生的具体措施

避免房劳，不是一朝一夕之事，应当从青年时就开始做起，直至老年，始终如一。

首先，要行房有度。度，就是适度，即不能恣其情欲，漫无节制。不少养生家都主张成年之后当随着年龄的增长而逐渐减少,至老年宜断欲。如《千金要方》中指出:“人年二十者,四日一泄;三十者,八日一泄;四十者,十六日一泄;五十者,二十日一泄;六十者,闭精不泄,若体力犹壮者,一月一泄。”对书中所述的入房次数,历代养生家多持赞同态度,不过有人主张“其人弱者,更宜慎之”。由于年龄不同,精力和性的要求有差异,因此,不能超脱年龄和实际精力而恣意行事,否则就易戕伐身体、折人寿命。

其次,要合房有术。从医学和养生角度来讲,夫妻合房要讲究适当的方法。在这方面,过去一直被视为禁区,搞得神秘莫测,稍作议论被视为淫乱。其实,夫妻间行房事,顺应自然,合乎法规,讲究科学的方法,既能使双方得到性的满足,增进感情,更重要的是有助于彼此的身心健康,延年益寿。在竹简《天下至道谈》中,明确提出夫妇性生活应与气功导引结合起来,以收积气全神、延年益寿之效。其中一段谈道:“气有八益,有七损。不能用八益去七损,则行年四十而阴气自半也,五十而起居衰,六十而耳目不聪明,七十下枯上竭,阴气不用,涕泣俱出,令之复壮有道,去七损以抵其病,用八益以补其气,是故老者复壮,壮不衰。”意思是说,夫妻性生活应做到八种有益的保持精气的导引动作,而避免七种有害的动作。如果不这么做,则四十岁时精气已耗损一半,五十岁生活起居已感衰弱,六十岁耳不聪,七十岁体质虚损已极,阳痿、涕泪难自控。如果做好八益,避免七损,可使壮年人抗衰延年,老年人亦可恢复健康。八益是与气功导引相接合的两性交接方法。其主要精神是:导引精气,使阴液分泌、掌握适当时机、阴阳协调,积聚气血、保持精气充盈,防止阳痿等。七损是七种有损身体健康的两性交接活动。其主要精神是:闭精难出、过急、过久汗出伤津、精气短竭,阳痿强用,交合时心烦躁郁、精血耗绝,交合过频、耗费精气等,如此等等,皆可引起废损之病。

## 第三节 难言之隐

### 怎样对待老年阳痿

阳痿指阴茎不能勃起,或勃起不坚,致使不能插入阴道,不能性交。老年人性行为偏重感情需要，双方甜蜜的回忆，亲切的话语，亲昵的动作都会使人感到幸福满足。因此，老人不一定频频性交。随着年龄的增加，性交情况会有变化，如每次时间间隔延长，60岁每月1~4次，70岁每1~2个月1次。并且每次勃起较慢，精液渐少甚至不射精，这些都是正常的，是生理变化，不是疾病。

老年人出现阳痿的原因首先是精神性的。如自己觉得老了，性交怕人笑话，怕损寿，还有子孙满堂、居住条件不方便、老伴不合作、身体不佳等。

其次，是血管性阳痿。如动脉硬化及狭窄、阴茎充血困难等，可通过动脉造影、多普勒检查来确诊。

治疗要用药物改善供血，必要时作腹壁下动脉与阴茎白膜的吻合术，以便增加血运，可以治愈。

还有是静脉扩张，勃起后不存血而迅速软化，引起阳痿，可通过海绵体造影来诊断，也可作阴茎灌注试验。可手术结扎阴茎背深静脉及阴茎脚静脉，可以治愈。

还有神经性阳痿，如前列腺切除术后，严重的腰椎骨质增生等。

内分泌性阳痿，主要见于糖尿病人。

为了治好病，需到专科医院详细诊治。中药有淫羊藿、巴戟天、枸杞子、苁蓉、杜仲、阳起石、菟丝子、人参、首乌等。

另外，还有针灸、外用药等，器械方面有康乐器(静脉性阳痿者可用)，阳痿治疗机等。

## 怎样对待前列腺肥大

前列腺肥大是男性老年人常见的尿路梗阻病因。据有关资料统计，男性老年中70%都有前列腺肥大，其中有一小部分人可出现不同程度的症状。正常前列腺的大小近似一个倒置的栗子，它包绕膀胱颈与尿道后方，能分泌前列腺液。引起前列腺肥大的原因，以前认为与老年人体内的男性激素水平失去平衡有关，使前列腺不断受到刺激而增生肥大，目前，经动物试验发现是因雄激素睾酮的分解物(二氢睾酮)积累造成。

老年人的前列腺肥大是逐渐发生的，起病缓慢，常有几年过程，容易被人忽视。不少老年人排尿费力，排尿时间延长，有夜尿，这是早期肥大的表现。以后白天和夜间小便次数增多，尤以夜间更为明显，而且排尿不畅和尿流变细无力，射程近，有的尿不成线，时常中断或呈点滴状，这是由于尿道梗阻，每次排尿不能将膀胱内的尿完全排出之故。有的因膀胱膨胀，压力高，尿液不断自尿道滴出，甚至因膀胱颈部充血、水肿造成解不出小便，完全失去自动排尿的能力，此时必须及时到医院进行导尿，否则将并发其他严重疾病而危及生命。所以老年人得了此病一定要重视，一旦发现排尿不畅或夜尿次数增多的现象，应请医生用肛门指诊检查前列腺有否增生肥大。

对患有前列腺肥大的老人，要注意保持大便通畅，避免过度劳累和剧烈活动。不吃或少吃刺激性食物，戒除烟酒，预防着凉感冒，不宜久坐，尽量避免一切可能使前列腺充血及增加排尿困难的因素。

前列腺肥大的药物治疗，一般可用克念菌片、女性激素己烯雌酚，也可在医生指导下使用中药补中益气汤等。对症状较重的患者，可考虑施行手术，但年老体弱多病者应酌情而定。

## 老年人如何防治前列腺增生

预防前列腺增生，经常进行体育锻炼很重要。通过积极参加体育运动，如跑步、爬山、游泳、打球、做操等，可以加快机体的血液循环和新陈代谢，改善前列腺局部的血液循环，减轻前列腺淤血；有利于保持睾丸功能，延迟睾丸功能的衰退；增强机体抗病能力，减少尿道炎、膀胱炎及前列腺炎的发病机会。饮食要清淡、戒烟、忌酒，尤其不要长期饮酒和酗酒，不吃辛辣等刺激性较强的食物。

前列腺增生早期无症状无须治疗。已有症状者，应进行治疗。由于前列腺增生患者多数高龄，常合并有心血管疾病、糖尿病、脑血管意外及前列腺本身引起尿路感染等高危因素，外科手术治疗，有一定困难，因此强调综合治疗，待条件成熟后可以进行彻底有效的手术治疗。常用保守治疗的方法如下。

①女性激素。临床应用比较广泛，效果可靠，可使增生的组织萎缩，腺腔缩小，前列腺的体积也会相应缩小。常用的有乙酚，用法为：第一周每日服3次，每次5~6毫克，以后每日服3次，每次2~3毫克，连用1~2个月为1疗程，如果有效可以继续服用1~2个疗程。也可用戊酸雌二醇或戊酸雌三醇

10毫克肌注，每周一次，连用1~2月为1疗程。最近有一种新药，名叫溴醋己烷雌酚（简称HL~286片），效果优于上述各药，每日3次口服，每次10毫克，可连用1~2个月。

②非性激素抗前列腺增生药物：这类药物能减轻前列腺的充血水肿程度，从而缓解前列腺对尿道的压迫。常用药物有：克念菌素，每次口服70毫克，每晚服用1次，连用1~2个月；安尿通，开始每次口服2粒，每日3次，1月后改服每次1粒，每日3次，可长期服用；前列康也是一种常用的抗前列腺增生药，每次口服1~2片，每日3次。

③前列腺局部注射法。采用药物配方为：石炭酸9毫升，冰醋酸9毫升，甘油18毫升加注射用水至450毫升，混合后每3毫升分装灭菌备用。通过会阴部直接注入前列腺3毫升，每5天一次，3~5次为1疗程。有的用20%甘露醇经会阴部直接注入前列腺5~6毫升。其作用是使前列腺发生无菌性坏死，液化吸收缩小，均有一定疗效。

④中医疗法。按中医辩证分为实证和虚证。属实证者以清利为主，选用通关丸和八正散；属虚证者，在清利的基础上加补益药物。

⑤并发急性尿潴留时，应及时去除诱因，立即导尿。凡经上述综合治疗无效，残余尿量增多，尿潴留致肾功能受损或合并反复感染，膀胱结石，较大的膀胱憩室等，宜行手术切除前列腺，并治疗其并发症。

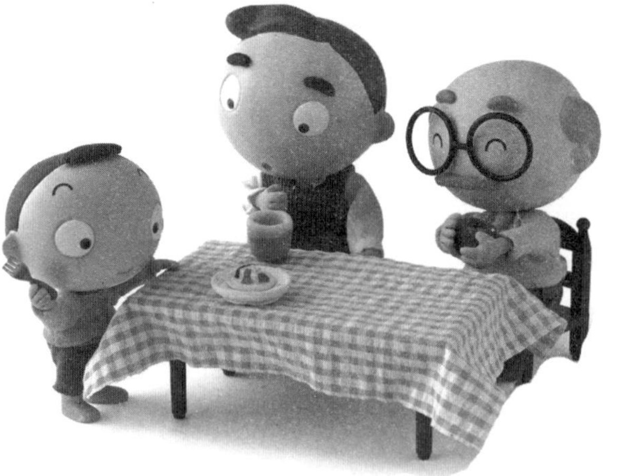

# 第二十章 更年期养生

——人生过半，细心养，长寿人生百年享

## 第一节 女性更年期养生

### ★ 延缓衰老

#### 更年期：更新美丽

更年期的定义是卵巢功能衰退降低到完全丧失的过渡期，一般发生在40~50岁，由于女性雌性激素逐渐停止制造，引起种种身心不适，老化征兆也更明显，因此一直被视为一道不易跨越的关卡，也是许多迈入中年女性难启齿的隐忧。

其实中年女性不用担心，更年期到来并不意味着自己已经完全老了，老得不可救药了，更年期，除了寻求医师协助，透过饮食调理，不但可以缓解某些症状，还有助延缓老化，尤其停经后女性罹患骨质疏松、心血管疾病的概率大增，健康饮食更能成为抵抗疾病的利器。

#### 均衡多样有节制

更年期前后，“太有机会胖”主要是因为中年后，基础代谢率降低，脂肪分解速度变慢，容易堆积；如果缺乏运动，热量消耗少，即使食量如常，体重也会上升。

而雌激素下降，身体的脂肪重新分布，过去囤积在臀部、大腿，更年期后则形成恼人的小腹。

富态曾是好命的象征，不过为了避免慢性病侵袭，体重控制仍属必要，多选择低脂高纤的食物，避免过多的盐分、糖分，选择较清淡的烹调方式，让美食不致带来负担。

虽然需要节制，但仍需均衡摄取足够的营养，每天能吃到越多种食物越好。不当的节食会影响体内新陈代谢，反而可能造成皮肤、头发失去光泽，快速减重也会造成皱纹，得不偿失。

## 更年期怎么吃才会不老

**糖类（碳水化合物）：**碳水化合物是能量的主要来源，许多怕胖的人闻之色变，却不知糖类的能量只有脂肪的一半。建议多吃复合型多糖类，包括淀粉类和膳食纤维。

因淀粉含有许多维生素和矿物质，膳食纤维则能帮助消化，预防下消化道癌症，某些类型的膳食纤维还能降低胆固醇及血糖的浓度。

主要来源：米饭、全谷类、甘薯、玉米、生鲜蔬果等。

一定要吃：杂粮饭，高纤热量低、易有饱足感，营养又能维持身材。

尽量少吃：加工的糖、甜食，使人发胖，吃多更容易饿。

**蛋白质：**蛋白质在组成、修护身体组织上举足轻重，也是调节新陈代谢的重要物质，缺少会让人黯淡无光。但大部分的动物蛋白质，通常也含有许多脂肪，不宜过量。每日蛋白质的建议量是每千克体重1.2~1.5克，动物性、植物性各占一半是较好的组合。

优质动物性蛋白质来源：低脂奶制品、蛋、瘦肉、深海鱼等。

植物性蛋白质来源：豆类、谷类、坚果等。

一定要吃：黄豆及其制品，由于含丰富异黄酮，功能类似雌激素，可以阻止钙质流失，预防乳癌及心血管疾病。

**脂肪：**包括饱和脂肪酸、多元不饱和脂肪酸及单元不饱和脂肪酸。除了提供热量，脂肪还能保护内脏，修补组织，并携带脂溶性维生素通过消化系统，进入血液，适量的脂肪能使皮肤平滑，肌肉更有弹性，但过多的饱和脂肪则会提高胆固醇，造成各种慢性病。

动物性来源：牛肉、鱼、全脂牛奶、猪牛油等。

植物性来源：植物油、坚果等。

不可不吃：深海鱼，其中富含EPA、DHA多元不饱和脂肪酸，能降低坏胆固醇，保护心血管，活化脑力；鱼油中的OMEGA-3脂肪酸则有助抑制皮肤发炎反应，调节激素，有相当显著的抗老化效果。

**维生素**：必须由食物中摄取，所需量不高，但能协助其他营养素的代谢过程，在身体自我修复上扮演重要角色，也是抗老化的要角。

## 中年妇女进补营养素

**维生素A**：能保护眼睛，使皮肤光滑，改善因老化产生的干燥，有助子宫、阴道等组织的修复。植物中的β胡萝卜素能在人体内转换成为维生素α，具有强大的抗氧化功能，能阻止让皮肤老化的自由基。

来源：肝脏、蛋黄、鳗鱼等。

**β胡萝卜素**：胡萝卜、橘黄色和深绿色蔬果。维生素B族：共包括8种维生素，是催化体内生理代谢的酵素，促进整体健康，消除疲倦。维生素$B_2$、$B_6$能使皮肤毛发有光泽、不易干燥，叶酸和维生素$B_{12}$对红细胞的生成很重要，缺乏会导致贫血。

来源：肝脏、全谷类、酵母、豆类、蛋、牛奶等。

**皮肤白嫩嫩——维生素C**：避免脑细胞受到自由基及破坏，强化免疫功能，延缓老化；抑制黑色素细胞生成，也是刺激胶原蛋白生成的重要原料。

来源：深绿色蔬菜、番石榴、红黄色水果。

**维生素E**：也是强有力的抗氧化剂，能预防老化、皱纹，增加皮肤抵抗力，并有助减轻更年期不适和经前综合征。

来源：胚芽、芝麻、坚果种子油等；蛋黄、海鲜、肝脏也有。

**矿物质**：功能非常多，包括调节生理机能，增加酵素的活性，有助皮肤头发的生成代谢。

**钙**：更年期前后的妇女少了雌激素的保护，骨质流失速度加快，需要多摄取钙质，增强骨骼健康。钙质还有舒缓情绪的作用，更年期后妇女每日建议量为1000~1500毫克，并同时摄取维生素D，以利于钙质吸收。

来源：牛奶、小鱼干、大骨汤、豆腐等。

**铁**：这个阶段的女性仍难免为贫血困扰，贫血会使人容易疲劳、健忘，还会脸色苍白，气色差，想有红润苹果脸，铁质不可或缺。停经前女性每日建议量为12毫克，停经后妇女则为10毫克。

来源：肝脏、红肉、猪血等动物性铁质的吸收率较佳；海藻、豆类、坚果类中也含有铁，再加上富含维生素C的食物，能加强身体对矿物质的吸收。

**水分**：水的重要性应无须赘言，体内的代谢、化学作用都需要水的存在，并能保持皮肤与黏膜的湿润；当发生更年期常见的热潮红时，通常会消耗水分，喝杯冷开水，也有助缓解不适。吃得健康、均衡，加上充足睡眠和适度运动，自然能活力充沛、气色好，远离疾病和肥胖；让更年期的副作用降到最低，成为迈向另一个美好阶段的开始。

## 延缓绝经年龄

女子的绝经预示着卵巢功能的减退以至最后消失，有研究表明，女性绝经年龄越小，死亡的危险性越高。绝经的迟早与下列因素息息相关。

1 营养：长期营养不良，身材矮小，体重轻的妇女，绝经年龄比正常要早。

2 吸烟：香烟中的苯并芘是卵母细胞的死亡因子，烟雾中的芳香烃可以加速卵母细胞衰老。

3 疾病：一般认为，结核病、肝病等慢性消耗性疾病、代谢和内分泌疾病、肿瘤、流行性腮腺炎并发卵巢炎等，均可引起卵巢功能减退以及肾上腺皮质、甲状腺、脑下垂体等内分泌异常而提前绝经。另外，放疗、化疗及一些自身免疫性疾病，也可过早地引起卵巢功能减退而绝经。

4 精神因素：夫妻关系不和谐、缺乏性生活或纵欲、精神压力大、操劳过度、长期抑郁、焦虑等因素，均可使绝经期提前。

所以，为了延缓绝经期年龄，平素要加强营养、勿吸烟，积极治疗各种慢性疾病。保持性生活的和谐，愉快乐观，则可促进性激素的分泌，延缓生殖器官萎缩和整个人体衰老进程，使女性人生日益增辉。

### ★ 营养保健

## 更年期综合征的饮食调养

更年期综合征是由于内分泌功能紊乱，自主神经功能失调引起的一系列症状，给患者身心都造成很大痛苦。此症除药物治疗和心理治疗外，根据不同症状选择具有不同功效的食物进行调理，对改善更年期身体的不适症状，改善不良的精神状态，延缓衰老及防治各种疾病都将获得较好的效果。

对月经频繁、经血量多引起贫血者，可选择含铁和蛋白质丰富的食物，如猪肝、鸡蛋、瘦肉、豆类及含维生素C丰富的白菜、油菜、芹菜、胡萝卜、西红柿、柑橘、山楂、鲜枣，并可选用具有健脾、益气、补血的食物，如红枣、桂圆、黑豆、黑芝麻、枸杞子、红豆等。

这些食物可做成汤粥食用，如红枣桂圆汤、红枣红豆粥等。

对更年期患有情绪不安、烦躁、失眠者可选择含维生素B族丰富的食物，如粗粮（玉米、小米、麦片）、豆类和瘦肉。牛奶和小米中含色氨酸丰富，有镇静安眠功效。绿叶蔬菜和水果中也含有维生素B族和烟碱酸，这些食品对维持神经系统的正常功能，减轻疲倦、失眠症状，促进消化吸收都有作用。

对身体发胖、胆固醇增高者，应选择食用优质蛋白质和含胆固醇低的食物，如瘦肉、鱼类，多吃豆类及其制品。豆类含有丰富的钙、磷、铁和维生素$B_1$、$B_2$。另有报道，大豆蛋白中所含的雌激素，可消除紧张、失眠、盗汗等症状，所含的亚油酸还具有降低胆固醇的作用。还应多吃含纤维素丰富的蔬菜。含硼丰富的食物，可减少绝经期妇女体内钙的流失，减慢阴道萎缩的进度和骨质疏松。含硼丰富的食物有苹果、花生、核桃、瓜子、葡萄干、豇豆荚以及绿色蔬菜等。少吃甜食和油炸食品。

动物实验证明，蜂胶具有促进内分泌的功能，改善组织代谢过程，调节自主神经功能的作用。蜂胶中含有丰富的营养素与大量的生物活性物质，具有增强细胞活力、促进组织再生、抗菌消炎、修复损伤的组织器官作用，对人体内分泌活动的影响最为引人注目。食用蜂胶，可以使妇女更年期症状减轻或消失，可以有效地改善性功能。蜂胶更有价值的是，对男女更年期都可起到同样的作用。

在更年期的饮食保健中，烟、酒和咖啡对更年期男女都不适宜。特别是常喝白酒或酗酒会影响神经、循环、消化和呼吸系统，可加重更年期综合征的不适症状。茶和咖啡都含有咖啡因，能兴奋大脑皮质，虽能振奋精神，但都影响睡眠。因此，饮茶和咖啡切忌过浓、过量。此外，为减轻更年期症状，还应避免吃过咸的食物和辛辣刺激性食物。

## 更年期饮食原则

1 饮食原则。动植物食物搭配，以植物为主；不偏食、不挑味、粗细搭配；不甜不咸不腻；定时进餐、餐次适宜、不过饱；少吃油炸、烧烤和熏制食品；适量体育锻炼或体力劳动或娱乐活动，以维持正常体重。

2 每日一袋（约250克）牛奶或羊奶，内含250毫克钙，有助于减轻骨质疏松，预防高血压、动脉硬化；每日350克左右主食，供给机体能量和热量，以米、面、粗粮、干豆类及薯类为首选。

3 每日三份高蛋白食品。即瘦肉50克，或鸡蛋1个，或豆腐100克，或鸡鸭100克，或鱼虾100克，其中以鱼虾、豆类最为理想。

4 每日500克左右的蔬菜水果。如白菜、芹菜、菠菜、胡萝卜、南瓜、苦瓜、西红柿、苹果、香蕉等，富含维生素、矿物质、膳食纤维及天然抗氧化物等，既可降低血脂、减肥，又可提高免疫力，防止便秘。

5 必要的脂肪。更年期本身就是由于雌激素水平造成的，所以不能素食。因为脂肪是体内除卵巢外制造雌激素的重要场所，故适量的脂肪摄入是必要的，它可以降低因骨质疏松导致骨折的危险性。

6 多吃“核酸食物”。“核酸”可延缓衰老，富含“核酸”的食物有：鱼虾类、蘑菇类、木耳、花粉等。

顺利而安全地度过更年期对晚年生活有着至关重要的影响，饮食营养只是把好了物质这一关，其他方面也不容忽视。因此，更年期需要综合调理。

★ 更年期调养药膳

## 更年期综合征药膳

**六宝粥：**红豆50粒，黑豆64粒，黄豆56粒，莲子21粒，红枣24枚，核桃仁8个。先将红豆、黑豆、黄豆煮沸15分钟后再入莲子、核桃，再煮沸10分钟入红枣。1日3次。强肾、健脾。

**虾米粥：**大虾米10个，小米100克，盐、味精、麻油、葱末适量。将虾米切成小丁，小米淘净，共煮粥，加调料即成。每日1次。补脾益肾。适应经量较多，或崩中暴下，经血色淡或有块，腰膝酸软，形寒肢冷，便溏，纳呆腹胀等症。

**地黄枣仁粥：**酸枣仁30克，生地黄30克，大米100克。补阴清热。适应五心烦热、面热汗出、耳鸣腰酸、烦闷易怒、口苦尿黄、多梦便干等症。

**鲜枸杞汁：**鲜枸杞250克，洗净后用纱布包裹，榨取汁液。每次10~20毫升，每日2次。补肝益肾。适应月经紊乱或多或少，或先期或退后、头晕目眩、五心烦热、面潮红、腰酸软等症。

**韭菜汁：**韭菜洗净，用干净纱布包好，榨取汁液，临服时加点白糖。每日2次，每次5~10毫升。温阳寒宫。适应形寒肢冷、面色㿠白、精神萎靡、腰膝酸冷、经血量少多、色淡而清、夜尿多等。

**玄地乌鸡汤：**玄参9克，生地15克，乌骨鸡500克。乌骨鸡弄净去内脏，将玄参、生地置鸡腹中缝牢，加水文火炖熟，放调味作菜肴吃。补血滋阴、补肾平肝。适用于更年期肾虚，头晕目糊，气阴不足。

**菊花百合汤：**白菊花6克，干百合50克（鲜品加倍）。菊花略洗拍碎，干百合先泡胀，加水同煮，待干百合软烂，可加糖适量服用。养心安神，平肝潜阳。适用于更年期阳亢心神失安者。

**甘麦莲枣汤：**甘草6克，淮小麦15克，麦冬10克，莲子15克，大枣30克。将甘草，淮小麦，麦冬三味药先煎汁取渣，用药汁煮莲子、大枣服用。清心安神，养阴润燥。适用于治疗更年期妇女躁动之症。

## 闭经食疗方

闭经是妇科常见疾病。中医认为是由于肝肾不足，气血亏虚，血脉失通所致。有虚实之分，虚者多因气血不足和肾虚，实者多由寒凝、气滞和血淤。治疗上，因气血不足则应补益气血；因肾虚则需补益下元；因寒凝则需温经散寒；因气滞则需疏肝理气；因血淤则需活血化淤。可根据不同症状实行辨证施治施食。可选用下列食疗方。

**桃仁牛血汤。**桃仁10克~12克，鲜牛血（血已凝固）200克，食盐少许。将牛血切块，与桃仁加清水适量煲汤，食时加食盐少许调味。具有破淤行血，理血通经，美肤益颜功效。适用于闭经、血燥、便秘等症。

**木耳核桃糖**。黑木耳120克，胡桃仁120克，红糖200克，黄酒适量。将木耳、胡桃碾末，加入红糖拌和均匀，瓷罐装封。每服30克，1日2次，直至月经来潮。具有滋肝肾、益气血、养冲任功效。适用于子宫发育不良之闭经。

**乌豆双红汤**。乌豆（黑豆）50~100克，红花5克，红糖30~50克。将前2味置于炖盅内，加清水适量，隔水炖至乌豆熟透，去红花，放入红糖调匀。具有滋补肝肾、活血行经、美容乌发功效。适用于血虚气滞型闭经。

**猪鳖肉**。鳖（甲鱼）1只，猪瘦肉500克，黄酒适量。将活甲鱼宰杀去头、足、血，洗净放入砂锅内，加入猪瘦肉，再加水适量，先用武火煮沸，再用文火煨至烂熟。分多次吃完，须连吃数只鳖方可有效。补气血，养冲任。适用于冲任（子宫发育不良）、气血不足之闭经。

**鸽肉葱姜粥**。鸽肉150克，葱姜末20克，猪肉末50克，粳米100克，胡椒末1克，料酒10克，麻油、食盐、味精各适量。将鸽肉去净骨刺切块，放入碗内，加猪肉、葱姜末、料酒及盐，拌匀备用。粳米淘洗干净，下锅加水1000毫升，烧开后放进鸽肉等，共煮成粥时调入麻油、味精及胡椒粉即可。具有滋肾补气、祛风解毒、和血悦色功效。适用于血虚闭经之用。

**猪爪葵梗煎**。猪蹄250克，向日葵梗10克。先将猪爪洗净，刮去污垢放入砂锅内，用文火炖至烂熟，加入向日葵梗，煮沸熬成浓汁，去渣，饮汁。每日服2~3次，每次20~30毫升。具有活血行气化淤功效。适用于淤血型闭经。

**墨鱼香菇冬笋粥**。干墨鱼1只，水发香菇、冬笋各50克，猪瘦肉、粳米各100克，胡椒粉1克，料酒10克，食盐、味精各适量。干墨鱼去骨，用温水浸泡发胀，洗净，切成丝状；猪肉、香菇、冬笋也分别切成丝备用。粳米淘洗干净，下锅，加入肉丝、墨鱼、香菇、冬笋、料酒熬至熟烂，最后调入盐、味精及胡椒粉即可。有补益精气、通调月经、收敛止血、美肤驻颜功效。适用于闭经、白带增多、面色无华等症。

**薏苡煎**。薏苡仁、薏苡根各30克。薏苡仁、薏苡根切段水煎，去渣饮汁。早晚空腹饮，连用10余剂。具有利浊去湿、引血下行功效。适用于痰浊水饮阻滞胞经之闭经。

**姜丝炒墨鱼**。生姜50克，去骨墨鱼250克。生姜切丝，墨鱼洗净切片，加油同炒，佐膳。具用补血通经及美容功效。对血虚闭经者有辅助治疗作用。

**鳖甲炖白鸽。**鳖甲30克，白鸽1只，米酒少许。把鳖甲敲碎，置于洽净的白鸽腹内，加清水适量，米酒少许，放瓦盅内隔水炖熟，调味食用。具有滋肾益气、散结通经、泽肤美颜功效。适用于因身体虚弱引起的闭经。

**牛膝炖猪蹄。**川牛膝15克，猪蹄2只，黄酒80毫升。猪蹄刮净去毛。剖开两边后切成数小块，与牛膝一起放入大炖盅内，加水500毫升，隔水炖至猪蹄熟烂，去牛膝，余下猪蹄肉和汤食用。具有活血通经及美肤功效。适用于妇女气滞血淤型闭经。

## 第二节　男性更年期养生

### ★ 男性更年期症状

#### 什么是男性更年期

男性当年龄超过四十岁后，可能会出现一些跟女性更年期相似的症状，这现象叫男性更年期，主要的成因是由于男性雄性激素的水平渐渐下降所引致。但是男性更年期的现象比女性更年期更受争议，其中一个原因是女性更年期有明显的停经过程，而男性更年期就没有类似的明显迹象。

成因：男性雄性激素是由睾丸及肾上腺制造，影响多个身体系统功能。男性雄性激素能帮助制造蛋白质，对于勃起及正常性行为亦十分重要，它更会影响多项身体新陈代谢的过程，包括骨髓制造血液细胞、骨的形成、脂质及碳水化合物的代谢、肝功能及前列腺生长。

三十岁以后，男性雄性激素的水平每十年下降大约10%。男性更年期是跟较低的男性雄性激素水平有关。每一个男性都会经历男性雄性激素下降的现象，但有些男士的男性雄性激素水平可能较其他男士为低，他们便更可能出现男性更年期的症状。

#### 男性更年期的临床表现

人们通常认为只有女性才有更年期，其实男性也会有更年期。由于男性更年期比女性迟些，一般来说出现在50岁左右，且发病缓慢，症状也很轻，所以容易被忽视。

女性的更年期是卵巢功能退化引起的，而男性的更年期则是因为睾丸功能退化所致。睾丸会分泌男性激素——睾固酮，不过50岁以后，机体逐渐衰老，性腺结构与功能减退，睾固酮的生产量会开始逐渐下降。这种因年龄的增长而使男性性激素分泌递减的现象，就是“男性更年期”。

睾固酮在男性的健康中扮演着重要角色，包括性功能、肌肉质量、体力、心血管健康、骨骼、认知能力与情绪等，都与之息息相关。一旦体内睾固酮含量下降，就会引起一系列症状，临床表现主要有四个方面。

一、生理变化方面。如血压不稳定(或高或低)，心率过速或过缓，胃口时好时差，性功能日益减退，小便频，尤其夜尿增多，大便秘结或稀溏，容易疲劳，行动迟缓，步态不稳以及骨质疏松等。

二、精神、神经系统功能紊乱。如情绪不稳、烦躁、易激动、好发脾气，或心情抑郁，有失落感，面部潮热、多汗、全身怕冷或阵阵发热，不寐多梦、头痛、头晕、耳鸣、心悸、健忘、困倦、肢冷、腰腿酸软或疼痛，关节痛，肢体发麻，皮肤灼热或瘙痒。

三、代谢功能紊乱。如肥胖、糖尿病、水肿。

四、性器官变化。如阴茎萎缩，睾丸变小，精液稀薄，精子减少，勃起功能出现障碍及前列腺肥大。

## 自测男性更年期

一般说来，男性更年期要比女性更年期晚3~5年。下面12个问题可以用来自测。

1.使用原来近视眼镜已无法阅读书报，摘下眼镜放近看反而清楚，说明已有“老化”。

2.眼睛容易疲劳，看书久后感头痛、头昏。

3.睡眠时间比以前减少，早睡早醒。

4.饮酒者酒量大不如前。

5.听力明显减弱。

6.牙齿松动，咬不动较硬的食品。有假牙者要经常换假牙。

7.对食物口味改变,爱吃甜、酸、辣、咸等重口味饮食,说明味觉有减退。

8.嗜吃零食,特别是蜜饯类,这与口味减退有关。

9.性欲减退。

10.记忆力减退。

11.开始怀念童年往事。

12.学习与工作精力不如以前,甚至有力不从心的感觉。

如果上述12点中有4点以上为肯定的话,那表明自己已进入更年期。

## 男性更年期的症状

当男性雄性激素水平降低时,受影响的器官功能亦会相应降低,引致多种改变。由于健康男性的男性雄性激素水平变化很大,并非所有男性都会经历同样的改变。典型的男性更年期症状大概可分为以下几种。

整体征状:身体脂肪增加、肌肉质量及强度下降、身高下降(骨质疏松症所引致)及失去活力。

心理症状:情绪起伏不定、抑郁、忧虑、缺乏动力及失眠。

性及泌尿症状:性欲减低、勃起时坚硬度下降、阳痿及排尿问题(跟良性前列腺肥大症有关)。

治疗方法:男性更年期是一种老化的过程。如果男士能够了解更年期的过程及在心理上得到支持,大部分的男士都能顺利应对更年期所带来的改变。如果男士受到更年期症状困扰的话,医生会考虑处方男性雄性激素补充治疗。

## 怎样可以防治男性更年期症状

所有男性的男性雄性激素水平会随着年龄增加而下降。有些研究指出吸烟及高胆固醇水平会增加男性更年期提早发生的风险，所以你应该立即戒烟及有效控制胆固醇的水平。此外,定期做运动能保持肌肉及骨骼质量。

男士应该做好防治的准备。其措施主要有:经常进行全面的身体健康检查,一旦确诊为男性更年期症状,及早对症下药。中药在改善更年期症状方面效果显著且不良反应少,六味地黄丸、补中益气汤、芍药甘草汤等都可在医生指导下服用。

调剂饮食。男性进入更年期后，要保证全面的营养，要经常吃鱼、肉以补充氨基酸。山药、芝麻、豆类等对前列腺有益。富含维生素C的食品对骨骼、牙齿有利。胡萝卜富含胡萝卜素，可以抗癌。一些营养专家还指出，男性进入更年期时，每天可多吃几种食物：薏仁、黄豆、山药、蜂王浆。其中薏仁和山药可加上地瓜等煮成粥，作为每日早餐。每天早上喝点蜂王浆。

生活规律。坚持做一些有规律的体育锻炼或者其他能活跃身心的活动，最好每天参加1次，至少每周3次。这样的活动能改善你的自我感觉，使你觉得自己精力充沛，身体健康。坚持做好日常工作，尽量不改变以往的规律性的工作和学习习惯，可以随意选择一两件自觉新鲜的事来做，以达到一时的心理满足。另外要保证充足的睡眠，改变不良嗜好，切记不要酗酒，同时要排解各种压力，保持乐观平和的心境。

## 45~55岁是生命“高危期”

一般来说，45~55岁应该是人生黄金年龄段之一。这个阶段属于中年期，大都年富力强，事业相对有成，各方面均比较成熟。但医学专家最近指出，这个时期却是生命高危期（也称疾病爆发期）。

据专家研究，人的生命线大致可分为几个阶段：0~35岁为人生最活跃期、健康期；35~45岁为疾病形成期；45~55岁为生命高危期（大多疾病在此阶段暴发，严重者危及生命，甚至就此而告别人间）；55~65岁为安全过渡期；65岁以后，如果没有明显器质性病变，反倒是相对安全期。一些英年早逝的悲剧，大都发生在45~55岁年龄段，故有专家称之为人生旅途上的沼泽地。专家说，上述分段法仅具有相对意义，但却明确揭示这一阶段的中年人，要提高保健意识，重视行为医学。不可自恃年富力强，对健康满不在乎。

### ★ 男性更年期保健

## 男性更年期及心理保健

男性更年期，系一种男性的、伴随年龄而逐渐出现的雄性激素水平降低状态，其表现不可仅只从生物学或者临床的角度阐述，因而常常须冠以男性增龄性雄性激素水平下降。

男性更年期的自觉症状可大致分做三类：精神心理相关症状、躯体相关症状及性功能相关症状。

精神心理相关症状包括恐惧、抑郁、焦虑、不安、神经过敏、情绪低落以及疲劳感等；

作为躯体相关症状，有关节和肌肉症状，以及自汗、面部潮热、睡眠障碍、记忆力减退、注意力不集中、身体消耗感等；

而作为性功能相关症状，则包括性欲降低、勃起障碍以及射精感觉消失等。

男性更年期的心理保健，主要有如下内容。

**以静制动，保持心理的稳定，消除不必要的紧张。**更年期的男性应该学一点更年期常识，了解自己生理和心理发生的某些变化，然后泰然处之，不必惊慌。在我国大多数男性很少懂得有关更年期方面的知识，当出现一些症状时，或认为是人老了的原因，或怀疑自己身上有了毛病，同时对自己的情绪放纵，不能进行很好地自我控制。

所以中老年男同志也应该学习更年期的一些生理知识，以正确认识更年期的必然性，懂得如何应对更年期出现的各种症状，从而能理智地控制自己的情绪。

**要学制怒。**由于雄性激素的作用，男性较女性来说，容易发怒。在更年期由于内分泌紊乱，更容易发怒。《黄帝内经》云："怒伤肝"。怒作为一种强烈的情绪，比其他情绪带有更强的感染性和蔓延性。

发一次怒在单位会破坏良好的人际关系，在家庭容易破坏和睦的家庭气氛，对自己也会连续几天心情不得安宁。所以更年期的男性一定不要随意发怒，要学会运用种种方法来"制怒"。

**尽量多进行一些户外活动，不要没事一个人闷在家中，有条件的话可以参加一些体育锻炼，如打高尔夫球、打康乐球、打太极拳等。**户外活动不仅可以呼吸到新鲜空气，而且还可以通过各种活动来调节植物神经，达到心理愉悦的目的。

**要及时进行心理疏泄。**遇到令人头痛的事情产生不良情绪时，不要憋闷在心里，而应想办法将其疏泄出来。心理疏泄有两种方法。

1 自我劝导，自我解脱。就是换一个角度思考可以得出一个完全新的结论。比如有一些事情从这个角度看是坏事，而从另一个角度看，有可能是好事。变换角度思考问题就是自我解脱的一个很好的办法。

2 借助他人进行情绪“释放”。心里有了郁闷，可以找自己的同乡、同学、知心朋友发泄一通，或者大哭一场，把心理的郁闷疏泄出来，会顿觉轻松。由于是亲朋好友，对方不但不会计较你的过分言辞，而且还会给予安慰和劝导。这种方法对于更年期男子的心理保健来说，是很有好处的。

**规律的生活习惯**。吃饭、睡觉、活动都要讲究科学性。吃饭要规律，不可暴饮暴食；饮酒要适量，不可贪杯；睡觉最好是早睡早起，晚上看电视要有选择性，不要一坐就是数小时，一直坐到播音员喊“再见”。

在看电视过程中，要见缝插针地进行坐式活动或站式活动。看完电视要洗脸，防止放射尘粘在脸上。早晨不要睡懒觉，要尽量早起，到室外参加一些活动。事实表明，规律性的生活习惯，不仅有助于人的身体健康，而且有助于培养自己的良好心境。

更年期的男性如果碰上自己的配偶也处在更年期，那么一定要多给妻子以安慰劝导。男性更年期虽然有许多症状出现，但症状强度一般来说没有女性强烈。所以作为丈夫来说，对也处在更年期的妻子的一些情绪上的不良反应，一定要体谅，要体贴关心妻子，劝导妻子，不要无端地进行指责。许多事实证明，劝导他人有时实际上也在劝导自己，教育别人的过程往往也是自我教育的过程。夫妻相互安慰、体贴，有利共同顺利度过更年期。

## 男性更年期的事前预防与准备

更年期的事前的预防与准备可是很重要的！

1 抽烟及胆固醇过高会增加男性更年期提早发生的风险，所以应立即戒烟。

2 适当休闲定期运动，能保持肌肉及骨骼质量，避免啤酒肚，减少血管硬化。

3 与另一半维持良好沟通、亲密关系，感情好，生活好，体内激素自然增加。

4 均衡饮食，补充一般性保健食品，如大豆、山药、番茄、瓜子等。

5 调整工作内容及生活目标，乐观的思想，“笑”是最好的药物喔！

6 若要用男性雄性激素补充治疗，则要请医生做验血与身体检查，看是否适合。因男性雄性激素补充治疗不适合前列腺癌和男性乳癌、肝病、心脏病。

## 男性更年期的预防治疗措施

生命在于运动，运动不但可减肥和提高食欲，并对预防心血管疾病，振奋精神有好处。

更年期易疲劳乏力、怠惰感，如果采取多睡不多动，久而久之许多器官都会出现废用性萎缩以致抵抗力下降，染有小疾，恢复期也大大延长。

生命保持运动状态的方法很多，锻炼项目因人而异，如清晨早起，在公园练太极拳，呼吸新鲜空气，上下班以步代车，假期外出旅游，都是很有益的方法。减少不良刺激因素，学会自我控制，做到乐观制怒、解愁、少忧恐，自我控制主要包括以下几方面。

1 自我控制情绪，保持精神愉快，减少精神创伤，受挫折时不要忧心忡忡，猜疑抵触，荣誉面前不要忘乎所以，得意忘形。

2 自我控制运动量与工作量，慢跑也不可过度。

3 自我控制饮食，多食清淡食物，荤素适度，餐量合适，饮酒不超过30毫升。

4 戒烟：吸烟可促进动脉硬化、慢性支气管炎、肺癌发生、抑制消化。

5 控制体重。

精神治疗，亲属关怀，同事、医务人员安慰胜过良药。雄激素制剂替代治疗用雄激素制剂后，性欲性能力增加，增强精神活力，处理事务能力提高，感官功能提高，体重增加，骨质密度增高，肌肉体积强度增加，从这个角度看，雄激素制剂治疗是有效的。但其副反应包括血脂、红细胞增高、前列腺增生加快以及刺激亚临床型前列腺癌发生，因此雄激素在老年男性的治疗仍有争论意见，一般认为当老年男性表现为睾酮缺乏的症状时才做雄激素替代治疗。警惕器质性疾病发生，以免延误诊治，只有排除器质性疾病才能考虑按更年期综合征的保健措施治疗。

## 男人如何平安度过更年期

这一时期的男性常会遇到退休、子女独立、疾病、性功能减退等琐事，受躯体、生理、心理的变化，容易出现无聊、忧郁、焦虑的情绪，对今后的老年生活影响很大。

退休后的生活方式变化更大，以前精力多消耗在工作上，晚上下班回家休息已成了几十年的规律，但在一朝一夕间忽然发生改变：白天赋闲，晚上仍无事可做，久之便会有一种无聊、空虚的感觉。

如何适应这一急骤变化呢?关键在于减缓退休对原有生活习惯的冲击，尽可能不让精神世界处于空虚状态。“空虚即来愁”，这是一条规律，大家应牢记。建议大家：①尽可能找一些工作，或者在原单位做一些力所能及的事，或者在社会上找一些能够发挥自己专长且又做起来不费力的事，并由自己调节工作时间和强度；②丰富生活内容，如种花、养鱼、养鸟或者找一些朋友聊天等。

这一时期还会遇到一些其他导致生活内容发生变化的事件，如子女成家独立，家庭成员、亲友的亡故等，都能带来类似退休引起的问题。为此也可用找事做来排遣。

疾病也是一大问题。更年期是中年走向老年的时期，体力、脑力及健康状况均易使人感到“不如从前”，敏感的人还会伤感，有日薄西山、江河东去之感，进而忧郁、悲伤。其实，可以多读一些中年保健方面的书籍，对可能发生的中老年常见病要有一个良好的心理准备，认识到生老病死是自然发展的规律，对这些不可抗拒的衰老过程，持接受、乐观的态度，不要勉强自己去干力不从心的事，这样可减少许多不愉快的心理冲突。

更年期还有一个重要的生理衰老过程——性腺功能减退，这是对更年期心理卫生影响很大的一个不可忽视的问题。这一时期的任何人都有不同程度的性激素分泌减少，性功能逐渐减弱，女性尤其显著。

大家知道，性活动是联系夫妻感情的一个重要方面。过去，很多夫妇往往在更年期因为性活动的不协调、不满意而感情的疏远，经常争吵，使夫妻关系发生危机。必须注意，走向衰老、走向人生的最后一段路程，需要夫妇间的相互提携、相互帮助，感情的融洽在这个时候比其他任何时期都重要；这实际上决定着人生“这部书”的最后“一章”是悲剧还是喜剧。

应当认识到，性能力减退是不可避免的，需努力发展其他形式的感情联系。如果妻子有某种兴趣爱好，如养花、种草、打牌、聊天等，你若能鼓励甚至共享，将会给双方带来极大的乐趣和幸福。

更年期还有一些其他心理特点。处于这一时期的男性常会怀疑妻子是否对己不忠，个别人甚至千方百计寻找各种证据去证明这一点，这是一种很不健康的心理状况。应当认识到它的不合理性，并尽量避免用多疑、不信任的眼光看妻子。一旦有这样的想法出现，就应想到，“我是否犯了这个年龄阶段常见的错误”。

这一年龄阶段很易出现一些情绪变化，如忧郁、焦虑等。有些人常为一些生活小事忧心忡忡，总觉得麻烦事很多，解决不了，如子女就业问题、婚姻问题、房子问题等，又如前途危难、灰暗；有些人总爱回忆自己的过去，认为这也不好，那也不好，内疚、自责。

有些学者认为，这种情绪变化同更年期的性腺内分泌变化有关，几乎每人都可有轻重不同程度的类似体验。因此，当你发觉自己变得爱担心、爱忧愁时，应当想到，这是否属于更年期的异常情绪体现，最好能及时征询心理学家、精神科医师的意见。有时，服用一些精神科药物可以奇迹般地改变这些恶劣的情绪状态。

总之，更年期要讲究精神卫生，适应工作、生活习惯的改变；正确地对待身体、生理走向衰老的过程，经常求得精神卫生工作者的帮助；后者可以具体指导你如何应付这些人生道路上的难题。

## 男性更年期如何饮食

随着逐渐衰老，人体的内分泌机能，尤其是性腺功能都会相应衰退，进而可能出现更年期综合征。由于男性更年期比女性迟些，一般来说在50~60岁，且发病缓慢，症状也很轻，所以容易被忽视。

男性更年期在体态方面表现为：肌肉不如年轻时那样发达，脂肪、体重增加。这是由于机体内新陈代谢功能紊乱造成的。因此，在饮食方面，要减少食用含糖量高的食物，多吃富含蛋白质、钙质和多种维生素的食物。鸡、鱼、兔肉易于吸收，可适当食用。豆类及豆制品，含有大量植物性蛋白质和人体必需的微量元素，新鲜蔬菜可提供大量维生素，应多吃。晚餐不要过饱，有条件时每天吃1~2匙蜂蜜。

大部分男子进入更年期后会出现性机能衰退，性欲减弱。在饮食方面提倡多吃一些能改善、增强性腺功能的食物，如虾、羊肉、麻雀、羊肾、韭菜和核桃等。

男性更年期还多表现出精神、神经方面的症状，如烦躁易怒、失眠头痛、记忆力减退、容易紧张、倦怠、心血管功能不稳定等。因此要多吃一些改善神经系统和心血管疾患的食物，如羊心、猪心、山药、核桃仁、大枣、龙眼、桑椹、茯苓饼、参枣饭、桑椹蜜膏、核桃仁粥、糖渍龙眼等，还要少饮酒、不吸烟。